糖尿病医療学入門
こころと行動のガイドブック

石井 均　奈良県立医科大学　糖尿病学講座教授

医学書院

●著者略歴
石井 均（いしい ひとし）
1976年　京都大学医学部卒業
1983年　京都大学医学部大学院医学研究科博士課程終了
1984年　天理よろづ相談所病院内分泌内科
1993年　ジョスリン糖尿病センター・メンタルヘルスユニット留学
1996年　天理よろづ相談所病院内分泌内科部長兼糖尿病センター長
2001年　天理よろづ相談所病院内分泌内科部長兼栄養部部長
2010年　天理よろづ相談所病院副院長兼内分泌内科部長
2013年　奈良県立医科大学糖尿病学講座教授

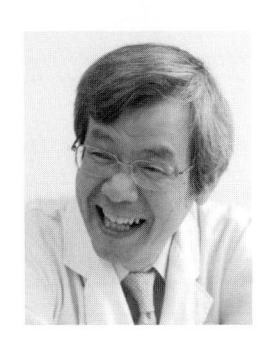

糖尿病医療学入門―こころと行動のガイドブック

発　行　2011年5月15日　第1版第1刷©
　　　　2019年7月15日　第1版第3刷
著　者　石井　均
発行者　株式会社　医学書院
　　　　代表取締役　金原　俊
　　　　〒113-8719　東京都文京区本郷1-28-23
　　　　電話　03-3817-5600（社内案内）
印刷・製本　三美印刷

本書の複製権・翻訳権・上映権・譲渡権・貸与権・公衆送信権（送信可能化権を含む）は株式会社医学書院が保有します．

ISBN978-4-260-01332-1

本書を無断で複製する行為（複写，スキャン，デジタルデータ化など）は，「私的使用のための複製」など著作権法上の限られた例外を除き禁じられています．大学，病院，診療所，企業などにおいて，業務上使用する目的（診療，研究活動を含む）で上記の行為を行うことは，その使用範囲が内部的であっても，私的使用には該当せず，違法です．また私的使用に該当する場合であっても，代行業者等の第三者に依頼して上記の行為を行うことは違法となります．

JCOPY〈出版者著作権管理機構　委託出版物〉
本書の無断複製は著作権法上での例外を除き禁じられています．複製される場合は，そのつど事前に，出版者著作権管理機構（電話 03-5244-5088，FAX 03-5244-5089，info@jcopy.or.jp）の許諾を得てください．

はじめに

　おかげさまで，おおよそ20年をかけた本が出来上がった．

　それ以前，日々の糖尿病臨床の中で，他者の気持ちを"動かす"ことの難しさが私の中に蓄積していき，患者の認識，糖尿病への治療意欲を高めていくために医師として何ができるのかを考え続けていた．

　そのアプローチ法の糸口をみつけたくて1993年，ジョスリン糖尿病センターメンタルヘルスユニットに留学した．そこには糖尿病を持つ人のこころの問題や，それに対する医療者の考え方と対応について，学ぶべきことがたくさんあった．何よりもそこでは知識が実際の臨床に生かされていた．

　私はそこで多くの"種"を集めることができた．"種"の種類もさまざまであった．精神分析，認知行動療法，変化ステージ，動機づけインタビュー，チーム医療，グループ治療，QOL，PAID….

　それらの種のうちどれが日本で発芽するのか，生育するのか，まして実や花をつけられるのか全くわからなかった．そもそもこの領域が存在できるのかどうかですら確かではなかった．しかし，私にとってはそれらが糖尿病診療の大きな力になるという確信があった．

　幸いなことに，帰国後この分野を評価していただける医療者の方々にお会いすることができた．糖尿病臨床に悩んでおられる方ほど評価の度合いが大きかった．それが励みとなって診療の中でそれらの"種"を植え，育てていくことに邁進できた．もちろんその時代時代のスタッフの理解と協力が大きな力となった．スタッフ自身の態度の変化もすばらしかった．

　一方で批評や批判もいただいた．それらのご意見によって，どの種をどのように育てるかについての私の態度が涵養されていった．おかげでものごとをより慎重に考えられるようになった．

　その後の多くの出会いと，この領域の広がりについては当初の私の想像をはるかに超えるものであったとだけ述べておく．お一人お一人の名前をあげることはできないが，今それらの方々を思い浮かべながら心から感謝している．

　特筆しておかねばならないことは，この種の育て方を鍛え，伸ばす方向に重大な示唆を与えてくださったのは，なんといっても糖尿病を持つ方々およびその家族だということである．困難に感じた出会いほど学ぶことが多かった．その思いが，本書タイトルである"糖尿病医療学"という領域を創りたいという気持ちにつながった．

20年の一番大きい変化は，他者の気持ちは"動かす"ものではなく，身体とこころの診療を通じて，それが"動き出す"のを見守り続け，付き合い続けることであると信じられるようになったことではないかと思う．

　最後に，本書の刊行について早い時期から支援し続けていただいた医学書院の歴代編集者の皆様に感謝する．そして私事ではあるが長い年月にわたり私と私の仕事を見守り続けてくれている家族に感謝したい．

　この本が新しい学問領域の未来を創り出す礎となることを願って．

2011年3月

石井　均

目次

第1章 プロローグ　1

糖尿病医療学よ，興れ！　2
糖尿病治療には説明と納得が必要で，そのことが患者の主体的参加を可能にする　2
科学としての医学，科学を超える糖尿病医療　3
科学的方法とはどのようなものであったか　4
再び，1例1例が糖尿病医療学　4

第2章 基礎編　7

Part1　血糖コントロールとは　8

1. **効果の証明とその指標**　8
   糖尿病治療における血糖コントロールの効果の証明　8
   血糖コントロール指標としてのHbA1cと治療実態　10
2. **血糖コントロールは時間経過とともに変動する**　12
   血糖コントロールの時間経過　12
   血糖コントロールの時間経過からみた大規模臨床試験の意味：UKPDSとDCCT　14
   血糖コントロールと季節変動　15
   まとめと重要課題　15
3. **血糖コントロールに影響する要因―医学的要因と行動学的要因**　16
   医学的要因と行動学的要因　16
   自己管理行動の程度を表す概念の変遷　18
   自己管理行動のレベルと血糖コントロールの関係　20
   自己管理行動に関する知見の臨床的示唆　22

Part2　患者がどう考えているかが糖尿病治療行動を決める　26

4. **糖尿病療養行動（自己管理行動）に影響する心理社会的要因**　26
   特定の行動を引き起こす要因　26
   糖尿病の療養行動に影響を与える要因　27

5. 医師（医療者）-患者関係と糖尿病治療アウトカム　33
　　医師（医療者）-患者関係　33
　　患者の療養法決定プロセスへの参加と血糖コントロール　34
　　医師（医療者）-患者会話内容と治療成績：患者中心アプローチ　35
　　患者の自律性と糖尿病コントロール　36
　　エンパワーメントという構想　37
　　相互参加モデル―治療同盟　38

6. 「家族のあり方と関わり方」が糖尿病療養に与える影響　40
　　糖尿病発症時の心理的反応　41
　　糖尿病発症への適応と家族　42
　　ストレスと家族と血糖コントロール　43
　　2型糖尿病患者の自己管理実行度と家族の関わり方　45
　　家族への介入とその効果　46

7. 〈行動の心理的要因〉健康信念モデル　48
　　糖尿病治療なんてする気はなかった　48
　　健康信念モデル―健康行動を始める理由，始めない理由　48
　　糖尿病治療なんてする気はなかった症例の健康信念　51
　　糖尿病療養行動への健康信念モデルの応用　51
　　糖尿病治療なんてする気はなかった症例の変化　52

8. 〈行動の心理的要因〉自己効力感（セルフエフィカシー）とローカス・オブ・コントロール　53
　　私は素人なんだから　53
　　行動を決めるもう1つの重要な要素―社会あるいは環境そして人間　55
　　それぞれの理論と糖尿病自己管理行動：研究成果より　57
　　健康信念モデルと自己効力感の関係：行動予測性を高める組み合わせ　59
　　症例経過と考え方の変化　60

9. 〈行動の心理的要因〉感情に焦点を当てる　62
　　こころの負担を測定する―PAIDの開発と臨床知見　63
　　感情負担度の高い患者さんへの援助法　67
　　感情に関わる　69

10. 〈行動の心理的要因〉ストレスとその評価，そして対応　70
　　ストレスが多かったものですからきっとHbA1cは悪いと思います　70
　　ストレス学説の変遷：ストレスをどう解釈するかが問題　71
　　ストレスへの対処法　72
　　ストレスと糖尿病管理および血糖コントロール　73
　　血糖コントロールを悪化させない対処法を考える　76

11. 糖尿病薬物治療とQOL―特にインスリン療法　78
　　糖尿病薬物治療におけるQOLの歴史と枠組みは　78
　　糖尿病薬物療法のQOLを測定する方法の確立と成果は　79

インスリン治療とQOLの関係は　81
QOLの治療的意義は—それは治療法実行度を高め生命予後も改善する　85

第3章　実践編　91

Part 1　糖尿病療養行動を促進する……92

1. 「多理論統合モデル（変化ステージモデル）」の本質と方法論　92
多理論統合モデル（変化ステージモデル）との出会い　92
多理論統合モデル（変化ステージモデル）とは—その構想と骨格　93
変化ステージ　96
変化プロセス　99
決断バランスと変化ステージ　101

2. 〈多理論統合モデルを応用する〉前熟考期　103
あなたに何がわかる！　103
糖尿病療養における変化ステージ分類についての約束事　103
前熟考期はどんな段階なのか，どのような理由でこの段階にいるのか　105
前熟考期という段階を進めるための援助のしかた　106
前熟考期ポイント　113

3. 〈多理論統合モデルを応用する〉熟考期　115
わかっているのだけれども，できない．迷っている　115
熟考期はどんな段階なのか，どのような理由でこの段階にいるのか　115
熟考期という段階を進めるための援助のしかた　116
熟考期にある患者への介入例　120
プロズ，コンスの推移と変化ステージ　123

4. 〈多理論統合モデルを応用する〉準備期　126
始めるつもりがあるのでどうすればいいか知りたい　126
準備期はどんな段階なのか，どのような理由でこの段階にいるのか　127
準備期という段階を進めるための援助のしかた　128
準備期にある患者への介入例　132

5. 〈多理論統合モデルを応用する〉行動期　138
糖尿病教室でしっかり勉強したので，退院後もこれを続けていきます（行動期）　138
行動期はどんな段階か　139
行動期という段階を進めるための援助のしかた　142
症例19について：行動期とは　148

6. 〈多理論統合モデルを応用する〉維持期と再発　149
6カ月経ったときに……　149
維持期はどんな段階か　149
維持期という段階での援助のしかた　151

再発　154
　　　多理論統合モデル（変化ステージモデル）：全体のまとめ　155
7. **再発を予防するために**　159
　　　HbA1cが時間とともに悪化する理由のいろいろ　160
　　　治療後の血糖コントロールの悪化の過程　161
　　　Marlattの再発予防プログラム　162
　　　再発に関する定義　164
　　　症例の再発過程を考える　164
8. **再発に至る過程を詳細に分析する―高危険度状況**　166
　　　再発に至る道　166
　　　再発の時間的経過　167
　　　再発に関与する認知行動的要素　167
　　　隠された先行要因―バランスの悪いライフスタイル　170
　　　糖尿病療養行動の維持と再発―食事療法維持を脅かす高危険度状況　171
9. **再発予防プログラム**　176
　　　糖尿病食事療法の再発の時間的経過　176
　　　再発予防：その介入法の概要　178
　　　再発予防特有（固有）の介入戦略　179
　　　一般的なセルフコントロール戦略　181
　　　糖尿病教室における再発予防プログラム　182

Part 2　糖尿病療養行動を援助する　191

10. **動機づけ面接法**　191
　　　動機づけ面接法の歴史　191
　　　動機づけ面接法の基本的立場　192
　　　動機づけ面接法におけるいくつかの重要概念　192
　　　動機づけ面接法の実際：5つの基本原則　193
　　　動機づけ面接を展開する―変化への約束を強化する　198
　　　動機づけ面接法について　199
11. **医療者のための新しい健康行動援助法**　200
　　　アドバイスの必然性と効果　200
　　　動機づけ面接法ではいけないのか　202
　　　医療者のための新しい方法　202
　　　"RIC法"の理論的基盤　203
　　　RIC法を開始する　205
　　　重要性を探り，自信を育てる　207
　　　情報を交換し，抵抗を減らす―継続する2つの過程　209
　　　RIC法が語るところ　210

アキュチェックインタビュー　210
12. 糖尿病診療におけるエンパワーメント　212
　　最もよく知られ/語られ，最もよく誤解されている概念—エンパワーメント　212
　　原点に戻って　213
　　"エンパワーメント"の登場　214
　　"患者に糖尿病治療の責任がある"ことの真の意味　214
　　"糖尿病治療における医療者の役割"についての再構築　215
　　エンパワーメント理念に基づいた糖尿病自己管理教育　215
　　コンプライアンスからエンパワーメントへ　217
　　エンパワーメントする関係を築く　217
　　"エンパワーメント"という言葉に覆われ隠されてしまった深い人間的つながり　219
13. エンパワーメントの実践①—行動変化への5つのステップ　220
　　エンパワーメント実践手順—行動変化の秘訣とは　220
　　行動変化への取り組みを支える5つのステップ　221
　　医療者にとっての双方向性学習のための方法—グループディスカッションを進める　224
　　行動変化のヒント　225
　　症例にみるエンパワーメント5つのステップの実際　225
14. エンパワーメントの実践②—振り返りのためのツール　227
　　成功の定義　227
　　振り返りのためのツール　227
　　エンパワーメント振り返り法の実例　231
　　振り返りのススメ　233

第4章　糖尿病者のこころを支える　235

糖尿病医療学を興そう　236
　　なぜ私が糖尿病に　236
　　存在に関わるこころの問題　236
　　自分なんか邪魔になるだけ　237
　　医療学への道　238
　　こころの問題に対処することの広さと深さ　239
　　心理療法あるいは臨床心理学　240
　　Rogersの来談者中心療法あるいは患者中心療法　241
　　なぜ私が？　241
　　糖尿病医療学を構築し発展させよう　242

第5章　エピローグ　　　　　　　　　　　　　　　　　　　　　　　　245

治療同盟―ともによく生きる道を　246
　糖尿病治療と医師(医療者)-患者関係：相互参加モデル　246
　エンパワーメント　247
　治療同盟　248
　傷ついた治療者―医師(医療者)が負う役割について　250
　ともによく生きる道を　251

おわりに……………………………………………………………………………253
索引…………………………………………………………………………………255

---

column

「100% 正しい忠告は役に立たない」という忠告は役に立つか？　24
時間と遺産：UKPDS　88
不確実な人生を生きる　189

糖尿病医療学

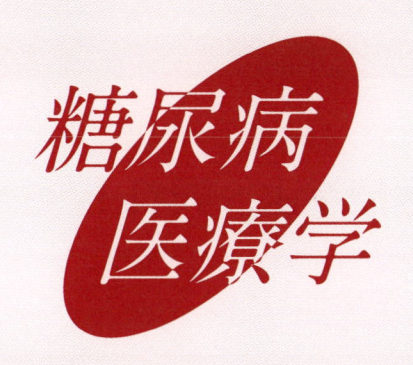

第1章

プロローグ

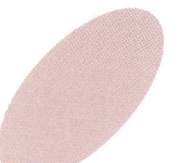

糖尿病医療学よ，興れ！
Build up the academic field of diabetes medical care

糖尿病治療には説明と納得が必須で，そのことが患者の主体的参加を可能にする

　糖尿病治療において安全に適切な血糖コントロールをしていくことが重要であるが，それはなかなか容易ではない．早期からの血糖コントロールの重要性が唱えられれば唱えられるほど，それがいかに難しいかを逆にクローズアップすることになった．

　ひとが治療を始めようと決心するためには，いろいろな要因が揃うことが必要であり，疾患の予後を説明するだけでは不十分である．不十分な説明，および不十分な納得では，適切な療養は行われない．つまり，「ひとは動かない」．

　このあたりの日常的事実は，科学としての糖尿病学のなかには包括されておらず，科学的なアプローチだけでは患者の不実行や療養への不参加が理解できない．「どうして正しいことができないのだ」ということになる．

> 　いまの医学は，近代科学の中に入っていますので，近代科学的にこういうことはわかっている，ということは明確にいえます．（中略）が，人間というものは完全には近代医学の対象にならないし，なれないところが非常に大事ではないでしょうか．近代科学ではこうなるというところをかっちりと習っているうえに，生きた人間に会うと，それにプラスαが入ってくるのだということを教える必要があると私は思います．
> 河合隼雄，石井　均（2005）「来るべき医療学を求めて—河合隼雄先生に聞く」糖尿病診療マスター 3：6-19

　つまり，適切な糖尿病治療が行われるためには，一人ひとりの生きた人間，異なる考えや生活を持ったひとを対象としているというパラダイムを取り込む必要がある．それは身体を器官別に分けて，その機能不全的な部分を治療対象にするという近代医学の考え方とは異なるものである．

　医療者と患者のあいだで，十分な説明，十分な納得，および十分さを保証する情報交換が必要である．その根本には，お互いの信頼感が必須であろう．

> 　というのは，近代科学的な手法で治りにくい病気がだんだん増えてくるんじゃな

> いかという気が，私はしているのです．(中略)そうなると病気ではなくて，人間というものを相手にしなければならないという，大変なことが出てきます．近代医学はこれからでもどんどん進歩し，それによって成功するところがあるだろうけど，医療というのはそれを超えるのですね．そのことを教えていかねばならない．
>
> 　そして，それこそ糖尿病などは，医療の部分にはいるところがだいぶあると思うのです．
> 河合隼雄, 石井　均(2005)「来るべき医療学を求めて―河合隼雄先生に聞く」糖尿病診療マスター 3：6-19

　このような人間関係を基礎とした糖尿病医療体系を「糖尿病医療学」と呼ぶことを提唱したい．そのなかで最も重要なのは，患者一人ひとりの治療物語である．

科学としての医学，科学を超える糖尿病医療

　このようなことを考え続けてきたが，どうもぴったりと表現しきれていないという気持ちがずっとあった．ところが，循環器専門医の先生とお話をしていたところ，糖尿病医療学の位置がみえてくるという経験をした．

　開業されたばかりの先生から次のような質問を受けた．

> 「糖尿病の患者さんはどうもよくわからない．私は循環器内科を何十年とやってきた．患者さんに心臓の病気ですと伝えると全員神妙な顔つきになって，検査所見を聞き，どんな治療法があるか尋ねられた．病気とはそんなものだと思ってきた．ところが，糖尿病患者さんは，なんか上の空で聞いている．まるで他人事のようだ．私はどうしていいかわからなくなった」．

　この先生が戸惑われたところは，まさに「科学的なアプローチだけでは患者の不実行や療養への不参加が理解できない」に相当するといえるのではないか．

　また，ある研究会での循環器専門の先生のお話が印象に残った．

> 「糖尿病はね，やはりうまく話をしなければいけないのですよ．説明ですね．私はね，それで糖尿病はまだまだ科学じゃないと思うのですよ．心臓はね，たとえば，ステントを入れるでしょ．すっと通ったら，患者さんは皆さん感謝される．よけいな説明なんてなくてもね．科学としての医学の完成形はそうなると思うんだ」．

　学問の進歩，科学の進歩が，技術（テクノロジー），あるいは科学技術の進歩を促したことは間違いがない．それは人間の望みや願いを次々と満足させた．もっと速く，もっと便利に，そしてもっと長生きを，と欲望は果てしなく広がった．それを科学技術が可能にすると考えたし，すべてではないが可能にしてきた．

　しかし，糖尿病（治療）は科学技術では扱いきれない部分をたくさん持っているのである．「糖尿病はまだまだ科学じゃない」との指摘はその意味で正しい．だからこそ科

学で扱えない糖尿病医療というパラダイムが必要なのである．

科学的方法とはどのようなものであったか

ノーベル化学賞を受賞された福井謙一博士の講演記録が古い書類のなかから出てきた．

> 自然というものは本来，そのままの姿で理解されるべきもので，それが一番智恵のある理解の仕方であると思うのですが，人間の智恵が浅はかであったために，せっかくまとまったものを勝手に分割して自然科学の手段とし，自然科学をつくるようになったのです．せっかくまとまったものをわざわざ分けて，その間に成立する関係を知ろうとするのがこれまでの自然科学のやり方です．
> 　　　　　　　　　　　　　　　　　　　　　　　福井謙一博士講演，『人間・科学』より

複雑系を単純な系に分解し，問題を単純化したうえで，仮説を立て，それを証明していく．これが科学的方法論であった．

> 生物学でも同じようなことをします．生物の個体をそのまま認識するのが博物学ですが，その固体をさらに器官や臓器に分け，さらに細胞に分けます．細胞の中にも（略）．ところがそれだけでは，細胞をいくら詳しく調べても決して生物という個体はわからない．それを再び統合して生物を理解するよすがにします．それが分割して再び統合するというやり方の意義です．そしてそれは，自然科学を大変に発達させました．
> 　　　　　　　　　　　　　　　　　　　　　　　福井謙一博士講演，『人間・科学』より

そのような方法論が全体で1つの個として機能している生物にも適用された．

> それは偏った科学であるといえないこともありません．なぜならば，まとまりの中にこそ大変に特殊な要素があるからです．それをバラバラにしてまとめるということでは，なかなか特殊な性質が理解できない．　福井謙一博士講演，『人間・科学』より

ひとまとまりの個人を，糖尿病という病気だけ取り出して扱うことは，そのひとを見失う可能性があると読み替えられるのではないだろうか．

> 近代科学が無視し，軽視し，果ては見えなくなってしまった〈現実〉とはなんであろうか．その一つは〈生命現象〉そのものであり，もう一つは対象との〈関係の相互性〉あるいは〈相手との交流〉である．　中村雄二郎，『臨床の知とは何か』（岩波書店）より

再び，1例1例が糖尿病医療学

まとまりのある個人を対象とするための研究方法は何かと言えば，その基本は症例研究ということになるだろう．

『糖尿病診療マスター』3巻1号(2005年1月号)で河合隼雄先生と対談した際，筆者は，「糖尿病は自分の人生の邪魔ばかりしてきた」と語る青年が医療者や他の患者と交わるなかで，「糖尿病とともに生きていく決心ができた」と変化していった事例を紹介した．すると先生は次のように語られた．

> そのお話を，先生が糖尿病の学会なり，研究会なりで話されたら，それだけでずいぶん勇気をもつ人が出てくると思うんですよ．(中略)，「あの先生のときに，ああいうことが起こったじゃないか」と思うだけで，ほかの人の治療法や勇気を変えていくわけです．すごい意味があるでしょう．
>
> ただ，学問的にいうと，ほとんど意味がない．(中略)それはなぜかと言ったら，学問は近代科学に限られているからです．
>
> 私は，「医療学」を創れ！　と言っているんです．先生が，もしいまの事例を発表されたら，医療学的にはものすごく価値があります．だけど，医学的にはほとんど無価値です．
>
> (中略)私は，近代科学が悪いとはひとつも言うつもりはない．だけど医療学もあっていいんじゃないか，(中略)ということを言いたいんです．そして，医療学的価値ということを，皆で考えたらどうかと思っているんです．
>
> 河合隼雄，石井　均(2005)「来るべき医療学を求めて―河合隼雄先生に聞く」糖尿病診療マスター3：6-19

この対談において，河合先生から「医療学」という提言を得ることができた．本書では，この対談をさらに敷衍する形で「糖尿病医療学」を構築していきたい．

糖尿病医療学

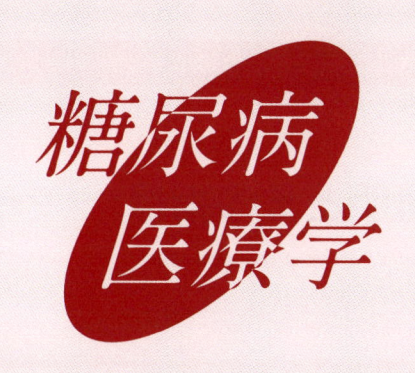

第 2 章

基礎編

Part 1　血糖コントロールとは

1 効果の証明とその指標
Evidence of the effect of blood glucose control

糖尿病治療における血糖コントロールの効果の証明

　糖尿病は「インスリン作用不足による慢性の高血糖状態を主徴とする代謝症候群」である．適切な治療が行われない場合，高血糖に基づく症状が出ることがあるし，慢性的に年余にわたる高血糖や代謝異常が続けば，細小血管症（網膜症，腎症，神経障害）や大血管症（脳卒中，心筋梗塞，狭心症，糖尿病足病変）を起こし，患者の生活の質（quality of life：QOL）が低下する．また，平均寿命や健康維持年数も短縮する．

　これらの合併症を予防し，非糖尿病者に近い QOL と寿命を保つためには血糖をコントロールしていくことが重要である．インスリン製剤が糖尿病治療に適用できるようになったのは 1922 年であるが，早くも 1930 年代にはインスリン治療を行っていても網膜症や腎症を発症することがあると報告されている．しかしながら，どの程度の血糖コントロールをすれば慢性合併症が予防できるかについては長期にわたって議論が繰り返されてきた．その争点を突き詰めれば，非糖尿病者と同程度の厳格な血糖コントロールが必要か，あるいはその時代の治療技術から考えられる常識的なコントロールでよいかということである．治療上きわめて重要なこの問題に対して，科学的根拠に基づく指針が得られるようになったのは糖尿病治療の歴史からみればごく最近のことである．

　この論争に科学的決着をつけるために，1980 年代早々に計画されたのが，DCCT（Diabetes Control and Complications Trial：血糖コントロールと合併症に関する臨床試験）である[1]．この試験は，「1 型糖尿病患者（当時はインスリン依存性糖尿病患者：IDDM）の血糖コントロールを非糖尿病者のそれに近づければ慢性合併症を予防することができる」を作業仮説として行われた．試験は 1 型糖尿病患者 1,441 人をランダムに 2 群に分け，コントロール（対照）群は当時一般的に行われていた治療法（従来療法：速効型と中間型インスリンを混合して 1 日 1〜2 回注射）を行った．これに対して試験群は，できるだけ非糖尿病者に近い血糖コントロールを目指して，1 日 3 回以上の注射（強化療法：例えば，速効型を食前 3 回と中間型を眠前 1 回）あるいはインスリンポンプ療法（continuous subcutaneous insulin infusion：CSII；持続皮下インスリン注入療法）を行った．強化療法群では，頻回の血糖自己測定（self monitoring of blood glucose：SMBG）と食事・運動療法に関する指導も行われた．

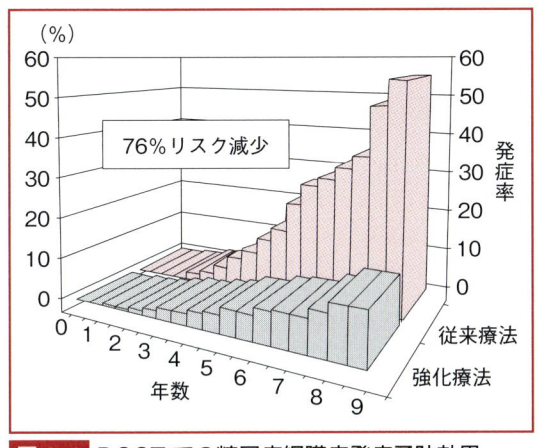

図2-1 DCCT での糖尿病網膜症発症予防効果

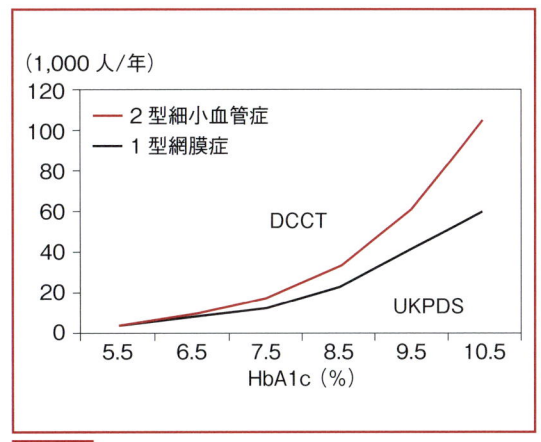

図2-2 血糖コントロール(HbA1c)と合併症の関係

その結果が1993年に報告された．網膜症の新規発症についてみると(図2-1)，9年間の追跡調査の結果，強化療法群では約13%(1.2/100人/年)，従来療法群では約55%(4.7/100人/年)の発症率であった．この結果，強化療法を実施することによって，網膜症発症の危険率は76%低下することが証明された．また，血糖コントロールとの関係を見ると，図2-2に示すように，網膜症の危険度はグリコヘモグロビンA1c(HbA1c)値に依存して高くなることがわかった．この試験から，HbA1cをできるだけ健常人に近づけることによって，細小血管症の進展と発症を予防できることが初めて科学的に証明されたのである．

このことはそれまでも，実験レベルとか，小規模臨床試験とかである程度予想はされていたことではあるが，DCCT が糖尿病臨床に与えた影響はきわめて大きいものがある．糖尿病の基礎的研究や診断基準の作成などに関わってこられた葛谷健先生(自治医科大学名誉教授)は，血糖コントロールをきちんとすれば合併症が防げるというDCCT の結果は自分の糖尿病研究人生で一番印象に残る出来事であると語っておられる．

> **石井** 先生がずっと糖尿病をやってこられて一番心に残っていることを教えてください．
>
> **葛谷** 糖尿病の治療で，血糖コントロールをきちっとすれば，合併症はほとんど防げるということがわかったのは，非常に大きいことじゃないでしょうか．DCCTですよ．(中略)今からみれば当たり前だと思うけど，1960年くらいまでは，血糖コントロールと合併症は関係がないという論文も，けっこうあったんですよ．私は，あの場(ADA での結果発表)で聴いたのですけれど，非常にインパクトがありました．
>
> 葛谷　健，石井　均(2004)「糖尿病とともに歩んだ人生」糖尿病診療マスター 2：406-418

その後，2型糖尿病においても HbA1c で表した血糖コントロールと合併症危険度が関連することが，Kumamoto Study(1995年)[2] や UKPDS(United Kingdom Pro-

表2-1 合併症の危険度の減少効果

HbA1cの1%低下によってもたらされる合併症危険度減少率

	網膜症	腎症	神経障害	心血管系
DCCT[1]	27〜38%	22〜28%	29〜35%	40%*
Kumamoto[2]	28%	50%	↑NCV（神経伝導速度）	25%*
UKPDS[3,4]	19%	6%	18%	14%*

＊Not statistically significant due to small number of events.
1. Diabetes Control and Complications Trial Research Group. N Engl J Med 1993 ; 329 : 977-986.
2. Ohkubo Y, et al. Diabetes Res Clin Pract 1995 ; 28 : 103-117.
3. UK Prospective Diabetes Study Group. Lancet 1998 ; 352 : 837.
4. Stratton IM, et al. BMJ 2000 ; 321 : 405-412.

spective Diabetes Study：1998年）[3]でも証明された（図2-2）．

これらの研究によって，糖尿病治療は血糖をコントロールすることの意義について科学的な根拠を与えられたのである（表2-1）．

血糖コントロール指標としてのHbA1cと治療実態

HbA1cは赤血球ヘモグロビンに血中ブドウ糖が非酵素的に共有結合したものであり，血糖値の変化を最も鋭敏に反映する．HbA1cは赤血球寿命の期間の血糖値に応じて生成されるため，先行する1〜2カ月間の平均血糖値を反映する指標となる．グリコヘモグロビン測定が利用できなかった頃，診察室での1回の血糖測定のみで1カ月間の血糖コントロールがどのようであったかを推定することは困難であった．患者の中には，診察の1，2日前から食事制限をして診察時の血糖値をよくみせるという行為をする人もあったが，そのまま見過ごされていた．

> 【症例1】 65歳女性，2型糖尿病，糖尿病歴30年
> 合併症：単純網膜症，微量アルブミン尿．最近は経口血糖降下薬とインスリン注射の併用療法でHbA1c 7%未満を維持．
> 「診察室へ来て血糖値だけ聞いていた頃は，糖尿病といってもまあ頭痛みたいなものでした．そのときだけちょっと痛いかなと思うくらいで，診察がすんでしまうともうなんともないし，気にもならない．診察前2，3日辛抱して，診察がすんだら病院からの帰りに我慢していたものを食べていました」．

HbA1c（HbA1）が臨床使用できるようになったのは1980年代からであるが，それが血糖コントロールと合併症の関係を証明しやすくした大きい要因である．また，診療面においても，月単位での血糖コントロールのマーカーを持てたことによって，中・長期的な視点を持ちながら診療ができるようになった．

それでは現在の日本人の血糖コントロールの実情はどのようなものであろうか．山崎らは全国の糖尿病専門51施設のデータ管理を行っている．その報告によれば，26,000人余の平均HbA1c 7.4%であった．治療法別では，非薬物療法6.35%，経口薬

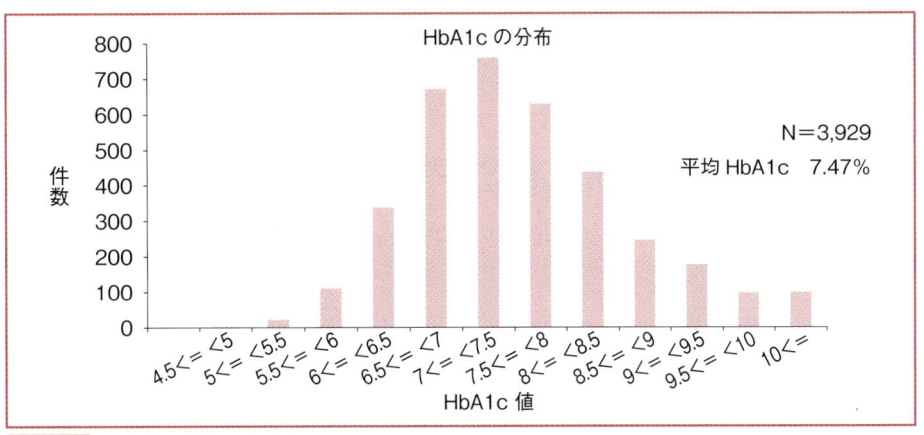

図 2-3 天理よろづ相談所病院内分泌内科通院糖尿病患者の平均 HbA1c（2010 年）

群 7.03％，インスリン群 7.5％，インスリンと経口薬の併用群 7.58％ と報告されている．インスリン群には 5％ 程度の 1 型糖尿病患者も含まれているが，その平均 HbA1c は 8％ である[4]．また，DAWN Japan 研究班は 2004 年に 2 型糖尿病管理についての全国実態調査を行った．その結果 2 型糖尿病患者の血糖コントロール状態は，平均 HbA1c は 7.46％ とほぼ山崎らの調査と同等であった[5]．DAWN Japan 調査には非糖尿病学会員が含まれている．ちなみに筆者の施設での約 4,000 例の平均 HbA1c を図 2-3 に示す．したがって，現時点での日本人の血糖コントロールの状態はほぼこのレベルと思われる．これらの調査での HbA1c 7.0％ 未満は 35％ 程度であり，まだまだコントロール基準達成率は十分とはいえない．とりわけインスリン治療群での達成率が低い．

◀文献▶
1) DCCT Research Group (1993) The effect of intensive treatment diabetes on the development and progression of long-term complications in insulin-dependent diabetes mellitus. N Engl J Med 329 : 977-986
2) Ohkubo Y, Kishihara H, Araki E, et al (1995) Intensive insulin therapy prevents the progression of microvascular complications in Japanese patients with non-insulin-dependent diabetes mellitus : A randomized prospective 6-year study. Diabetes Res Clin Pract 28 : 103-117
3) UK Prospective Diabetes Study Group (1998) Tight blood pressure control and risk of macrovascular and microvascular complications in type 2 diabetes : UKPDS 38. BMJ 317 : 703-713
4) 山崎勝也，小林　正，糖尿病データマネジメント研究会 (2005) CoDic を使用した多施設での糖尿病臨床データの解析．糖尿病 48 (Suppl 2) : S148
5) 小田原雅人，石井　均，及川眞一 (2006) DAWN JAPAN 調査 2005　2 型糖尿病患者の治療実態．第 49 回日本糖尿病学会年次学術集会

Part 1 血糖コントロールとは

2 血糖コントロールは時間経過とともに変動する
The level of blood glucose control fluctuates with time

血糖コントロールの時間経過

　HbA1cで表現される血糖コントロールはどのように変化するのであろうか．いったん糖尿病教育を受け治療が開始されたら，望ましい範囲内に維持されるのだろうか．もし，そうではないとすればどのような時間経過をたどるのであろうか．

　筆者らは，入院糖尿病教育と治療を受けた患者の1年間のHbA1cの経過を調査し，HbA1c 10％変動を基準としてその経過をパターン化してみた．結果を図2-4に示す．古いデータではあるが，筆者らが血糖コントロールについて深く考えるきっかけとなったものである．

> 1) **改善維持型**：前値の10％以上改善したポイント（底値；nadir）をもち，それをほぼ維持する型と，漸減し10％以上改善していくパターンがある．
> 2) **改善再発型**：10％以上改善したポイントがあるが，その値から10％以上悪化（逆戻り）がある．
> 3) **不変型**：前値の10％以内の変動に留まる型．前値から良好な例がほとんど．
> 4) **悪化型**：1年後に前値の10％以上に悪化する．底値（nadir）をもつが，1年後には前値より10％以上悪化している型と，徐々に漸増して悪化していく型がある．
> 5) **周期変動型**：著しい周期性をもつ．
> 6) **中断型**：来院しなくなる．自己中断と転医を含む．

　それぞれの割合は，改善維持型21/63〔33.3％：38.9％（中断型を除く）：平均HbA1c；10.9％（前値）→7.4％（底値）→7.3％（1年後）〕，改善再発型18/63〔28.6％：33.3％（中断型を除く）：平均HbA1c；10.6％（前値）→7.7％（底値）→9.2％（1年後）〕，不変型7/63（11.1％：13％），悪化型4/63（6.3％：7.4％），周期変動型4/63（6.3％：7.4％），中断型9/63（14.3％）であった（図2-5）[*1]．

　このようにパターン化したHbA1cの経過の解析からいくつかの重要な所見を得た．

[*1] **血糖コントロールの時間経過**：このような解析をしてからすでに時間が経過しており，各データ（数値）については現状を反映しない可能性がある．

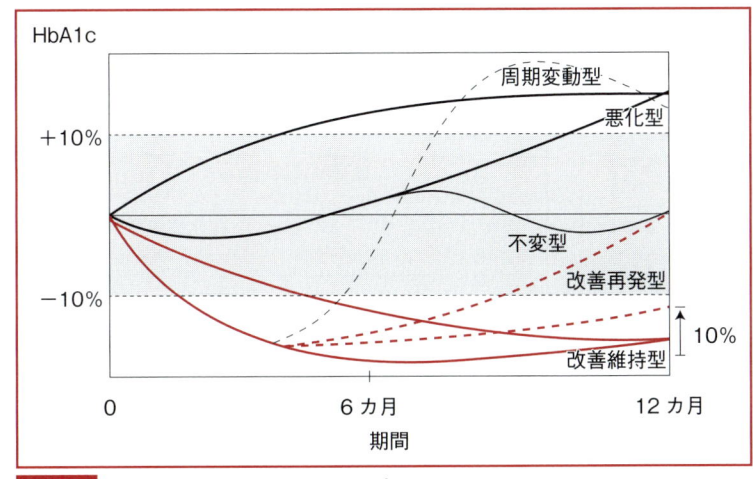

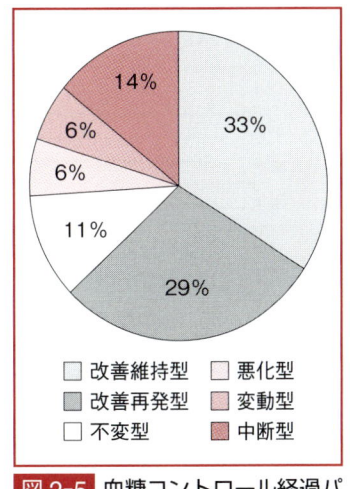

図 2-4 教育入院後の HbA1c 経過パターン

図 2-5 血糖コントロール経過パターン別分布

1) 入院治療および教育は一定の効果を有する．全症例の1年後の平均 HbA1c は前値に比べ有意に低値である (10.0%→8.1%)．また，一時的にせよ前値の10%以上改善した割合は 72.2% を占める．
2) しかしながら，1年間であってもその効果を維持することは容易ではない．改善維持型：改善再発型＝53.8%：46.2%，すなわちいったん改善した患者の約半数に1年以内の悪化傾向を認める．
3) 少数ではあるが入院治療および教育によっても悪化する群がある．その原因としては，インスリン治療拒否，食事療法の継続困難などがあった．
4) 少数ではあるが改善と悪化の間を大きく揺れる群がある．ある時期はとても一生懸命自己管理できるが，ある時点で急に嫌になるとか，放棄してしまうという型である．

次に，改善持続型と改善再発型はどの時点で分かれてくるのか，すなわち1年間改善が維持できる，できない，の分かれ目はどこかを調べてみたところ，HbA1c の平均値は6カ月後に有意差がみられることがわかった(図 2-6)．すなわち，血糖コントロールの改善を1年間持続するためには，6カ月後の状態が分岐点であり，6カ月目までに悪化がなければ，1年間維持できる可能性が高いことが判明した[*2]．

HbA1c の時間的変化にこのような多様性があることが観察された．この多様性を生む要因は何なのかが次の大きな関心事である．

[*2] **研究対象患者の治療法**：上記研究の対象患者の治療法は，非薬物治療，経口薬治療，インスリン治療が混在している．また治療法が変更された患者もそうでない患者も混ざっている．したがって，それらを全体的に俯瞰した結果として解釈する必要がある．

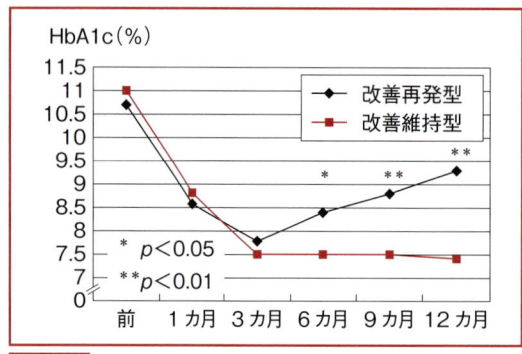

図2-6 維持と再発はどこで分かれるか

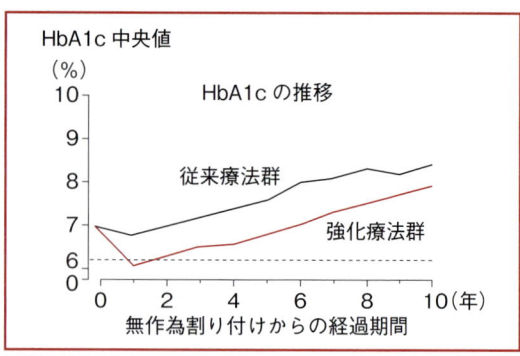

図2-7 UKPDSの血糖コントロール経過図

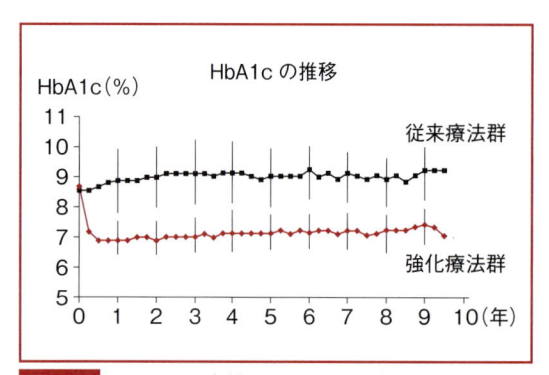

図2-8 DCCTの血糖コントロール経過図

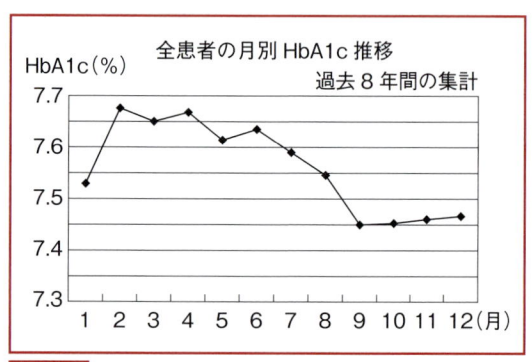

図2-9 血糖コントロールの季節変動

血糖コントロールの時間経過からみた大規模臨床試験の意味：UKPDSとDCCT

このように血糖コントロールが時間とともに変動することは，UKPDSでも報告されている．これは2型糖尿病患者における1年ごとのフォローアップ経過であり，10年間にわたる血糖コントロールの推移を報告している．それによると血糖コントロールは開始1年目を最良としてその後悪化している（図2-7）．その医学的理由としては，内因性インスリン分泌能の低下および体重増加に基づくインスリン抵抗性の増大などが挙げられている．この試験の結果から，UKPDSは，「2型糖尿病は進行する病気である（Type 2 diabetes is a progressive disease）」であると結論している．

この結果と比較すると，病型の違いはあるが，DCCTの結果がいかにすばらしいものであるかがわかる（図2-8）．すなわち，強化療法群においても従来療法群においても10年間の経過中，血糖コントロールの悪化を認めていない．これだけをみると1型糖尿病患者に強化インスリン療法を行いさえすればよい血糖コントロールが維持できるようにみえるが，実はそうではない．それは，この試験期間終了後のフォローアップで，強化療法群におけるHbA1cが4年間で悪化（7.1%→7.9%）していることでわかる（EDIC：Epidemiology of Diabetes Interventions & Complications）．すなわち，DCCTにおいてはよい血糖コントロールを維持するために，参加患者に対す

る多くの動機づけや支援が行われた．

すなわち血糖コントロールは単に治療法だけで決まるものではないことがこれらの大規模臨床試験の結果から推測される．良好なコントロールを維持しようとする患者の動機，医療者との頻回のコンタクトや適切な指導，あるいは家族の協力などが欠かせないことが示唆されるのである．

血糖コントロールと季節変動

もう1つ血糖コントロールについてよく知られた時間と関連した事実がある．それは，血糖コントロールが季節的に変動するということである．図2-9に筆者の施設での8年間の全患者月別平均 HbA1c 値を示す．血糖コントロールは正月明けに悪化して，2月が最高で HbA1c 7.66% となる．その後徐々に改善し9月には最低で 7.45% となることがわかった（このデータは山本壽一医師が天理よろづ相談所病院内分泌内科在職時に作成されたものである）．

この事実は，血糖コントロールが季節変化によってもたらされる何らかの環境要因によって左右されることを示している．また，血糖コントロールは，いったん悪化しても，悪条件が去ればまたよい方向へと向かうものであること，あるいはその逆で，悪条件が出現すれば悪化する傾向があることを示している．したがって，対照群を置かずに治療前後の HbA1c の変動をみるときには季節の影響を考慮に入れる必要がある．

まとめと重要課題

これらの結果から，血糖コントロールには2つの課題があることがわかる．それは，目標が達成できるかどうか，いったん達成した目標をどのようにすれば維持できるのかである．さまざまな医学的要因や環境的要因によっても，血糖コントロールは変動していく．しかし，同じ条件であっても糖尿病を持つ人一人ひとりでそれは異なる経過をたどる．それはどのような要因によるのであろうか．

Part 1 血糖コントロールとは

3 血糖コントロールに影響する要因
医学的要因と行動学的要因
Medical and behavioral factors for blood glucose control

医学的要因と行動学的要因

血糖コントロール状態を決定する大きい要因として，医学的な要因と行動学的な要因がある．医学的要因としては，

1) インスリン分泌能，病期
2) インスリン抵抗性
3) 治療法選択の適切さ

などがあげられる．

1) インスリン分泌能

病期あるいは病態とも関連するが，それが比較的保たれている時期は，インスリン非依存状態と定義されており，この時期には，食事療法と運動療法でコントロールが可能である．すなわち非薬物治療期である．しかしながら，2型糖尿病においてもβ細胞機能低下あるいはβ細胞量減少が進行してくると（図2-10）[1]，高血糖是正のためにインスリン投与が必要となってくる（図2-11）[2]．さらに減少を続けるとインスリン依存状態となり，生命維持のためにインスリン投与が必須となる．このように，インスリンの欠乏度によって必要な治療法が変わるわけであるが，そのことが血糖コントロールの程度に影響する．

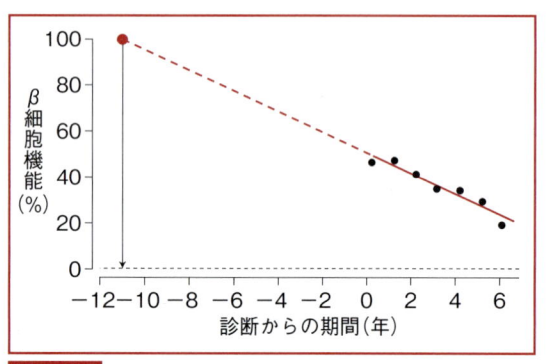

図2-10 2型糖尿病患者のβ細胞機能の推移
〔文献1）より引用〕

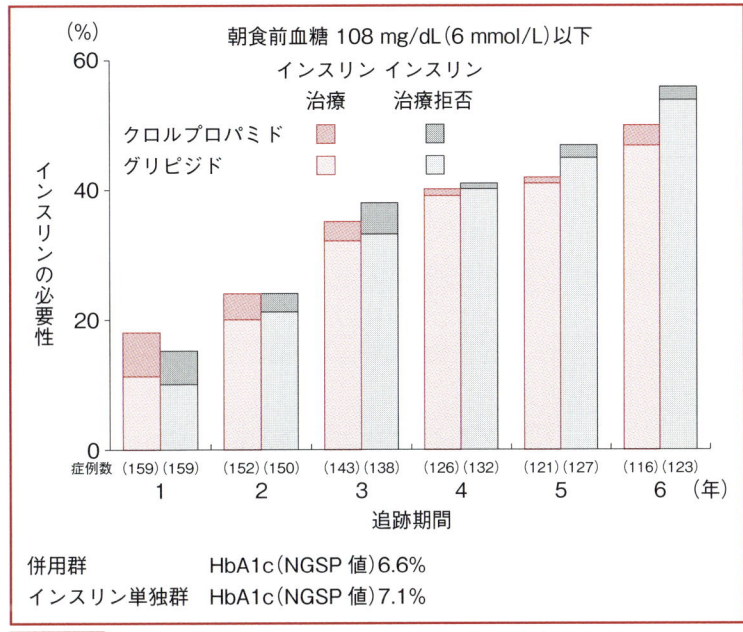

図 2-11 2 型糖尿病患者におけるインスリン併用療法
SU 薬治療におけるインスリン併用の必要性（UKPDS57）. 〔文献 2）より引用〕

2）インスリン抵抗性

2 型糖尿病においては，インスリン分泌能とともに，インスリン抵抗性の大きさが血糖コントロール状態に影響する．インスリン抵抗性とは，肝臓，筋肉，脂肪組織など末梢組織におけるインスリン作用の障害の程度をいうが，これが高いと同じ量のインスリンが分泌されているとしても，その血糖下降作用は減弱する．すなわち，血糖コントロールの程度は悪くなる[*1]．

3）治療法選択の適切さ

さらに，治療法が適正であるかどうかも血糖コントロール状態に影響する．最近これに関連して注目されているのが，2 型糖尿病におけるインスリン導入時期の遅れである．2 型糖尿病においても，内因性インスリン量が減少してくれば高血糖是正のためのインスリン治療が必要となることは先に述べたが，インスリンを補充しさえすれば，望ましい血糖コントロールが得られるかというと必ずしもそうではない．図 2-

---

[*1] **インスリン抵抗性の簡易的な指標**：HOMA-R がある．空腹時血糖値 140 mg/dL 以下の場合，より正確な方法で求めたインスリン抵抗性の値と相関することが確かめられている．
 HOMA-R＝IRI(μU/mL)×空腹時血糖値(mg/dL)/405
 IRI：immunoreactive insulin：血中インスリン濃度．
 HOMA-R：1.6 以下：正常，2.5 以上：抵抗性あり．
この式を変換すると，
 空腹時血糖値(mg/dL)＝HOMA-R/IRI(μU/mL)×405
となり，インスリン抵抗性（HOMA-R）が高いと，同じインスリン濃度で空腹時血糖値が高くなることを示す．

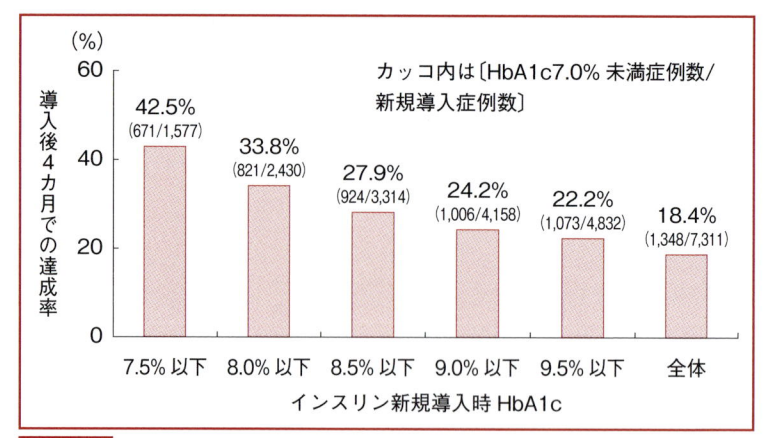

図 2-12 インスリン新規導入時の HbA1c 値が低いほど HbA1c 7.0% 未満達成率が高い

2005 年 5〜7 月，2 型糖尿病患者 7,779 名のインスリン新規導入時データ

〔文献 3) より引用改変〕

12 に示すようにインスリン導入時の HbA1c が高くなるほど，到達できる HbA1c は高くなる[3]．すなわち目標達成率が低くなる．だから，適切な時期に適切な治療法を選択することが，よい血糖コントロール達成の大きい要因となる．

自己管理行動の程度を表す概念の変遷

　血糖コントロールを決めるもう 1 つの重要な要素が行動学的要因である．インスリン治療が必要な患者に，インスリン治療を開始したとしても，それがよい結果に結びつくためには，毎日確実に実行される必要がある．また，インスリン注射だけではなく，食事療法や運動療法も継続的に実行されることが求められる．インスリン注射が始まったからといって，食事療法がおろそかになれば，体重が増加し，インスリン抵抗性が増す．これはインスリン投与量の増加につながり，結果としてよい血糖コントロールをもたらさない．

　すなわち，よい血糖コントロールを得るためには，必要な治療法が患者自身によって実行されていくことが必須である．これが，糖尿病は自己管理の病気であるといわれるゆえんである．

1）コンプライアンス

　従来患者による療養の実行度は，「医師の処方やアドバイスに対して患者がどの程度それを忠実に守るか」という概念で表されてきた．これをコンプライアンス（compliance：遵守度）という．この用語では，患者の役割は医師の指示を守るという受動的なものであり，これは医師-患者関係が能動と受動の関係であった時代の産物であるともいえる．

　すでに，1970 年代後半には，医療や保健の領域でどのような要因がコンプライアンスに影響するかについて広範囲な研究が行われている[4]．

> **Compliance with therapeutic regimens**：Haynes(1976)
> **1) 患者の特性**
> 　性格，理解力，忘れやすさ，社会文化的土壌，必要性の理解度，健康信念
> **2) 疾患特性**
> 　慢性か急性か，症状の有無
> **3) 治療レジメンの特性**
> 　治療場面の状況，治療の継続性，待ち時間，予約診察までの期間，アドバイスの方法，治療の複雑性，治療期間の長さ，費用，不便さ，薬の副作用
> **4) 医療従事者と患者の関係**
> 　コミュニケーション不足，関係ができていないこと，患者の不満足感

2) アドヒアランス

　糖尿病自己管理は，日々の生活や血糖の状況に合わせて，患者自身が治療法を調整あるいは修正していかなければならないことが多く，「指示を守る」という概念ではうまく表現できないことがわかってきた．そこで登場したのがアドヒアランス(adherence)という用語である．患者がより能動的に，自発的に，そして協力的関係の下で治療目標達成のために治療に参加するという意味合いを持たせた．つまり，アドヒアランスの高い患者とは，治療計画の策定において能動的な役割を果たし，少なくともその計画を実施することが重要な意味を持つことを理解している患者であることを指す．一般的にアドヒアランスが問題となる療養行動には以下のようなものがあげられていた[4]．

> 1) 治療プログラムを継続する
> 2) 診療を受けることを継続する
> 3) 処方された薬剤を正しく服用する
> 4) 生活習慣を改善する(食事，運動，ストレスマネジメント)
> 5) 家庭での療養を継続する
> 6) 健康にとってよくない行動を止める(喫煙，飲酒，薬物中毒など)

3) 自己管理行動のレベル

　しかしながら，コンプライアンスにせよアドヒアランスにせよ，その程度を評価するためには，どのような指示がなされているか，あるいはどのような目標設定がなされているかを評価の基準としなければならない．その際に問題となるのは，具体的な目標や指示が明らかでないことが多いということである．例えば，「もっと運動をしたほうがいい」，「食事に気をつけること」などの指示は，どの程度それを続けているかの基準にはならない．そこで，米国の臨床心理学者 Glasgow らは，より絶対的な表現を用いることを提唱した．すなわち，「○○を，過去7日間にどのくらい実行しましたか？」という質問に変えた．例えば，「少なくとも30分の運動を過去7日間に何日実行しましたか？」と尋ねるのである．このような評価法を，「自己管理行動の

レベル」と呼び，その質問紙を開発した[5]．

自己管理行動のレベルと血糖コントロールの関係

1） 自己管理行動のレベルの実態

それでは，糖尿病患者の自己管理行動のレベルはどの程度なのであろうか．Glasgowらは，1992年からさまざまな指標を用いて調査を行ってきた．1週間の行動日数，1週間の行動回数，1カ月間の適切な行動日数，あるいは記録（セルフモニタリング）などである．これらは大部分が患者の主観的判断によるが，複数の評価法を用いることによって客観性を持たせた．最高の達成度を100%として表現しているが，複数回の対象の異なる調査を通じて，ほぼ一定の傾向がみられる．すなわち，7回の調査を通じて得られた平均値は以下のとおりである[6]．

	平均値	SD	
食事療法	：58.6%	28.7	n＝1,409
運動療法	：34.3%	31.9	n＝883
血糖自己測定	：69.0%	34.9	n＝685
薬物治療	：95.0%	15.4	n＝218
フットケア	：47.1%	21.4	n＝407

すなわち，食事療法の実行度は運動療法より高く，薬物治療で最も高いというものである．

筆者らもほぼ同様の基準を用い，糖尿病患者500名を対象に調査をしている．食事療法は望ましい食事療法ができた回数，日数，失敗した回数，半定量的主観評価などを総合して数値表現した．運動療法は，1日30分の速歩を基準として，達成できた日数，回数，および半定量的主観評価などを総合して表現した．血糖自己測定，薬物治療については，1カ月の実施回数/1カ月の実施予定回数で算出した[7]．

	平均値
食事療法	：60%
運動療法	：60%
血糖自己測定	：80%
薬物治療（経口薬）	：93%
薬物治療（インスリン）	：97%

運動療法，および血糖自己測定の実行度がやや高めに出ているが，その他は驚くほど似通った数値となっている．すなわち，薬物療法や血糖自己測定などで高く，食事療法や運動療法で低いというものである．その理由として，習慣を変えることの困難さや，有効性に対する信頼感の強さなどが関係することが報告されている．

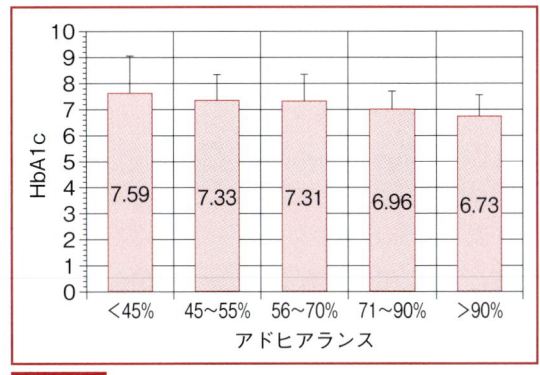

図 2-13 食事プランへのアドヒアランスと HbA1c
〔文献 9）より引用〕

2）自己管理行動のレベルと血糖コントロール間の相関性は小さい

　各種自己管理行動は，それが実行されないと血糖コントロールがよくならないのは自明のことである．これは大前提であるのだが，実は自己管理実行度と血糖コントロールとの間にはあまり高い相関が証明されていない．

　若干古いデータを紹介すると，1986 年，Glasgow らは 1 型糖尿病患者を対象とした詳細な検討を行い，食事療法，運動療法，インスリン注射，血糖自己測定，それぞれの実行度と HbA1c は相関せず，またこれらを組み合わせても相関がみられなかったと報告している．その理由として，内因性インスリン残存度の差，治療法の適切性，症例数の少なさ（n＝93）などをあげている[8]．

　その後，DCCT において，1 型糖尿病患者で食事療法の達成度と血糖コントロールに有意な関連があることが示された（図 2-13）[9]．

　筆者らは 2 型糖尿病患者 500 例の調査で，食事療法の達成度と HbA1c の間に有意な相関関係が成り立つことを認めたが，相関係数は r＝0.2 程度であって高くはなかった[7]．

　Heisler らは独自の質問紙を用いて，自己管理行動が血糖コントロールと相関することを報告している[10]．対象は 1,032 例の糖尿病患者である（病型割合不明）．彼らは，薬物，食事，運動，血糖自己測定，フットケアのそれぞれについて，「過去 1 年間にあなたの主治医が指示した治療内容を正確に成し遂げることはどれくらい困難でしたか？」という質問によって，自己管理の程度を評価した．その結果，自己管理の総合点が高いほど HbA1c は低値となることが証明された（標準化 $\beta = -0.13$，$p < 0.001$）．自己管理総合点が最も高いサブグループは平均 HbA1c 7.3% で，最も低いサブグループは平均 HbA1c 8.3% であった．すなわち，自己管理の程度によって HbA1c に 1% の差が出ることがわかった．また，薬物，食事，運動，血糖自己測定はそれぞれ単独でも HbA1c と相関した．

　しかしながら，この研究においても自己管理合計点で HbA1c 変動の 11% しか説明できない．このことは HbA1c を決める要素が自己管理だけではないことを示している．断面的（cross-sectional：多数の患者を 1 時点で調査すること）な調査において

は，病型や病態，治療法（治療薬）の選択の適切性など医学的要素も大きく関与すること，および，方法論上の制約から真の自己管理のレベルの評価が困難であることなどが理由と考えられる．

いずれにせよセルフケア行動のレベルとHbA1cは考えられているほど直線的な関係ではないことを心得ておく必要がある．血糖コントロールが不良になった場合，それが直ちに「自己管理をさぼったから」と短絡的に直結せず，いろいろな可能性について考えていく必要がある．しかしながら，くどいようではあるが，このことは自己管理の重要性と価値を低下させるものではないことを確認しておきたい．

3）自己管理行動間の相関は小さい

自己管理行動のレベルの調査で明らかになったことで，もう1つ重要なことがある．それは，それぞれの自己管理行動間の実行率の相関が小さいということである．いくつかの研究においてほぼその相関係数は0.23程度であることがわかっている[6]．すなわち，食事療法ができているからといって運動療法ができているとは限らないことを示している．このことは，自己管理の程度を評価するときには，概観的，総論的に評価するのではなく，個々の行動を個別的に評価する必要があることを示している．

自己管理行動に関する知見の臨床的示唆

1）HbA1cと自己管理行動の程度の相関は小さい

HbA1c値だけで自己管理がうまくできているかどうかを評価することはできない．自己管理行動に対するアドバイスや取り決めが効果的かどうかは個々の自己管理の程度を評価していく必要がある．

2）個々の自己管理行動間の相関は小さい

何かができているからといって，ほかの行動もうまくいっているとは限らない．逆に言えば，何かができていないから，すべてができていないというわけでもない．安心しすぎず，絶望もしない姿勢が求められる．何かできることから探していくというアプローチが効果的である．

3）同じ行動レベルであっても，同じ成果が得られるとは限らない

すなわち，他者と比較することはあまり意味がないことを伝えておく．比較は「同じようにしているのに…」という不満につながる．医療者としてはその個人が達成できた行動レベルを評価していくことが重要である．

◀文献▶

1) UK Prospective Diabetes Study (UKPDS) Group (1995) UK Prospective Diabetes Study 16. Overview of 6 years' therapy of type Ⅱ diabetes : a progressive disease. Diabetes 44 : 1249-1258
2) Wright A, Burden ACF, Paisey BB, et al (2002) Sulfonylurea inadequacy. Efficacy of addition of insulin over 6 years in patients with type 2 diabetes in the U.K. Prospective Study (UKPDS57). Diabetes Care 25 : 330-336

3) 小林　正，山崎勝也，金塚　東，他(2007)CoDiC® データ解析からみた糖尿病専門施設における治療実態(2)．糖尿病診療マスター 5：401-406
4) Haynes RB(1976)Strategies to improve compliance : A methodological analysis and review. *In* Sackett DC & Hayness RB (Eds). Compliance with therapeutic regimens. Baltimore, Johns Hopkins University Press
5) Glasgow RE, Anderson RM(1999)In diabetes care, moving from compliance to adherence is not enough : something entirely different is needed. Diabetes Care 22：2090-2092
6) Toobert DJ, Hampson SE, Glasgow RE (2000) The summary of diabetes self-care activities measure. Diabetes Care 23：943-950
7) 山本壽一，古家美幸，石井　均(1999)糖尿病セルフケア行動と治療効果に関する研究．糖尿病 42(suppl 1)：S119
8) Glasgow RE, McCaul KD, Schafer LC(1986)Self-care behaviors and glycemic control in type 1 diabetes. J Chron Dis 40：399-412
9) Delahanty LM, Halford BN (1993) The role of diet behaviors in achieving improved glycemic control in intensively treated patients in the Diabetes Control and Complications Trial. Diabetes Care 16：1453-1458
10) Heisler M, Smith DM, Hayward RA, et al (2003) How well do patients' assessment of their diabetes self-management correlate with actual glycemic control and receipt of recommended diabetes services? Diabetes Care 26：738-743

column　「100% 正しい忠告は役に立たない」という忠告は役に立つか？

　医師からのアドバイスがあまり役に立っていないという研究がある．高血圧患者に対するライフスタイル改善アドバイスが患者にとってどの程度有効であったかというイギリスの調査である．この報告によると，最も多く 50% の患者が覚えていたのは，塩分制限というアドバイスであったが，実行に移したのはそのうちの 20% であった．その他に低脂肪食，運動，禁煙，減量，節酒，が挙げられているが，それらを覚えていた人の割合は塩分制限よりさらに低く，実行に移した率は同程度であった．全体としてみたとき，アドバイスが行動変化につながった有効率は 10% 以下で，節酒に至っては 2% であった．そこからの結論は，一方向的な指示は行動変化へと導く有効性が低いというものであった．

> 　ともかく正しいこと，しかも，100% 正しいことを言うのが好きな人がいる．（中略）．煙草を吸っている人には，「煙草は健康を害します」と言う．何しろ，誰がいつどこで聞いても正しいことを言うので，言われた方としては，「はい」と聞くか，無茶苦茶でも言うより仕方がない．（中略）もちろん，正しいことを言ってはいけないなどということはない．しかし，それはまず役に立たないことくらいは知っておくべきである．例えば，野球のコーチが打席に入る選手に向かって「ヒットを打て」と言えば，これは 100% 正しいことだが，まず役に立つ忠告ではない．
>
> 　　　　　　河合隼雄．「100% 正しい忠告はまず役に立たない」．こころの処方箋．新潮文庫

　そこで方法論の大転換があった．つまり，目標を一方的に指示，設定するのではなく，患者がどうしたいか，何ができるかという要素を重要視し，これに医学的見地から妥当性の検証を加え，方向が間違っていなければ，患者の設定した目標を第一目標とするというものである．このようにして，患者の生活と自律性を尊重した健康行動の促進法は，患者自身のやる気と責任感を引き出し，良好な健康アウトカムが得られることが実証的研究で明らかになってきた．このような方法は相手の持つポテンシャルあるいは力を上手に用いるという意味で，Psychological Judo（心理的柔道）ともよばれている．
　しかしながら，そのように方法論を変えただけで医療者は有効なアドバイスができるようになるだろうか．

> 　こちらがいろいろと考え，工夫しなかったら何ともいえないし，そこにはいつもある程度の不安や危険がつきまとうことであろう．そのような不安や危険に気づかずに，よい加減なことを言えば，悪い結果が出るのも当然である．
> 　ひょっとすると失敗かも知れぬ．しかし，この際はこれだという決意をもってするから，忠告も生きてくる．己を賭けることもなく，責任を取る気もなく，100% 正しいことを言うだけで，人の役に立とうとするのは虫がよすぎる．
>
> 　　　　　　河合隼雄．「100% 正しい忠告はまず役に立たない」．こころの処方箋．新潮文庫

　健康行動を始めるかどうかにとって，1 つの大きい要素はその行動をとることのプラス（Pros）とマイナス（Cons）のバランスである．プラスの要素とは，なぜそれをする必要があるのか，それをすれば自分にどんな利益があるのかということである．逆にマイナスの要素とは，変化することによって失うもの，障害となるものである．
　その患者にとってどのようなプラスがあり，マイナスがあるのか，それを話し合いの中で医療者が十分に理解する必要がある．そうしてこそ，なぜあなたに必要か，どうすれば

あなたの不利益を減らせるかについての議論ができるようになる．そういうアドバイスは生かされる可能性が高いだろう．

> いまの医療の問題点は，患者さんの人生に対する必然性を考えることなく，医学的必然で押すこと．それで患者にとってどこまでもバーチャルな病気であって，「自分のことじゃない」という感じにさせられる．
> 養老孟司（2006）わかるとかわる；どうすれば患者さんはわかるのか．糖尿病診療マスター 5：551

厚生労働省の提唱によって特定健診に対する保健指導が始まった．どうすれば行動変容できるかという方法論もいくつか提示されている．しかし，それらが「100％ 正しいこと」を「機械的に忠告する」ようなものになってしまえば，あまり望ましい成果は得られないだろう．

先日ある政治家の街頭演説を聞くともなく聞いた．「昔は『人さまに嘘をつくな』という教えを受けたものです．今はそういうことを家庭で教えないから食品偽装が起こるのです」と訴えておられた．

> そんな忠告によって人間が良くなるのだったら，その 100％ 正しい忠告を，まず自分自身に適応してみるとよい．「もっと働きなさい」とか，「酒をやめよう」などと自分に言ってみても，それほど効果があるものではないことは，すぐわかるだろう
> 河合隼雄．「100％ 正しい忠告はまず役に立たない」．こころの処方箋．新潮文庫

小手先の指導ではひとは納得しないだろう．個人に深く関わるようなアドバイスが求められるはずで，それは一般的に言われる 100％ 正しいこととは，当然質が違ってくるはずである．

Part 2　患者がどう考えているかが糖尿病治療行動を決める

4 糖尿病療養行動（自己管理行動）に影響する心理社会的要因

Psycho-social factors influencing to self management behavior in patients with diabetes

特定の行動を引き起こす要因

　糖尿病療養行動に影響する心理社会的要因を分類する方法にはいろいろあるが，そもそも行動がどのような要因によって起こるのか—なぜそのように行動するのか—というメカニズムに沿って理解することが最も合理的であろうと思われる．ある行動がなぜ起こるのかを扱う学問が心理学であるが，従来の学説をまとめるとおおよそ次のようにまとめることができる．
　すなわち，人の行動を規定する要因としては次の3要因に分類される．
　1）外的要因（環境要因）
　2）内的要因（心理・精神的要因）
　3）結果要因（強化要因）
　外的要因とは，外部あるいは環境からの刺激によって，ある行動が形成されることをいう．例えば動物実験において，何時間か食べ物が得られないという環境を作り，その後食べ物が手に入るという状況になると，食べるという行為が起こる．この場合，食べるという行為が起こったのは，環境条件—食べ物の剥奪—によると考えるわけである．人間においても同様に何らかの環境条件がある行動の引き金となる．
　内的要因とは，とくに人間の場合，行動は単に環境条件だけではなく，それをどう解釈する（考える）か，あるいはどういう感情を持つかが，行動を決める大きい要素となるという学説である．先ほどの条件下でも，やせることを目標としている人では，食べ物が手に入るようになっても，食べないという選択をする可能性がある．
　結果要因とは，行動によって得られる結果によって，次にその行動がもう一度起こるかどうかが決まるという理論である．行動によって得られた結果が本人にとって望ましいものであれば（食べるとおいしかった），その行動は繰り返されるが，望ましくない場合は消失する．例えば，満足感が得られる場合は継続されるだろうし，罰が与えられる（不利益がある）場合は消失するという理論である．
　なお，この分類はおもに行動科学，ならびに認知行動科学の学説を軸にしている．したがって，治療関係や対人関係といった要素，あるいは無意識（意識下）からの衝動などについては厳密には分類しづらいのであるが，例えば前者については外部・環境

要因に含めることとした[*1,2].

糖尿病の療養行動に影響を与える要因(図2-14)

　以下に列挙する事項は，糖尿病療養行動との関係が臨床研究において明らかにされていることを原則とした．しかしながら，例えば患者-医療者間の信頼関係，話の聞き方など基本的事項については，糖尿病特異的な臨床研究がない場合でも基本原則として取り上げた．

◆外的要因(環境要因)

1) 環境(外的)要因

❶患者-医療者関係

　医療者主導型の療養行動の一方向的伝達はライフスタイルの改善への効果が高くない．また，指示内容を守らせようと強制的な姿勢で臨むほど，血糖や血圧管理がうまくいかないことが報告されている．

　一方，患者の考えを中心にすえて，相談によって療養法を組み立てていくという

[*1] **行動科学の基本的概念**：行動科学は思考や感情など外部観察できないものを排除して，外部観察できる現象だけで行動を説明しようとする心理学である．
- 経験に基づいて行動変化の可能性あるいは持続的な行動変化がもたらされる過程を学習と呼ぶ．
- 出来事，外的刺激，行動が結びつく道筋を条件づけ(conditioning)と呼び，基本的には2つの条件づけがある．
- 古典的条件づけ(classical conditioning)：2つの刺激が与えられることによって，一方の刺激によって引き起こされる特定反応が，もともとそのような結びつきのなかった他方の刺激によっても引き起こされるようになること．パブロフ(Pavlov)の犬の実験が有名．食べ物を与えるときベルの音を聞かせていると，ベルの音だけでも唾液の分泌がみられるようになる．
- オペラント条件づけ：ある行動の結果が好ましい結果と結びつくとき，その行動を繰り返す(獲得する)ようになること．ソーンダイク(Thorndike)は箱に閉じ込められた猫が，あるボタンに触れると餌を得られる経験をすると，次回からは直ちにそのボタンに触れることから発見．スキナー(Skinner)はこれを発展させ，環境に働きかける行動(オペラント)の結果を変えることによって，その行動の起こりやすさを操作することができると考えた．このことを随伴強化(reinforcement contingencies)と呼んだ．

[*2] **認知行動科学における重要概念**：行動科学は外部観察できる要素のみで行動を説明しようとしたが，特に人においては，その条件をどのように解釈(認知)するかによって行動が決定されることが他の学者によって提唱された．以下にその重要概念を列挙する．認知行動学的にはこれらの考え方が不適切であると不適切な行動が起こることになる．

　(用語：内容)
- セルフエフィカシー：ある特定の行動を遂行できるという確信．
- 結果予期：行動の結果を想像できること．
- 結果期待：行動の結果の個人的価値．陽性の結果が短時間にでるほうがよい．
- 観察学習：他者の行動とその結果を見て自分の行動を獲得すること．
- 強化：行動の結果によって元の行動の起こりやすさが決まること．
- 社会的サポート：社会的関係あるいは個人間の交流によって交換される援助．
- 規範：ある行動に対する重要な他者あるいは社会の態度や評価．
- ローカス・オブ・コントロール：出来事を誰がコントロールしているかに関する考え方．
- 自動的思考：ある状況や対象にであったときに，反射行動的に浮かぶ考え．より意識した考えの前に生じ，感情や行動を決めてしまう．自分に語りかける．
- 歪んだ認知：不合理的な考え方が感情や行動の不適応を起こす．

　　　　　　　　　　　　　　　　　　　　坂野雄二(1995)認知行動療法．日本評論社より引用

```
┌─────────────────┬─────────────────┬──────────┬─────────────────┐
│ 外的要因・      │ 内的要因・      │ 療養行動 │ 結果要因・      │
│ 環境要因        │ 心理精神的要因  │          │ 強化要因        │
│ ・患者-医療者関係│・健康信念       │・受診行動 │・症状           │
│ ・家族          │・自己効力感     │・食事療法 │・血糖値, HbA1c  │
│ ・糖尿病教育    │・ローカス・オブ・│・運動療法 │・周囲の反応     │
│ ・社会環境, 地域社会│コントロール │・薬物療法 │・QOL            │
│ ・合併症        │・感情, イメージ │・SMBG    │                 │
│                 │・ストレス対処   │・フットケア│                │
│                 │・うつ病, 摂食障害, 認知症│  │                │
└─────────────────┴─────────────────┴──────────┴─────────────────┘
```

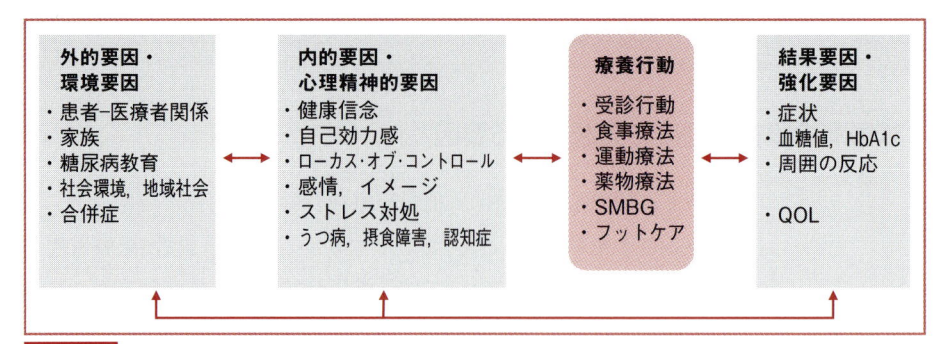

図2-14 糖尿病療養行動に影響する心理社会的要因

患者中心型アプローチ(patient centered approach)の効果が高い．すなわち，「患者が感じる問題点や治療上の話題を中心に話をする」，「いくつかの治療法の長所と短所について説明する」，「治療法について相談して取り決める」など，双方向的なやり方で治療を進めることがより効果的である[1]．

医療者が患者の療養に対する自律性を育て，患者自身が療養法の決定と結果に責任を持てるようにすることが，望ましい行動変化をもたらせる可能性が高い．

❷家族(あるいは重要な他者)の影響

家族の結びつきが強いこと，家族間葛藤が少ないこと，互いに感情を素直に表現できること，家族が支援してくれていると患者が感じられることなどが糖尿病コントロールによい影響を与える．逆に，家族が批判的である，無関心であると感じる患者の血糖コントロールは不良である．

また，家族のかかわりが肯定的(一緒に散歩しよう)であるほど療養行動は促進され，否定的(なじる，攻撃するなど)であるほど妨害的に働く[2]．常に患者を監視し，忠告するようなかかわり方を「糖尿病警察(Diabetes Police)」と呼ぶ心理学者もいる[3]．

❸糖尿病教育

糖尿病教育についても，医療従事者から一方向的に知識を伝達する従来の教育方法では，知識量は増加するが，行動変化にはつながりにくい．その反省から，「糖尿病を持ち治療していく主体は患者であるから，患者が自己管理の最終的な決定者であり，結果に対して責任を持つ」という考え方に立脚し，解決能力をはぐくむ方法が考案され，効果をあげている．これをエンパワーメント法(empowerment approach)という[4]．

❹社会環境，地域社会

日本人の食生活において動物性脂肪の摂取が増加したこと，車の増加で運動量が減少したことが2型糖尿病の増加に結びついたことはよく知られている．食べ物が周囲にあふれ，ファーストフード店がどこにでもみられるという社会的な状況が行動に影響を与えている．

❺合併症の程度

身体要因からの影響をここに分類しておく．合併症の進行は療養行動の妨げとなる

ことが多い．

◆心理的(内的)要因

糖尿病やその治療に対する考え方(認知)や感情は，セルフケア行動の開始と維持に影響を与える[5~8]．

1) 考え方と知識

糖尿病に関する知識は療養をすることの重要な要素ではあるが，行動変化との関連性は低い．運動療法の効果を知ることが，たちまち運動療法の開始には結びつかない．知識が患者の価値観や糖尿病であることの意味の見直しにつながるとき，その力を発揮する．すなわち，知識そのものは単なる外部情報であって，それがいかに患者の健康に関する考え方に組み込まれるかが重要である．患者の健康に対する考え方のうち，療養行動の決定に関与するものを解説する．

❶健康信念(Health Belief)

自らの健康状態をどのように考えているか，どのような解釈をしているかが健康行動が起こるかどうかに影響するという理論である．糖尿病に関していえば，以下のような考え方が療養行動の開始に影響する．

- 糖尿病の脅威に関する認識

  a) 糖尿病の重大性の認識

  現在の糖尿病の重大性：糖尿病に関連する症状が出現したとき，あるいは糖尿病の診断時に，症状や疾病の重さについてどう解釈するかということである．例えば口渇という症状が現れたとき，①その原因，②持続時間，③放置した結果，④制御可能性，についてどう考えるかがその後の行動を決める[9]．危険で放置できず医療を求める必要があると判断されたとき受診行動が起こる．

  合併症の重大性の認識：適切な治療をせず糖尿病を放置した場合，将来合併症が起こることを理解し，その合併症による健康状態や生活への影響が大きいという認識．

  b) 合併症へのなりやすさ(脆弱性)の認識

  現在の状態が続けば，自分に重大な合併症がどの程度起こると思っているか．

- 糖尿病療養行動の有用性に関する認識

  a) 療養行動の利益

  各々の療養行動をすることによって，糖尿病の脅威が減少あるいは消失するという認識．

  b) 療養行動の不利益(損失，障害)

  各々の療養行動をすることへの抵抗はないか？　その治療が日常生活の妨げになったり，不都合を生じるという思い．

  この2つの認識の差[利益-不利益]が大きいほど，その療養行動が起こる可能性が高い．

❷自己効力感(Self-efficacy)

特定の状況で，特定の行動を遂行できるという認識を自己効力感(セルフエフィカシー)と呼んでいるが，その程度が高いほど特定の行動が起こる可能性が高い[10]．知

識があって，重要性を認識していても，「できる」という思いが強くなければ行動変化は起こりにくいし，持続しにくい．

❸健康コントロールの場所(Health Locus of Control)

出来事や結果を支配する力を誰が持っているか，誰がそれをコントロールできるかということに関する考え方．自分が持っていると思うか，他者(医療者，家族，親など)が持っていると思うか，それとも運命などどうしようもない力か．その信念のあり方によって行動の可能性が変わる．

2) 感情

考え方や認識とともに，感情やイメージが療養行動に影響する[11]．論理的な解釈ではなく直感ないしは気持ちである．快か不快か，好きか嫌いか，楽しいか不愉快か，よいか悪いかということである．感情は3要素に分けることができる．

❶糖尿病に対する感情

● 糖尿病の脅威に対する感情

適度の不安や恐れの感情は，受診や治療などのセルフケア行動への動機となる[10]．ただし，不安や恐れが強すぎると対処行動は起こりにくくなる．「きっと怖いことを言われる」という思いが強いと受診行動は起こりにくい．行動が起こるためには，それによって不安が軽減するという期待が必要である[12]．

● 否定的感情：糖尿病のイメージ

「糖尿病は恥ずかしい病気である」，「糖尿病であると思いたくない」，「なぜ自分が糖尿病にならなければならなかったのか」など糖尿病であることを認められないという感情．

❷治療に対する感情

「治療がいやである」，「憂うつになる」，「低血糖が不安である」，「コントロールが悪いときの罪悪感」など治療に対する否定的な感情．

❸周囲に対する感情

「糖尿病のせいで一人ぼっちである」，「家族が理解してくれない」，「医療者が理解してくれない」など糖尿病を媒介した他者との関係に関する感情．

このような感情が否定的であるほど，あるいは糖尿病や療養法のイメージが悪いほど療養行動は起こりにくい．逆に「楽しい，快い」という感覚が得られればその療養法は継続される．

3) ストレス対処法

糖尿病患者にもたらされるストレスとしては，糖尿病関連ストレスと一般的ストレスがある．ストレスは外的要因に分類してもよいのだが，ストレスをどう解釈するか，どう対処するかによってHbA1cへの影響が異なるという立場から，ストレス対処法として内因性要因に入れた．

4) 精神科的疾患

うつ病，摂食障害，あるいは認知症などが存在すると，適切な療養行動が行われなくなる可能性が高い．

◆結果要因（強化要因）

療養行動によってもたらされる結果が，その行動の継続に影響する．

❶症状や血糖値

療養行動の結果症状が改善することは，その治療の効果を認識しそれを継続することの強い動機となる．例えば，インスリン注射に抵抗していた患者が，治療によって口渇や倦怠感が消失することを体験すると，インスリン注射を受け入れるということがある．

症状のない患者では，血糖値を知ることが重要である．治療によって血糖値が改善することを実感すると考えや感情が変わる．また，症状があった患者においても，無症状が続くと，療養の必要性の認識が薄らぐことがある．このような状態においても，血糖自己測定で即時的に結果を知ることは療養行動の強化に有用である．

逆に，行動の結果望ましくないことが起これば，元の行動が起こりにくくなる（罰：punishment）．薬物治療においては低血糖に注意する必要がある．それまで無症状であったのに，治療の開始によって冷汗やふるえなど不快な症状が出だすと，服薬や注射を中止する可能性がある．他の副作用も同様に障害となりうる．

❷周囲の反応

行動を開始したとき，あるいは何がしかの結果が出たときの周囲の反応も，元の行動が繰り返されるかどうかに影響する．例えば，インスリン注射を練習しはじめたとき，「だいぶできるようになりましたね」の一言は，またやってみようという気持ちを引き出す可能性が高い．逆に，血糖測定値が高かったとき，「何か食べたんでしょう」という不快な一言は，測定中断の引き金になることがある．

❸生活の質（quality of life：QOL）

療養によって，日常生活や社会生活が制約を受ける場合，あるいは不安や憂うつを引き起こす場合，療養行動は継続されにくい．疾患と治療がもたらす，生活や身体精神状態への多面的影響をQOLというが，それが障害される場合，療養行動の実行度は低下する．

◀文献▶

1) Kaplan SH, Greenfield S, Ware JE (1989) Assessing the effects of physician-patient interactions on the outcomes of chronic disease. Med Care 27：S110-S127
2) Schafer LC, McCaul KD, Glasgow RE (1986) Supportive and nonsupportive family behaviors：relationship to adherence and metabolic control in persons with type I diabetes. Diabetes Care 9：179-185
3) Polonsky W (1999) Diabetes BURNOUT. Alexandria, VA, American Diabetes Association〔石井均監訳（2003）糖尿病バーンアウト．医歯薬出版，東京〕
4) Anderson RM, Funnell MM, Butler PM, et al (1995) Patient empowerment. Results of a randomized controlled trial. Diabetes Care 18：943-949
5) Anderson B, Rubin RR (1996) Practical Psychology for Diabetes Clinicians. Alexandria, VA, American Diabetes Association〔中尾一和，石井　均監訳（1997）糖尿病診療のための臨床心理ガイド．メジカルビュー社，東京〕
6) Glasgow RE, Fisher EB, Anderson BJ, et al (1999) Behavioral science in diabetes. contributions and opportunities. Diabetes Care 22：832-843

7) 石井　均(2000)糖尿病の心理行動学的諸問題．糖尿病 43：13-16
8) Rubin RR, Peyrot M(1992)Psychosocial problems and intervention in diabetes. Diabetes Care 15：1640-1657
9) Leventhal H, Diefenbach M, Leventhal EA(1992)Illness cognition：Using common sense to understand treatment adherence and affect cognition interactions. Cognitive Therapy and Research 16：143-163
10) Strecher VJ, DeVellis BM, Becker MH, et al(1986)The role of self-efficacy in achieving health behavior change. Health Educ Q 13：73-91
11) Polonsky WH, Anderson BJ, Lohrer PA, et al(1995)Assessment of diabetes-related emotional distress. Diabetes Care 18：754-760
12) Prochaska JO, DiClemmente CC, Norcross JC(1992)In search of how people change：Applications to addictive behaviors. Am Psychol 47：1102-1114

Part 2　患者がどう考えているかが糖尿病治療行動を決める

5 医師（医療者）-患者関係と糖尿病治療アウトカム
Physician(health care provider)-patient relationship and outcome of diabetes management

医師（医療者）-患者関係

　患者が医師の指示（指導）を守らないことが，健康維持に損失をもたらし，健康に関わる資源を浪費し，医療従事者に不満をもたらす．これは医療における重要な問題であって，1970年代から患者の「ノンコンプライアンス（non-compliance）」という概念で議論されてきた．多くの研究の結果から，ノンコンプライアンスは特定の患者に起こるものではなく，すべての患者がそれを起こす可能性があるという前提の下で解決法を議論すべきであると考えられるようになった[1]．この問題への介入点として最も有望視されたのが，医師（医療者）-患者関係である．コンプライアンスを医師（医療者）と患者の相互関係が規定するものと考えるならば，これはきわめて妥当な見方といえる．

　医師（医療者，専門家）-患者関係について，1956年，SzaszとHollenderは3つの役割関係モデルを提唱した[2]．

1) activity-passivity：能動と受動
2) guidance-cooperation：指導と協力
3) mutual participation：相互参加

　第1の能動と受動（activity-passivity）の関係とは，例えば心肺停止状態，意識消失状態，あるいは麻酔時など，患者の判断能力がないか，低く，医師が治療の目標や計画について全責任を負う状態を指している．従来この状態に対して医師は絶対的決定権を持つと考えられてきた．

　第2の指導と協力（guidance-cooperation）関係では，患者は病気ではあるが判断力や決定力があり，痛みや不安やその他の苦痛を除去するために，治療に協力する気持ちがある状態と定義されている．1970年代までは医療の主流とされていたモデルであり，言葉を変えれば「急性疾患モデル」ということになる．痛みや不安やその他の苦痛の除去という患者の目標を，内科医は薬物，外科医は手術という手段に置き換えて目標設定する．そして，目標を達成するためには，医師の優れた技能とともに協力的な患者が必要である．言い換えれば，自分の方針に協力するように患者を導くということである．指導と協力（guidance-cooperation）関係におけるもう1つの要素はパ

ターナリズムである．医師はいろいろな患者のレベルに合わせた診察をし，患者の耐えられない不安を取り去る役割があると定義されている．

第3の関係は，相互参加（mutual participation）である．このモデルでは患者が治療法の決定に関与することを保証している．ただし，あらゆる細かい事項の決定に参加することを意味するものではない．SzaszとHollenderはこのモデルが成立する条件として，1)同程度の力があること，2)相互依存していること（お互いを必要としていること），3)両者とも満足できる行動（活動）をすること，をあげている．したがって，小児や，理解力がきわめて悪い人，あるいは未成熟な人ではこのモデルは成立しないと考えている．このモデルが"慢性疾患治療モデルの原点"である．それが，急性疾患の時代であった1950年代にすでに提唱されていたことはすばらしい慧眼である．

1979年，Stoneはこの第3のモデルをより実際的に臨床場面に応用し，患者のコンプライアンスを確立するための責任は医師と患者で分担すべきであると提唱した[1]．そのうえで，医師（医療者あるいは専門家）が果たすべき役割として，以下の3項目が相補的に働くと述べている．

1) 「専門家は，患者の個別的な状況を徹底的に調べるべきである」．現在の問題に関するものだけではなく，指示（指導）を受け入れる能力に影響を与えるすべての要因について調査し，選択した治療法が効果をもたらすかどうかを通してフォローする必要がある．
2) 「専門家は，患者が与えられた情報を用いるときにどんな困難をきたすかという人間の行動に関する十分な知識を持つべきである」．これには，言葉の理解の問題，期待する成果の違い，期待する役割分担の違い，感情状態による理解拒否，などへの配慮が含まれている．
3) 「専門家は，コミュニケーション過程について理解し，患者が何をすべきかを聞いて理解しようという気になるような会話技術を身につけるべきである」．

患者の療養法決定プロセスへの参加と血糖コントロール

1) 患者の療養法決定プロセスへの積極的参加の成果

糖尿病治療において，この第3モデルすなわち相互参加モデルの有効性が1980年代に米国で証明された．患者が療養法の決定に積極的に参加するようにトレーニングをした場合，医師-患者関係に変化が起こり，それが血糖コントロールを改善するとともに，各種のQOLあるいは満足度を改善するというものである[3]．

試験群に割り当てられた患者は，医師の診察前に試験助手と20分面談を行う．そこで，カルテをレビューしながら，「今回の問題点や治療上の話題」，「いくつかの治療法の長所と短所」，などについて話し合い，医師と「相談して取り決める」やり方について練習を行う．

このように診察時間内に医師と療養上の問題点や新たな療養法について話し合えるようにトレーニングされた群においては，

①グリコヘモグロビン値が有意に低下．
② QOL が改善：移動や身体・日常活動，欠勤日数，健康不安，全般的健康度などの改善
③診察時間内の会話の変化：患者からの質問，患者が会話を支配する回数，患者が効果的に情報を得る会話が増加した．ただし，診察時間がそれによって延びることはなかった．
④患者満足度が改善．
⑤糖尿病知識量には変化がなかった．

これらのことより，彼らは診察時間内での患者行動の変化—療養計画の取り決めに積極的に参加すること—は，医師との関係に変化をもたらし，血糖コントロールを改善させ，生活上の機能的制限を減少させると結論している．ただし，グリコヘモグロビン値低下の直接原因は明らかではない．薬物については不変か減量しており，食事療法や運動療法を含めたそれまでの治療法をきちんと実行するようになったことが原因ではないかと推察されている．

この試験では，患者の積極的参加に焦点が当てられているが，それだけではなく「相互参加」が重要であることを強調しておきたい．すなわち，結果③についてであるが，患者が会話を支配する回数とは，患者が医師の発言をさえぎる/中断することをも意味する．それはある種の緊張を生じるわけで，特に医師側にもそれが重要であるという意識がなければ，よい方向へとは向かわないと考えられるからである．

2） 医師-患者関係と不規則通院

Jacobson らは，1型糖尿病患者の通院態度に関する研究をした[4]．その結果，不規則通院者群では血糖コントロールが有意に悪かったが，性別，年齢，社会的クラス，保険，病院からの距離，罹病年数など社会・人口統計学的要因では規則的通院者群との間に違いがみられなかった．

差がみられたのは医師-患者関係に関する健康信念であり，不規則通院者は，
①医師からアドバイスをもらうことを重要と思わない．
②医師に，自分の療養に関する考えを伝えることを重要と思わない．
という考えを持っていることがわかった．すなわち，不規則通院者は糖尿病治療における医師-患者関係（交流，交換）から切り離されている（disconnected）ということであった．これは，糖尿病管理における医師-患者関係が重要な介入点であることを示している．

医師（医療者）-患者会話内容と治療成績：患者中心アプローチ（patient centered approach）

一方，指導のしかたや会話のあり方を分析することにより，医師（医療者）-患者関係が血糖コントロールに与える影響の解析もなされた．

Street らは，療養指導時の看護師と患者の会話の内容を分析し3カ月後の血糖コ

ントロールとの関連を調べた[5]．看護師発言は，その内容から，①技術的情報，②指示・支配，③患者中心に分類した．患者発言は，①情報請求，②決断，③陰性感情に分けた．

その主な結果は，以下の2点である．

①支配的で指示的な会話をする看護師に療養指導された患者は血糖コントロールが悪かった．

②看護師が患者中心的な会話をすれば，患者の感情表現や決断に関する発言が増えた．

これらのことから，医師に限らず医療者が，専門家として患者の療養法をコントロールしようとすると逆効果になることがわかった．逆に，患者中心的な行動(参加を促す，考えを尊重する，支持する)が，患者の療養決定への参加を促進することが証明された．

Kaplan らは，研究対象を糖尿病だけではなく，高血圧にも拡大して，患者の積極的参加を促す会話のあり方を検討した[6]．その結果，患者が会話をリードし，情報交換ができ，感情表現ができているほど，健康状態がよく，血圧も血糖値も低くなることがわかった．逆に，医療者が会話をリードしている場合はそれらが悪いという結果がでた．

彼らはこれらの結果から，医師と患者のコミュニケーションが，患者の療養行動の動機づけ，励み，安心と支援の源となり，お互いの期待する目標の修正の機会になると結論している．

患者の自律性と糖尿病コントロール

患者の積極的参加と糖尿病管理の関係について紹介してきたが，それらは医師(医療者)側が患者の積極的参加を呼びかける，あるいは導くという色彩を帯びている．これを，より患者側の視点から構築すると，患者自身が療養法を決定していくことについて医療者側の理解と支援を求めるということになる．

人々にある行動をしようと動機づけられるとき，「自律的(autonomous)動機づけ」と「統制的(controlled)動機づけ」がある．服薬することを例にとれば，効果があるので自分のために飲みたいと思えば，それは「自律的動機づけ」である．一方，医療者や家族に言われるから飲むのは「統制的動機づけ」である．この違いが臨床的に重要なのは，自律的動機づけがなされた患者こそが，長期にわたる療養行動を継続できるということである．これを Deci らは「自己決定理論(self-determination theory)」と名づけた[7]．

自己決定理論において，もう1つ重要な要素は，自己決定しようとする本人にとって影響力の強い人が援助的かどうかということである．すなわち，その影響力の強い他者が，本人の考え方を理解し，感情を受け止め，必要な情報や選択肢を提供してくれるかどうかが重要である．

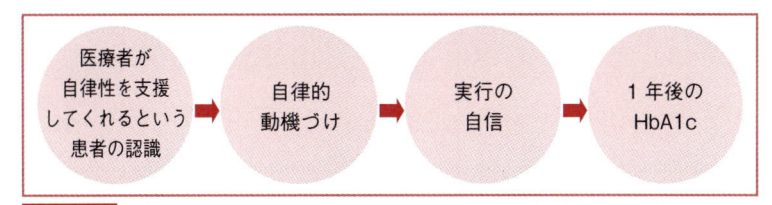

図2-15 自己決定モデルによる医療者-患者関係と治療結果の関連

Williamsらは，これらの理論仮説を用いて糖尿病療養動機づけと1年後のHbA1cの関連を調べた[8]．その結果，以下のことが証明された（図2-15）．
①医療者が自律性を支援していると感じた患者ほど1年後のHbA1cがよい．
②医療者が自律性を支援していると感じた患者ほど自律的動機づけができる．
③自律的動機づけができた患者ほど療養行動に自信がつく．
④療養行動に自信がついた患者ほど1年後のHbA1cがよい．

著者らも述べていることではあるが，この結果の解釈において1つ重要なことがある．それは，自律性を支援するということは，適切なアドバイスもしないで放任しておけばよいということではないということである．そうではなくて，より積極的に患者と関わり，患者の考え方や感情を理解し，必要なときは治療の選択肢を提示することである．アドバイスはするが，強制や強要はしない．決定は最終的には患者が行うのであって，できるだけよい結果につながるような決定ができるように情報を提供する必要がある．

エンパワーメント（empowerment）という構想

糖尿病教育の領域で，従来の患者コンプライアンスを高める知識教育という方法から，患者と医療者がそれぞれの能力と専門性を生かして糖尿病治療に伴う問題解決に当たっていくという新しいパラダイムを開発したのが教育心理学者Robert Andersonと糖尿病教育看護師Martha Funnellである[9]．

彼らは，従来の一方向的な知識伝達型の教育やアドバイスが，患者のやる気を起こす動機づけになるどころか欲求不満をもたらしていることを観察した．その理由は，「患者には患者の生活があり人生観があり，その中での糖尿病の位置づけがある．それを考慮せず，一方的に医学的に正しい生活習慣を指導しても受け入れられないのは当然である」ということである．このような糖尿病教育の反省から，彼らは，患者と糖尿病教育専門家がお互いの意見を統合し，協力して治療にあたるための理念を創成しようとした．それがエンパワーメントである．

その基本理念は，「糖尿病は患者のものであり，患者自身がその問題を解決し，治療方針を立てていく権利と能力を持っている」ということである．その際，医療者の役割は，患者が適切な選択ができるように必要な情報を提供し，患者が自ら問題を解決していく力を発揮できるように支援するということである．

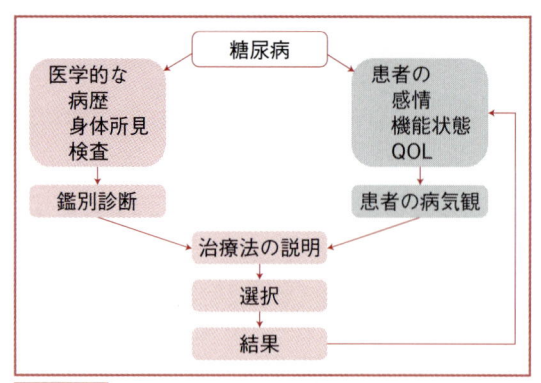

図2-16 糖尿病治療の2つのアプローチ

エンパワーメント（empowerment）については，第3章 Part 2 で詳しく述べる（p. 212）．

相互参加モデル―治療同盟

Jacobson は糖尿病の治療（療養）形態を，従来行われてきた医学的ルートあるいは医師（医療者）主導ルート（physician centered approach）と患者の考えを取り入れた患者中心ルート（patient centered approach）に分けたモデルを提示している（図2-16）．生化学的な結果，身体機能，QOL などを含めた総合的な糖尿病の治療結果（成果）がよくなるためには，これら2つのアプローチ法が融合的に，効果的に働く必要がある[10]．

医療者は医学専門家として，正しい診断と科学的実証に基づいたいくつかの適切な治療法を提示することが必要であるし，患者側は糖尿病の人生における位置づけ，あるいは生活形態の観点からどういう療養法が可能であるかを提示する必要がある．それらは相互協力的な関係の下で行われる必要がある（collaborative management：共同管理）[11]．

Jacobson は精神医学者であり，このモデルの重要な要素として，「治療同盟（Therapeutic alliance）」をあげている[*1]．

[*1]「治療同盟を強くする」：感情を解放することが癒しになります．自分の気持ちを話すだけでカタルシスが得られる人もいます．その人の糖尿病の話を聞きましょう．その話の中に感情をともなう部分があれば，それを話すことができたことを患者さんは感謝していると思います．何日か，あるいは何カ月か後に，患者さんは，「本当は糖尿病の治療がうまくできていない」ということを話してくれるでしょう．

私は，患者さんと治療を進めていくうえで，いつも目標にしているのは，「治療同盟を強くする」ということです．自分たちが何をしようとしているかを見つめあうこと，お互いの話を聴きたいという気持ちをいつも持ち続けていること，それがポイントです．医師の多くは，気持ちなんてどうでもいい，行動だけが問題だと思うかもしれません．しかし，患者は医師との関係を求めています．医師がどう感じているかが大切なのです．それは診察時間の長さの問題ではありません．その時間の中での医師の態度が問題なのです．

石井　均（2005）「治療同盟を強くする Alan Jacobson」糖尿病診療マスター 3：24

◀文献▶

1) Stone GC (1979) Patient compliance and the role of the expert. J Soc Issues 35 : 34-59
2) Szasz TS, Hollender MH (1956) A contribution to the philosophy of medicine. Arch Intern Med 97 : 585-592
3) Greenfield S, Kaplan SH, Ware JE Jr, et al (1988) Patients' participation in medical care : effects on blood sugar control and quality of life in diabetes. J Gen Intern Med 3 : 448-457
4) Jacobson AM, Adler AG, Derby L (1991) Clinic attendance and glycemic control : study of contrasting groups of patient with IDDM. Diabetes Care 14 : 599-601
5) Street RL, Piziak VK, Carpenter WS, et al (1993) Provider-patient communication and metabolic control. Diabetes Care 16 : 714-721
6) Kaplan SH, Greenfield S, Ware JE Jr (1989) Assessing the effects of physician-patient interactions on the outcomes of chronic disease. Med Care 27 : S110-S127
7) Deci EL, Eghrari H, Patrick BC, et al (1994) Facilitating internalization : the self-determination theory perspective. J Pers 62 : 119-142
8) Williams GC, Freedman ZR, Deci EL (1998) Supporting autonomy to motivate patients with diabetes for glucose control. Diabetes Care 21 : 1644-1651
9) Anderson R, Funnell M (2000) The art of empowerment : Stories and strategies for diabetes educators. American Diabetes Association, Alexandria, VA〔石井　均監訳(2001)糖尿病エンパワーメント．医歯薬出版，東京〕
10) Jacobson AM (1997) Psychological problems and management of patients with diabetes mellitus. International Textbook of Diabetes Mellitus. 2nd Ed. ed by Alberti KGMM, Zimmet P, DeFronzo RA, Keen H. pp 1177-1190, John Wiley & Sons Ltd
11) Korff MV, Gruman J, Schaefer J, et al (1997) Collaborative management of chronic illness. Ann Intern Med 127 : 1097-1102

Part 2 患者がどう考えているかが糖尿病治療行動を決める

6 「家族のあり方と関わり方」が糖尿病療養に与える影響
Influence of the family system on diabetes management

　1999年度のミス・アメリカに選ばれたニコール・ジョンソン(Nichole Johnson)さんは1型糖尿病を持っている．発病したのは19歳のときであった．そのとき彼女は大学2回生であり，ミス・アメリカのバージニア州代表コンテストに応募していた．そんな彼女を1型糖尿病が襲った．彼女はコンテストを断念し，糖尿病治療に専念することにした．しかしながら，彼女のこころを占拠し続けたのは，「なぜ私が糖尿病に」という気持ちであった．

　それが数年続いた後，再び彼女にもう一度やってみようという気持ちが起こった．一念発起して1999年にはついにミス・アメリカとなった．その後，彼女は世界中を回って1型糖尿病治療の啓蒙と支援の仕事をしている．

　もう数年以上前のことになるが，彼女と直接お話をする機会があった．筆者はそのとき以下のような質問をした．

> **石井**　私はあなたが世界中を回って1型糖尿病の患者さんを元気付けておられるのはたいへんすばらしい仕事だと思います．しかし，あなた自身のことについてはどうなのですか？　1型糖尿病と付き合っていくうえで難しいことは何ですか？
> **ニコール**　それはね，同じように努力していても血糖値が思いどおりにならず，超高層ビル(skyscraper)のように高くなってしまうことよ．
> **石井**　そんなときどうされるのですか？
> **ニコール**　家の中でね，思いっきり気持ちを表現するの．
> **石井**　家族の方はどのようにされますか？
> **ニコール**　じっと聞いてくれるわ．そうすると気持ちが落ち着いてくるの．家族の前ではどんなことでも言えるの．
> **石井**　じゃあ，あなたが糖尿病と付き合ってこられた力が？
> **ニコール**　そう，それはね，家族よ．いつも私のそばにいて支えてくれたわ．

　彼女にとって1型糖尿病になった後の辛い時期を乗りきり，糖尿病とともに生きていく力を持つことができるようになったのは家族という支えがあったからである．

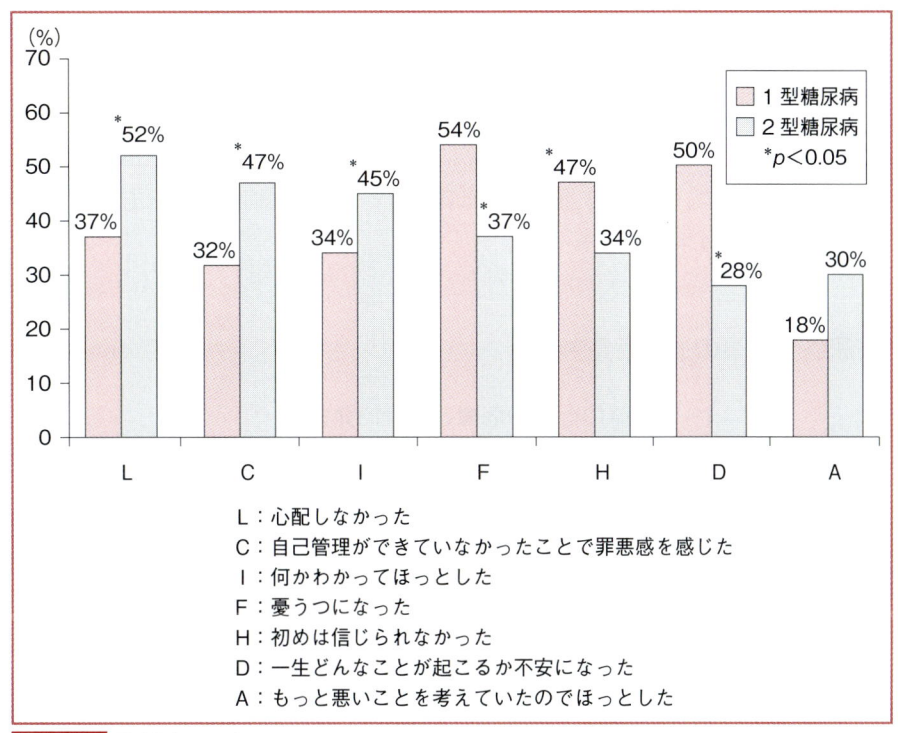

図2-17 診断時の反応
1型は憂うつと不安，2型は罪悪感．

L：心配しなかった
C：自己管理ができていなかったことで罪悪感を感じた
I：何かわかってほっとした
F：憂うつになった
H：初めは信じられなかった
D：一生どんなことが起こるか不安になった
A：もっと悪いことを考えていたのでほっとした

〔文献1〕より引用〕

糖尿病発症時の心理的反応

　糖尿病患者が最初に出会う大きな課題は糖尿病であることへの適応である．糖尿病になったことを適切に受け止め，療養していくことができるかどうかということである．「糖尿病です」という診断が告げられたとき，人々はどのような心理的反応を示すかについて，2000年に行われた国際的な調査であるDAWN Study (Diabetes attitudes, wishes and needs)は図2-17に示すような結果を報告している[1]．

　すなわち，1型糖尿病患者においては，その半数が「憂うつになった」，「糖尿病が今後の人生にどんな影響を考えるか不安になった」，「信じられなかった」と回答した．一方，2型糖尿病患者においては，その半数が「あまり心配しなかった」と答えた．しかし，「必要な療養をしてこなかったことに罪悪感を抱いた」や，「どんな病気かわかって安心した」などの意見も半数近く認められた．

　この結果から，1型糖尿病患者においては強い情緒反応が起きることがわかった．これらの感情の時間的な流れについては調査されていないが，日常診療における経験に照らし合わせると，否認（信じられない，間違いだ）や強いショックをまず体験し，これに不安感，憂うつ感などが続いたものと想像される．

　一方，2型糖尿病においては，むしろ無関心や誤った安心感が問題となると考えられた．しかし，半数の2型患者にはそれまでのライフスタイルについての反省がみら

れた．また，2型糖尿病患者においても，1型よりは頻度が低いが，憂うつや悲しみや不安を感じている患者がいた．

これらの事実から，1型糖尿病の診断時には，通常の病態や治療法の説明とともに，患者およびその家族の悲しみや不安を配慮したサポートが重要であると考えられた．また，2型糖尿病患者においても情緒面のサポートを必要とする患者がいることが明らかとなった．

糖尿病発症への適応と家族

1）発病時の心理的危機と心理的発達

Kovacsらは発症後多くの小児に引きこもりや悲しみなどの症状が出るものの，9カ月後までには回復すると報告している[2]．すなわち，発症期に強い心理的反応が見られても，時間の経過とともに多くの患者は疾病に適応していくことを観察している．しかしながら，どのような環境下で，どのような過程を経て適応が進んでいくのかは語られていない．

Galatzerらは，1型糖尿病の発症を患者のみならず家族にとっての**心理的危機**[*1]であるととらえて，発病1カ月以内に，医師，看護師，栄養士，心理学者，ソーシャルワーカーによる介入を行った[3]．方法は，入院を避け外来治療を行い，患者の理解力と心理状態にあわせて，病態，治療法の説明を行うというものである．その後，心理学者あるいはソーシャルワーカーが，患者や家族に感情を表現する場を設定し，病気や治療についての気持ちを発言できるようにした．また，患者および家族にはスタッフから最大限の援助が得られることを保証した．さらに家庭訪問や外来診察をできるだけ頻回に行った．

このような援助を受けた107名と受けられなかった116名について，自己管理行動，家族関係，社会的活動，および学校や職場での活動を比較した．その結果，危機介入を受けた群では，食事療法，インスリン注射，尿糖測定などの自己管理実行者の割合が高く，家族内での役割を果たし，友人との交流も普通にできている割合が高かった．すなわち，初期に危機介入を行った群では，糖尿病への適応率が高かったと報告されている．

Jacobsonらは家族環境と血糖コントロールの関係を明らかにするために，1型糖尿病患者61名のコホート集団を対象として4年間にわたる前向き追跡調査を行った[4]．その結果，"家族内で気持ちが自由に表現でき，隠し事をせずに行動できる（表出性が高い）"ほど，血糖コントロールの悪化が少ないことが判明した．また，その他の要素として家族の結束性の高さや，家族内での葛藤が少ないことが血糖コントロー

[*1] **心理的危機**：重大な身体的疾患に遭遇したとき，あるいは成長発達段階における大きな移行期に，個人の精神状態が強い衝撃に襲われ，その平衡を失った状態．このようなとき，個人は強い当惑を覚え，恐怖に襲われ，退行した心理状態に陥る．

ルの持続的維持に関与することがわかった．

糖尿病の発症とその後の血糖コントロールに関して，このように家族の機能が重要な役割を果たすことが明らかとなっているが，他の慢性疾患においても同様のことが報告されている[5)*2]．

ストレスと家族と血糖コントロール

糖尿病コントロールと家族との関わりにおける第2の問題点はストレスである．糖尿病患者にかかるストレスとしては，糖尿病や治療そのものと一般的ストレスがあるが，総合されたものとして家族環境そのものもストレスとなる．

Whiteらは，DKA(diabetec ketoacidosis；糖尿病性ケトアシドーシス)を繰り返し，コントロールがきわめて不安定な小児1型糖尿病患者について誘因の検討を行った．その結果，DKAの誘因として，インスリン注射や食事療法の不適切さおよび感染や他疾患の併発は少なく，大多数は家族内における解決されていない葛藤や，家族機能の障害が問題であることを示した[6)]．

家族に関わるストレス(表2-2)が1型糖尿病患者の血糖コントロールに与える影響について以下のような結果が得られている[7)](図2-18)．

① 家族ストレスは，(ホルモンを介して)直接的に血糖コントロールを悪化させるだけでなく，自己管理行動レベルの低下を介して間接的にHbA1cを悪化させる．

② よい家族関係(高い結束性と適応性)は自己管理行動レベルを高め，HbA1cを低下させる．

③ ストレスが高いと自己管理行動レベルは低下し，HbA1cが悪化するが，よい家

表2-2 家族ライフイベント(例)

- 親とのいさかいが増える
- 新しい学年が始まる
- 親しい友人と別れる
- 兄弟が家を出ていく
- 両親の間でいさかいが増える
- 親が仕事を失う

---

*2 **慢性疾患と家族機能**：多くの慢性疾患の管理や結果に家族特性が関連している．報告をまとめると以下のようになる[5)]．
1) 慢性疾患の管理や結果が悪いことと関連する家族機能．
家族の結束性が弱い，家族内での葛藤が多い，硬直化した/あいまいな役割，不安定な家族構成，敵意あるいは冷ややかさ，批判的，コミュニケーションがない，夫婦がお互いのことに関わらない．
2) 家族特性は，診断時の反応，疾患の管理や経過，再発率と強く関連する．
3) 慢性疾患の管理や結果と家族機能は3つの因子を介して関連している．
①疾患の特性(急性か慢性か，経過，介護の必要性)，②家族構成，信念，感情，問題解決のしかた，③家族機能の発達段階
4) 家族の特性は，医療資源の利用，地域保健活動の利用，治療勧告に従うかどうか，などに影響する．

族関係(高い結束性と適応性)はその悪影響を緩和する.

結束性が高いとは,家族間の接触が多く,支持的であり,情緒的に結ばれ,かつ独立性が保たれていることを指す.

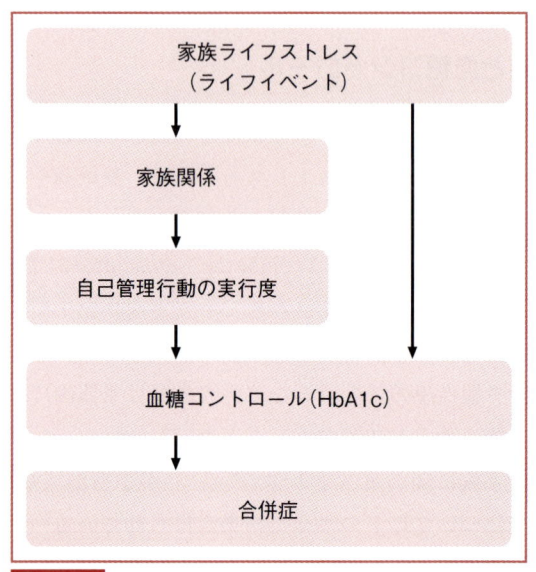

図2-18 家族ストレスと糖尿病コントロール
〔文献7)より改変〕

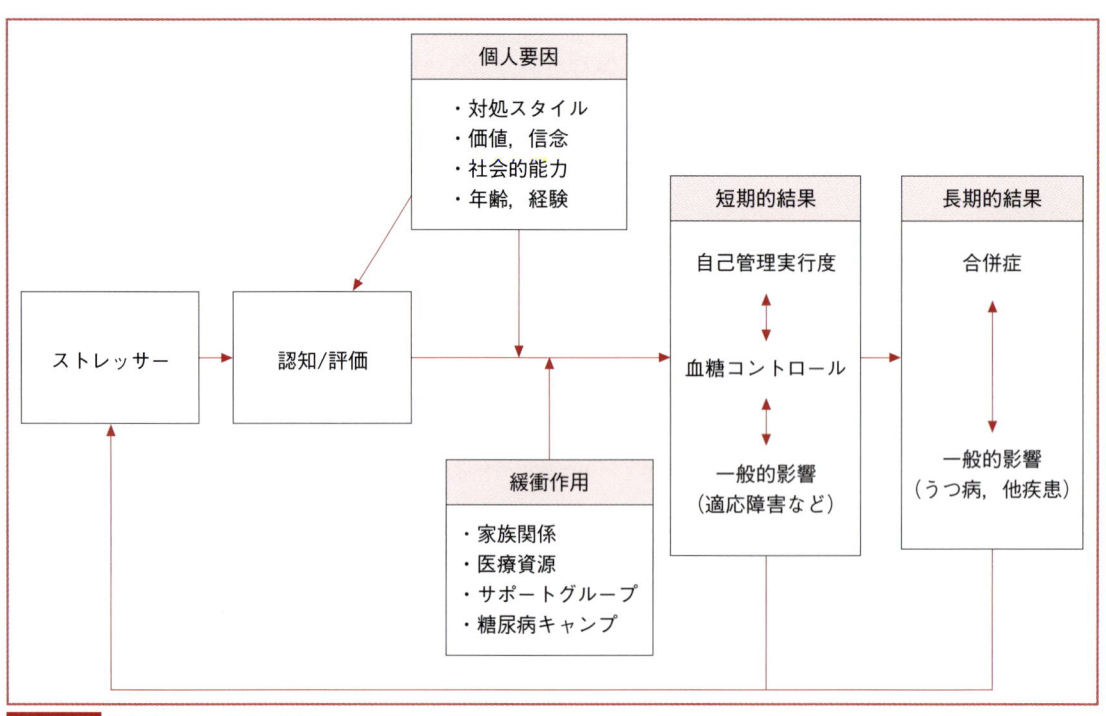

図2-19 糖尿病ストレスモデル
(著者原図)

また，適応性が高いとは，状況に応じて，家族の中での役割，リーダーシップ，決定機構を変化できることをいう．

これらの要素が，家庭内で適切に機能している場合，自己管理行動へのアドヒアランスが高くなる．家族関係はストレスによる血糖コントロール悪化を軽減する作用があり，「ストレス緩衝作用」とよばれている．この作用は，とくにストレスが強い状態でのHbA1cの悪化を緩和する[8]．

家族関係以外にストレス緩衝作用が証明されているものとしては，サポートグループ，糖尿病キャンプ，医療資源[9]などがある（図2-19）．重要なことは，患者に強いストレスがかかっているとき，周囲からのサポートが自己管理行動や糖尿病コントロール維持の力となるということである．

2型糖尿病患者の自己管理実行度と家族の関わり方

家族と糖尿病コントロールについては1型糖尿病患者—小児期，思春期での研究が多く，その調査領域は「家族関係」に焦点が当てられていた．しかしながら，糖尿病療養が家庭内で行われるのであるから，家族メンバーの糖尿病に対する考え方や行動が自己管理行動に影響するものと思われる．

日常臨床で，2型糖尿病患者の自己管理において配偶者の影響が大きいことを体験する．妻の援助なしに2型糖尿病男性が食事療法を遂行することが困難であるのは，単身赴任者の例を見れば明らかである．

それでは，どのような援助がよりよい血糖コントロールに結びつくのか．これを明らかにする目的で，Glasgowらは「糖尿病家族行動チェックリスト（DFBC：Diabetes Family Behavior Checklist）」を作成した[10]（表2-3）．

この質問紙を用いて家族の援助行動と患者の自己管理行動や血糖コントロールと相関を検討したところ，それぞれの療養法への家族の援助のしかたは，その療養法の実行度と関連することがわかった．

例えば，食事療法に対する，家族の肯定的な援助行動が，否定的な行動を上回るほど，患者の6カ月後の食事療法実行度は高くなった．それは，グリコヘモグロビン値

表2-3 糖尿病家族行動チェックリスト（DFBC：Diabetes Family Behavior Checklist）抜粋

あなたが家族の中で最もよく接する人は，以下のことをどのくらいしますか？
1. 食事療法に従っていることをほめる．
2. 血糖値を測定するように小言を言う．
3. 時間通り服薬できるように助言する．
4. きちんと運動しないことを非難する．
5. 食事療法に従わないことで小言を言う．
6. スポーツ活動に参加するように勧める．
7. 自己管理計画に合うように家族の活動プランを組む．

〔文献10）より〕

とも相関した．

運動療法でいえば，「一緒に散歩しよう」という肯定的な働きかけが実行度を高める．逆に，「また運動をサボっているわね」のような否定的な，あるいは攻撃的な関わりは実行度を低くする．

> 【症例2】 50歳男性，2型糖尿病
>
> HbA1c 11.5%と血糖コントロール不良．妻とともに自営業を営む．妻は，1日中患者の食事行動に対して，「そんなに食べていたら，眼が見えなくなるじゃない」と警告非難する．患者は，商品の配達時など妻の眼の届かぬところで，隠れ食いを大量にしてしまう．
>
> 担当医が「糖尿病の治療をしていくことに，どんなことが妨げになっていると思いますか」との質問をしたところ，「いつもうるさく小言を言う妻」と答える．

本症例の配偶者(妻)にみられる，常に患者のセルフケア行動を監視し警告するような家族の関わり方を William Polonsky は"糖尿病警察(DM Police)"とよんでいる[11]．このような関わり方は，成人の患者にとってむしろストレスとなり，患者から病気と戦う意欲を奪ってしまう．ひいてはノンアドヒアランスや不良な血糖コントロールにつながる．このような場合は，配偶者に対して，患者へのサポートのしかたが有効に働いていないことに気づかせる，そして，患者にプラスになるサポートのしかたを考えるように促すことが必要となる．

家族への介入とその効果

本項の冒頭でニコール・ジョンソンさんが糖尿病であることを受け止め，それをコントロールしていくことに家族の貴重な援助があったことを紹介した．そのあり方は，研究面で紹介したよい家族機能のあり方そのものであることがわかった．

家族への介入の効果について Wysocki らによる研究成果を紹介する[12]．彼らは，6カ月間，月2回のペースで専門家による家族介入を行った．内容は，問題解決訓練，コミュニケーション技術訓練，認知的再構築法(結果のとらえ方を訓練)，構造的家族療法などである．この集約的な介入の結果，療養実行度が高まり，HbA1c が低下した．効果は HbA1c 9%以上のコントロール不良群でより大きかった．

米国糖尿病学会発行の臨床心理ガイドにも，「小児患者，思春期患者そして成人患者の糖尿病管理を成功するためには，家族の援助が不可欠である」と書かれている．しかし，「患者家族と医療者が効果的な連携を作りあげるためには，実に多くの時間と努力を要する」とも述べられている[13]．

日本における臨床場面でこのような努力に対する時間と資源がどれくらい確保していけるか，それがきわめて重要な問題であると思われる[14]．

◀文献▶

1) George Alberti (2002) The DAWN (Diabetes Attitudes, Wishes and Needs) study. Pract Diab Int 19 : 22-24a
2) Kovacs M, Feinberg TL, Paulauskas S, et al (1985) Initial coping responses and psychosocial characteristics of children with insulin-dependent diabetes mellitus. Diabetes Care 8 : 568-575
3) Galatzer A, Amir S, Gil R, et al (1982) Crisis intervention program in newly diagnosed diabetic children. Diabetes Care 5 : 414-419
4) Jacobson AM, Hauser ST, Lavori P, et al (1994) Family environment and glycemic control : A four-year prospective study of children and adolescents with insulin-dependent diabetes mellitus. Psychosom Med 56 : 401-409
5) Fisher L, Chesla CA, Bartz RJ, et al (1998) The family and type 2 diabetes : a framework for intervention. Diabetes Educ 24 : 599-607
6) White K, Koleman ML, Wexler P, et al (1984) Unstable Diabetes and unstable families : Psychosocial evaluation of diabetic children with recurrent ketoacidosis. Pediatrics 73 : 749-755
7) Hanson CL, Schinkel AM, et al (1995) Empirical validation for a family-centered model of care. Diabetes Care 18 : 1347-1356
8) Griffith LS (1990) Life stress and social support in diabetes : association with glycemic control. Int J Psychiatry Med 20 : 365-372
9) Glasgow RE, Toobert MA (1998) Social environment and regimen adherence among type 2 diabetic patients. Diabetes Care 11 : 377-386
10) Schafer LC, McCaul KD, Glasgow RE (1986) Supportive and nonsupportive family behaviors : relationship to adherence and metabolic control on persons with type 1 diabetes. Diabetes Care 9 : 179-185
11) Polonsky W (1999) Diabetes BURNOUT. Alexandria, VA, American Diabetes Association〔石井均監訳 (2003) 糖尿病バーンアウト. 医歯薬出版, 東京〕
12) Wysocki T, Harris MA, Buckloh LM, et al (2006) Effects of behavioral family systems therapy for diabetes on adolescents' family relationships, treatment adherence, and metabolic control. J Pediatr Psychol 31 : 928-938
13) Anderson B, Rubin RR (1996) Practical Psychology for Diabetes Clinicians. Alexandria, VA, American Diabetes Association〔中尾一和, 石井　均監訳 (1997) 糖尿病診療のための臨床心理ガイド. メジカルビュー社, 東京〕
14) Cole I, Chesla CA (2006) Interventions for the family with diabetes. Nurs Clin North Am 41 : 625-639

Part 2　患者がどう考えているかが糖尿病治療行動を決める

7 〈行動の心理的要因〉
健康信念モデル
Health Belief Model

糖尿病治療なんてする気はなかった

> 【症例3】　50歳代男性，2型糖尿病
> 　20年前に診断され，近医にときおり通院していたが，治療中断を繰り返していた．最近視力低下を自覚し当院眼科受診．増殖網膜症で硝子体出血をきたしていることが判明する．HbA1c 11.3%．
> **医師**　糖尿病の治療をすることについてどのように考えておられましたか？
> **患者**　治療しても治らないし，どうせ死ぬんだったら何をしてもしかたないと思っていた．
> **医師**　どんな治療をしても役に立たないと？
> **患者**　いや，最初は勉強もしたよ．でも勧められることが，食べる量を減らせ，好物はやめろ，油ものはだめ，タバコもだめ，酒もだめ．ダメダメばっかりでやる気が起こらなかった．
> **医師**　こんな治療はできないと思ってらっしゃった？
> **患者**　それに，自分は大丈夫だと思っていた．別に何も起こらないんだと．

　この症例は典型的な治療中断例であり，症状に気づいて受診するとかなり重症の合併症をきたしていたということである．このような方に出会ったとき，私たちは「なぜ適切な治療をしてこられなかったのだろう」という残念な思いにとらわれ，しばし立ち尽くしてしまう．この男性の場合，それはなぜだったのだろうか．それを尋ねたときの会話である．

　彼の話の中に，なぜ療養をしてこなかったかの理由について重要な行動変化への概念が含まれていることに気づく．療養をしない人にはしない理由がある．逆にいえば，それを変えることができて初めて，適切な療養行動を促進することができる．

健康信念モデル（Health Belief Model）―健康行動を始める理由，始めない理由

1) 健康行動を決める要因の研究

　健康を維持するための予防行動がなかなか起こらないことについて，米国では

7. 健康信念モデル

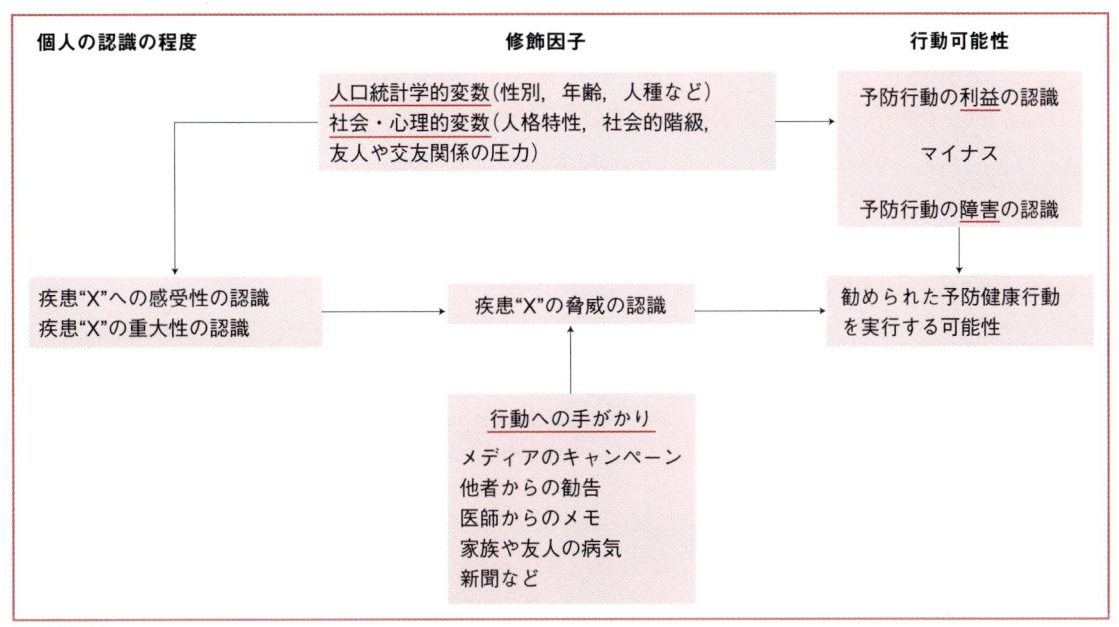

```
個人の認識の程度              修飾因子                    行動可能性

                    人口統計学的変数(性別, 年齢, 人種など)      予防行動の利益の認識
                    社会・心理的変数(人格特性, 社会的階級,
                    友人や交友関係の圧力)                        マイナス

                                                           予防行動の障害の認識

  疾患"X"への感受性の認識       疾患"X"の脅威の認識          勧められた予防健康行動
  疾患"X"の重大性の認識                                     を実行する可能性

                           行動への手がかり
                           メディアのキャンペーン
                           他者からの勧告
                           医師からのメモ
                           家族や友人の病気
                           新聞など
```

図 2-20 健康信念モデル(Health Belief Model)オリジナル版

〔文献 1)より引用〕

1950 年代から大規模な研究が行われてきた．例えば，結核の早期発見のための X 線写真撮影，虫歯予防のための検診，インフルエンザワクチン接種などの受診率にはどのような要因が関与し，どうすれば受診率を上げることができるかという研究である．その結果，医学的要因，経済的要因から人口統計学的要因，社会文化的要因，個人的あるいは動機要因，組織や社会的要因，人間関係要因などが浮かび上がってきた．

2) 健康信念モデル(Health Belief Model)の開発

1975 年 Becker ら「患者の健康維持と疾病管理に関する委員会」は，対象者(患者あるいは検診対象者)の考え方(Health Belief：健康信念)を中心として，従来取り上げられてきた要因を組み込んで，予防行動が起こるためのモデル(あるいは作業仮説)を作り上げた．それが健康信念モデル(Health Belief Model)である[1]．当初このモデルは予防的保健行動を標的として開発されたが，疾患対処行動にも適応できることが証明された．

健康信念モデル(Health Belief Model)を図 2-20 に示す．健康信念モデルは，人は最低限の動機と知識がなければ健康行動を始めないということを前提としている．それは，自分が疾病に対して弱い存在であり，起こる状況は危険で，検査や治療に効果があり，それを実行することは難しくないということである．これらを前提として，このモデルは以下のような要素から構成されている．

1) 疾患への**感受性**(susceptibility：なりやすさ)と疾患の**重大性**(severity)．
2) 勧められた健康行動(治療を含む)の**効果**(感受性や重大性を減少させるという利

| 勧められた行動への準備状態 | 修飾要因および可能要因 | 予防(療養)行動 |

動機
一般的な健康への関心
医学的指示を進んで受け入れる気持ち
応じる意図
積極的健康行動

疾患の脅威を減少させる価値
以下の事項の主観的評価
　感受性，再感受性
　疾患への脆弱性
　身体的被害の程度
　社会的役割制限の程度
　症状の存在や過去の体験

指示された行動が疾患の脅威を減少させる可能性
以下の事項の主観的評価
　提案された行動の安全性
　提案された行動の発症予防，遅延，治癒に対する効果(医師への信頼，回復のチャンスなどを含む)

人口統計学(幼少，高齢)

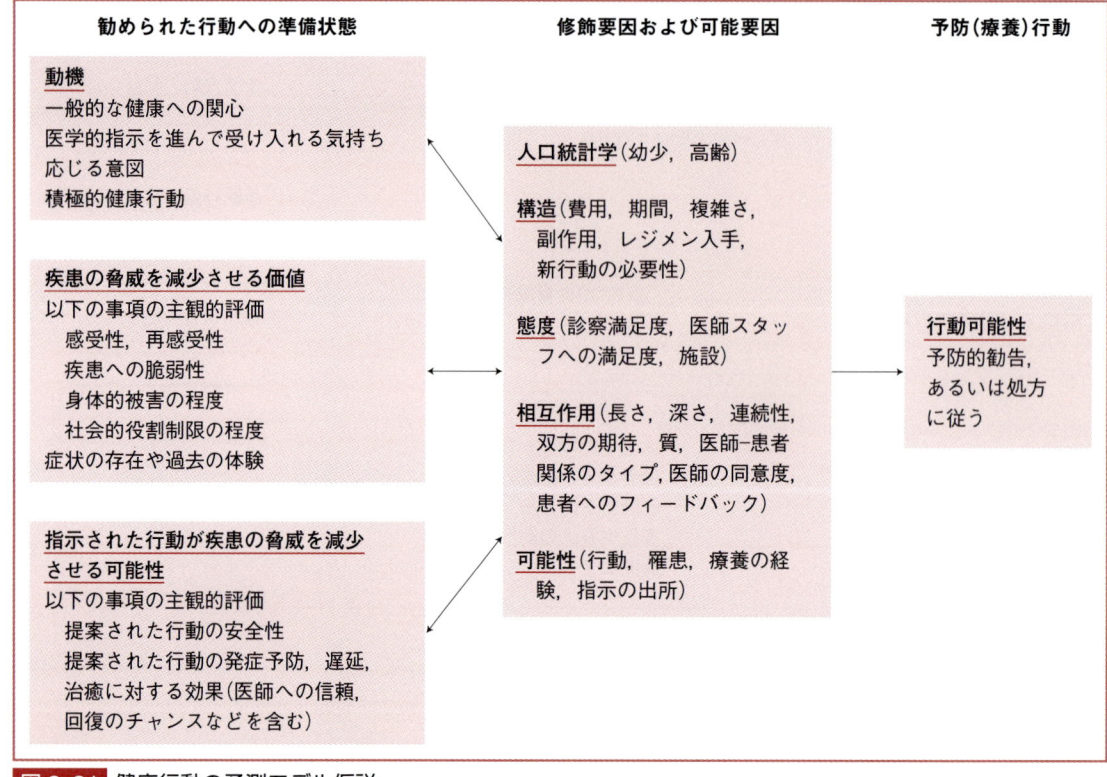

構造(費用，期間，複雑さ，副作用，レジメン入手，新行動の必要性)

態度(診察満足度，医師スタッフへの満足度，施設)

相互作用(長さ，深さ，連続性，双方の期待，質，医師-患者関係のタイプ，医師の同意度，患者へのフィードバック)

可能性(行動，罹患，療養の経験，指示の出所)

行動可能性
予防的勧告，あるいは処方に従う

図2-21 健康行動の予測モデル仮説

〔文献1)より引用〕

益)と**障害**(身体的，心理的，経済的犠牲)のバランス．
3) **行動への手がかり**(cue)：内的手がかり(例：身体症状)および外的手がかり(例：対人関係，マスメディア)．

　研究例を1つあげると，リウマチ熱予防のためのペニシリンの予防投与がある．リウマチ熱が再発しやすいと考える人(あるいは親)ほど，また，リウマチ熱の結果による心疾患が重大であると考える人ほど，ペニシリンの予防投与を遵守した．また，予防投与が再発防止に効果があると思う人ほど規則的に服用したことが証明されている．

　Beckerらは，これらの要因のうち，どの要因が適切な行動を開始(維持)するレベルに至っていないのかを知ることによって，医療者はどのような介入をすればよいかを知ることができると述べている．

3) 健康信念モデル(Health Belief Model)の展開と重要性

　当初の健康信念モデル(図2-20)には，実行する意思(intention)，症状の有無，あるいは医療者とのコミュニケーションなどの重要な要素が欠けていた．これらを盛り込んで再構成されたのが図2-21の作業仮説モデルである．

　健康信念モデルにはいくつかの欠陥が指摘されている．例えば，理性的な考え方だ

表 2-4 健康信念モデルの重要概念の糖尿病療養への応用

概念	定義	糖尿病療養への応用
感受性の認識	ある状態（疾病）が自分に起こりうる可能性が高いと思っているかどうか.	現在の（血糖コントロールの）ままで，合併症の発症や進展が起こりやすいと考えているか.
重大性の認識	その状態/後遺症が自分に与える影響が大きい（危険）と考えているかどうか.	糖尿病合併症は自分の身体，心理，社会生活に深刻な影響をもたらすか.
効果/利益の認識	勧められた行動（勧告）が，イベントの危険性や重大性を減少させると思うか.	勧められた療養をすれば，合併症の発症や進展が防止できると考えているか.
障害の認識	勧められた行動（勧告）を取ることによって，直接あるいは心理的な不利益があるか.	勧められる療養行動（食事，運動，薬物など）に対する抵抗感や障害（損失）の見積もりの程度.
行動への手がかり	行動への準備状態を活性化する作戦.	メディア，友人，家族，地域，医療関係者などからの勧め.

けを取り上げて感情を無視している点である．また，研究によってはすべての項目が想定どおりに健康行動の促進に関連しないことも報告されている．しかしながら，このモデルに包含された概念—特に考え方（健康信念：Health Belief）—はその後の研究にとって必須の要素となった．

糖尿病治療なんてする気はなかった症例の健康信念

　ここで，症例3に戻って彼がなぜ適切な療養行動をとらなかったのか，その原因を健康信念モデルの重要概念に沿って考えてみる．

1)「糖尿病は治療しても治らないし，何をしてもしかたないと思っていた」
　⇒勧められた療養行動の**効果/利益**への認識が低い．

2)「でも勧められることは，やる気が起こらなかった」
　⇒勧められた療養行動の**障害**（身体的，心理的）感が高い．
　効果と障害のバランスはマイナスになっていた．

3)「自分は大丈夫だと思っていた．別に何も起こらないんだと」
　⇒疾患（合併症）への**感受性**の認識が低い．
　これがダメ押しとなっている．合併症にならない（**感受性**がない）のであれば，療養する必要はないだろう．

　このようにみてくると，彼は療養行動を起こさない十分な理由を持っていたといえる．療養行動が起こらない症例の中に，このような理由が潜んでいる．それを探すこと，それが療養指導の始まりとなる．

糖尿病療養行動への健康信念モデルの応用

　健康信念モデルの重要概念を糖尿病療養に当てはめた場合どのようになるかを表2-4に示す．

これらの概念のうちのいくつかは糖尿病療養行動や血糖コントロールと相関することが証明されている．

糖尿病治療なんてする気はなかった症例の変化

症例のその後の経過であるが，眼科で硝子体手術を受けられてからもう一度糖尿病教室に参加された．その後は経口薬治療と食事療法でほぼ良好なコントロールを維持されていた．なぜ彼にそのような変化が起こったか，私たちのかかわり方と合わせて考えてみる．

1)「自分は大丈夫だと思っていた．別に何も起こらないんだと」⇒疾患（合併症）への**感受性**の認識が低い．

これについては，視力低下をきたしたことより，その見込みが誤っていたことに気づかれたであろう．多くの人はこうしたとき，「自分の考えが甘かった」と述べられる．また，同時に疾患（合併症）の**重大性**にも気づかれたことであろう．残念ながら，重大な合併症を起こした後であったが，幸いなことに視力は，日常生活ができるくらいには回復した．

2)「糖尿病は治療しても治らないし，何をしてもしかたないと思っていた」⇒勧められた療養行動の**効果/利益**への認識が低い．

これについては，糖尿病は治らないということから，視力/眼あるいは腎臓を守っていくというより具体的な目的ができたことが態度の変化につながった．そのための眼科的治療は有効であったし，食事療法や薬物療法が有効であることを認識された．

3)「でも勧められることは，やる気が起こらなかった」⇒勧められた療養行動の**障害**（身体的，心理的)感が高い．

これは，私たちがいつも一番配慮するところである．何をすべきかよりも，何ができるか，どれが心理的障害が少ないか，どうすれば心理的抵抗が減るか，それを患者とともに探していくのである．そして，とりあえず1つ変えていく．この方は，食事内容の変更から取り組む決心をされた．

◀文献▶

1) Becker MH, Haefner DP, Kasl SV, et al (1977) Selected psychosocial models and correlates of individual health-related behaviors. Med Care 5 : 27-46

Part 2 患者がどう考えているかが糖尿病治療行動を決める

8 〈行動の心理的要因〉
自己効力感（セルフエフィカシー）と ローカス・オブ・コントロール
The influence of self-efficacy and locus of control on diabetes self-management

私は素人なんだから

> 【症例3】 50歳代男性，2型糖尿病「治療なんてする気はなかった」
> 　20年前に診断され，近医にときおり通院していたが，治療中断を繰り返していた．最近視力低下を自覚し当院眼科受診．増殖網膜症で硝子体出血をきたしていることが判明する．HbA1c 11.3%．
> 医師　糖尿病の治療をすることについてどのように考えておられましたか？…①
> 患者　治療しても治らないし，どうせ死ぬんだったら何をしてもしかたないと思っていた．…①
> 医師　どんな治療をしても役に立たないと？…②
> 患者　いや，最初は勉強もしたよ．でも勧められることが，食べる量を減らせ，好物はやめろ，油ものはだめ，タバコもだめ，酒もだめ．ダメダメばっかりでやる気が起こらなかった．…②
> 医師　こんな治療はできないと思ってらっしゃった？…③
> 患者　それに，自分は大丈夫だと思っていた．別に何も起こらないんだと．…③

　これは前項でとりあげた症例である．この症例は治療中断例であったが，彼が治療を中断したのには彼なりの理由がある．前項ではその理由が健康信念モデル（Health Belief Model）に組み込まれており，それによって説明できることを解説した．もう一度まとめると，

> 1)「糖尿病は治療しても治らないし，何をしてもしかたないと思っていた」
> 　⇒勧められた療養行動の**効果/利益**への認識が低い．
> 2)「でも勧められることは，やる気が起こらなかった」
> 　⇒勧められた療養行動の**障害**（身体的，心理的）感が高い．
> 　**効果と障害のバランスはマイナスになっていた．**
> 3)「自分は大丈夫だと思っていた．別に何も起こらないんだと」
> 　⇒疾患（合併症）への**感受性**の認識が低い．

ということであった．

ここに示された患者の考え方と行動は次のようにも解釈できる．

1) 「最初は勉強もしたよ」(患者②)．
   ⇒行動がどんな結果(例えば血糖値が下がる)をもたらすかは知っていた．**行動の結果，何がもたらされるかは学習した．**
2) 「糖尿病は治療しても治らないし，何をしてもしかたないと思っていた」(患者①)，「どんな治療をしても役に立たないと思った」(医師②)．「しなくても大丈夫」(患者③)．
   ⇒(しかし，よく考えると)行動によってもたらされる**結果の価値が低かった．**すなわち，自分の期待する効果が得られないと思った．
3) 「勧められることは，やる気が起こらなかった」(患者②)，および「こんな治療はできないと思った」(医師③)．
   ⇒その療養行動をやれるという**自信が持てなかった．**

　健康信念モデルはいくつかの要因の総合的なプラスマイナスで健康行動が起こるかどうかを説明していた．しかし，上記のように考えると，この人の考え方と行動が一連の流れで理解できる．

　すなわち，人がある行動を実行するためには，「**①(療養)行動の結果が予測できる⇒②その結果に価値があると思う⇒③その行動が実行できるという自信がある**」，というつながりが必要だということである．

　症例3では，このつながりのうち，②，③が途切れていたため実行されなかったと考えられる．実際，前述したように，結果に価値があると思い，それが実行できるとき，彼は自分で療養行動を開始した．

【症例4】　60歳代後半女性，2型糖尿病「私は素人なんだから」
　半年前に健康診断で糖尿病と診断され，近医で食事療法を開始された．しかし，血糖コントロールが改善せず教育入院となる．BMI 29.1，尿中CPR 78 μg/gCr，HbA1c 13.2%．入院前はのどが渇いてサイダーを1日3L飲んでいた．
〔患者の語り〕
・「自分は治療のことなど何も考えていない．治してくれればいい」
・「食事だけが楽しみだったのにどうすればいいのか．おなかがすいて寝られない．入院してからも間食している」
・「食事やインスリン治療の仕方について私に聞かないでほしい．**私は素人なんだから**」

　この症例は，糖尿病教育を受けて糖尿病治療の意義を聞いた．それによってやらなければいけないという義務感が強くなったと話している．しかし，食べたいという欲求も強く，とてもじゃないができるという気持ちにはなれないという状態にある．彼女は療養への自信が持てず，気持ちの整理がつかないまま退院の日を迎えた．「私は素人なんだから」はいろいろな意味を含んでいるが，望ましい結果をもたらせるのは

自分ではなく，専門家である医療チームであるという考えを持っていたといえる．あるいは，自分の力では勧められることはできないし，いい結果が得られた経験を持たないということとも考えられる．

行動を決めるもう1つの重要な要素—社会あるいは環境そして人間

1) 周囲の人（環境・社会）が行動に影響する：社会学習理論

　健康行動の獲得を理解するためにいくつかの重要な理論があるが，その大きい源流のひとつが**社会学習理論**である．1940年代にMillerとDollardは**行動が模倣される（模倣によって行動が獲得される）**ことを説明する理論として社会学習理論を発表した[1]．これは古典的学習理論（条件づけ）およびオペラント学習理論（p.27参照）を基礎にして，周囲の人々（社会）からの影響を重視した理論である．

　人がある**刺激**（あるいはストレス）に**反応**して何らかの**行動**を起こす．その行動は，他者からの**強化**（reinforcement）あるいは**報酬**（reward）によって再現されやすくなるという理論である．例えば，血糖値が高いこと（刺激）に対して食事の仕方を適正なものにする（行動），これを他者から褒められたとき（報酬/強化），また同じ行動をとる可能性が高くなる．

　このように，**刺激⇒行動⇒[他者からの報酬/強化]⇒行動**というサイクルができると，ある刺激に対してある行動が起こるということが確立する．これを**社会学習理論**（social learning theory）と名づけた．

2) Locus of control（コントロールの所在場所）理論

　社会学習理論は多くの理論を派生した．1つは**Locus of control**（コントロールの所在場所）理論である．Rotterは**強化の経験**（自分の行動を強化することに，誰が最も強く影響したか．何か行動したとき好ましい結果が得られるのは誰の力か）が人の行動様式を決めると考えた[2]．すなわち，出来事に対する自分の反応（行動）を決めていく際に，それを制御できる中心が自分自身にある（**internal locus**）か，それとも自分以外にある（**external locus**）と考えるかによって行動パターンが変わる．自分にあると考える人は，自ら行動を始めることが多いだろうし，自分以外にあるという信念〔この場合は，支配力を持つ他者（**powerful others**）と運や偶然（**chance**）に分類される〕を持つ人は，他者からの働きかけを待ったり，偶然のチャンスを待ったりする可能性が高いということである．

● **Health Locus of control 理論**

　Wallstonらはこの考え方を健康行動の獲得に応用した[3]．領域を限定したほうが個人の考え方，経験の影響が出やすいと考えたからである．彼らは，人々が「自分の生活をコントロールして健康を得る」という基本的欲求を持っているという仮説を立て，その測定法を開発した．**表2-5**に質問項目の例を示す．この方法は健康行動を増進するためにどのように介入すればよいかという示唆を与えるものと考えられた．すなわち，internalな人には自主的な態度を育てるように，externalな人には周囲からの

> **表 2-5** Health Locus of control 尺度
>
> ・病気は自分自身で気をつけていれば防ぐことができる．
> ・病気になるかどうかは運が悪いかどうかによって決まる．
> ・病気になるのは，それまでに適切な運動や休養や食生活をしてこなかったからだ．
> ・私たちの周りには原因不明の病気がたくさんあるので，いつ，どのように病気になるのかわからない．
> ・主治医が実行すべきだというものだけを実行できる．
>
> 〔文献 3) より抜粋〕

支援が得られるように，というアプローチが有効と考えた．

3) 自己効力感(self-efficacy)，社会認知理論

社会学習理論のもう1つの大きい流れは，Banduraによってもたらされた．彼は行動形成に環境(社会)の影響を取り入れるとともに，その人の考え方(認知)についていくつかの重要な概念を提唱した．

Banduraは，必ずしも本人に直接的な報酬がなくても，新しい行動の獲得が起こる(学習)ことを提唱した[4]．子どもは，他の子どもがした行動(**modeling**)に対する報酬を見る(**vicarious reinforcement**：代理強化)ことによって，ある行動を学ぶことができるという理論である．これを突き詰めていくと，行動が開始されることの本質は，以下の2つの要素にまとめられる．

❶結果の予想(outcome expectation/行動の先行要因)

ある状況で，ある行動をすれば，それに応じてある事柄が起こるという予測．そういうことを自分で経験したかあるいは他人の経験を学習した(見る，聞く)ことがある．

❷結果の期待(値)(outcome expectancy/インセンティブ：incentive)

得られる結果に対する価値の大きさ．望ましい結果が最大になるように，望ましくない結果が最小になるように行動を選択する．長期的な利益よりもなるべく速やかに望ましい結果が得られるほうが行動開始の可能性が高い．

これら2つの要素が揃ったうえで，ある行動を起こすかどうかの決め手は，「その行動をある状況の下で実行できるという自信」である．これをBanduraは**自己効力感**(**self-efficacy**：セルフエフィカシー)と名づけた[5]．それは，ある行動を行うことへの障害を乗り越える自信があるということでもある．自己効力感は，ある行動を遂行するためにどの程度努力するかということにも影響する．

成功できる課題を少しずつ増やしていくことを繰り返すと成功への期待感が高まる．これが課題遂行に対する根気や忍耐力を変化させる．そうして行動変化が促進される．すなわち，1つの課題遂行を繰り返すことは，**効力予期**(performance/efficacy expectation：できるだろうという感覚)を増すことを通じて自己効力感を高める(図2-22)．

よい例がインスリン自己注射指導である．全プロセスを1つずつのステップに分けて，その単純化された1ステップについて繰り返し練習する．その1ステップについ

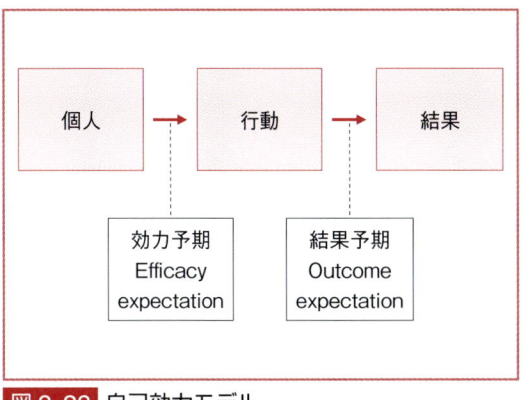

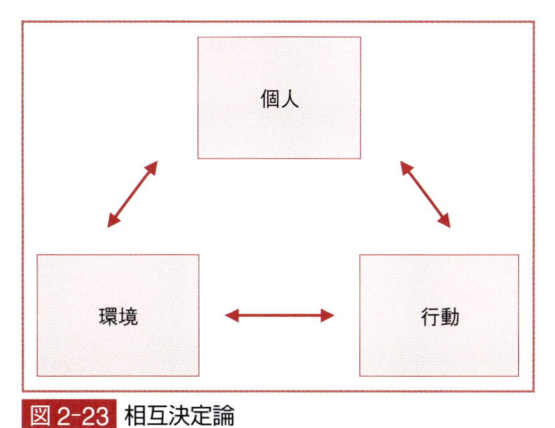

図 2-22 自己効力モデル

図 2-23 相互決定論

〔文献6)より引用〕

て自己効力感が得られたら，次のステップに進む．これを繰り返すことによって全プロセスへの自己効力感が得られる．

4) 相互決定論(reciprocal determinism)：3 者がお互いに影響しあう

Bandura が提唱したもう 1 つの仮説が**相互決定論**(reciprocal determinism)である[6]．すなわち，行動は，個人と環境との双方向的な関わりの下で動的に変化していくという考えである(図 2-23)．行動は，個人がどういう態度，信念，(強化の)経験を持つかによって影響を受ける．その個人要素は環境の影響および行動の結果の影響を受ける．このようにして個人，環境，行動はたえず双方向的な影響下で変化していくということである．

例えば，インスリン治療が嫌だった人が，新しいデバイスをみて打ち始める．その結果血糖コントロールがよくなれば，インスリン治療を望ましいものと思うようになり，他人にそれらを勧めるようになる．これが，環境-個人-行動の相互的影響であり，そのようにして行動は形成されていく．

それぞれの理論と糖尿病自己管理行動：研究成果より

1) Health Locus of control 理論と糖尿病自己管理行動

Health Locus of control 理論を用いた研究は糖尿病領域でも広く行われてきた．結果としては，想定どおりコントロールの中心が自分自身にある(internal locus)と考える人の糖尿病自己管理度が高く，自分以外にある(external locus)と考える人のそれが低いというものから，全くその逆の結果まであり一定の結論が得られていなかった．

Rubin らは新規質問表(Diabetes-specific locus of control：DLC)を作成し(表 2-6)，locus と自己管理行動との関連を調べた[7]．その結果，コントロールの中心が自分自身にある(internal locus)という考え方には，自律性(autonomy：IA)と自己非難(self-blame：IB)の 2 つの要素が含まれていることがわかった．また，自分以外のうち支配

表2-6 DLC項目抜粋例

1. 私は合併症にならないようにできる.	(IA)
2. 血糖値が高いときは私のしたことに原因がある.	(IB)
3. 血糖コントロールがいいかどうかは運の問題だ.	(C)
4. 医療の専門家が私の健康を守っている.	(PHP)
5. 家族が私の血糖コントロールを手伝ってくれる.	(PNM)

〔文献7〕より引用〕

力のある他者(powerful others)には,医療専門家(powerful health professionals：PHP)とそうでない人たち(powerful nonmedical others：PNM)があることがわかった.偶然あるいは運(chance：C)は一要素のみから構成されていた.

このように分類すると,コントロールの中心が自分自身にある(internal locus)という考えを持っていても,自己非難の強い人は自己管理行動ができていないことがわかった.また,偶然に支配される(chance)と考える人は高血糖をきたすことも多く,自己管理ができていなかった.また,医療者が糖尿病コントロールを決めていると考える人(powerful health professionals)はインスリン調整をせず,糖尿病理解度が低かった.一方,自律性と家族支援(powerful nonmedical others)が重要と考えた人では,自己管理の逸脱は少なかった.

これらの結果から,RubinらはLocus of control理論が糖尿病療養における患者の行動を説明する1つの要素になると結論している.臨床場面では,自律性を援助し,家族や専門家の力をうまく使えるように,患者をエンパワーメントしていくという方向が望ましいのではないかと述べている.

2) 自己効力感(self-efficacy)と糖尿病自己管理行動

自己効力感が糖尿病の自己管理行動に影響することについてはいくつかの研究がある.とくに,運動療法に関してはその関係が強いと報告されてきた.Rubinらは糖尿病療養行動に焦点を当てた自己効力感尺度を用いた研究を行っている[8].質問例としては,「自宅での食事や補食の見積もりをする」,「血糖値をいい状態に保つ」,「外食時に何を食べるか見当をつける」,「尿ケトンを測る」などであり,これに対して「全くできない」～「確実にできる」で回答する.その点数と各療養行動の関係を調べた.

その結果,糖尿病療養に関する自己効力感は,計画効力感(各治療法についてそれを実行できるという思い),信頼効力感(必要な援助を他者に求めることができる),インスリン効力感(インスリン量の調整ができる),などに分かれることがわかった.

また,それらの効力感が強いほど,①過食が少なくなり,適正な食事ができる,②血糖自己測定ができる,③服薬忘れが減少する,④インスリン調整ができる,などの関連が証明された.

すなわち,Banduraの自己効力感(効力期待)のところで述べたように,繰り返し練習と成功体験により自己効力感を高めることが糖尿病療養行動の実行率を高める因子となるということである.

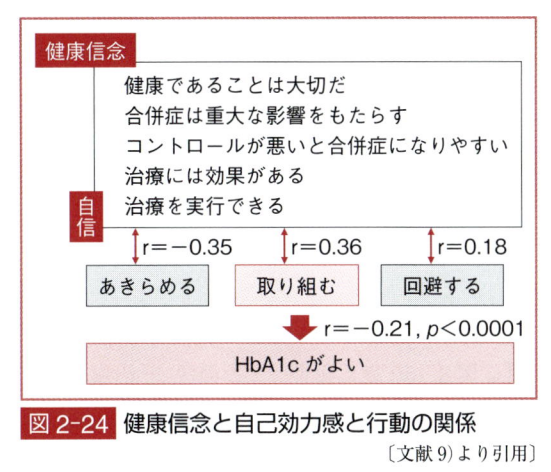

図 2-24 健康信念と自己効力感と行動の関係
〔文献 9)より引用〕

健康信念モデルと自己効力感の関係：行動予測性を高める組み合わせ

　　前項で健康行動を説明する一連の要因を統合した理論として健康信念モデルを紹介した．例えば，勧められる行動への障害感（抵抗感：perceived barriers/cost）は服薬実行度を低下させることなどが証明されている．確かに，このモデルはその後の健康行動の解析に大きい影響を与えたが，実際の行動実行度との相関はあまり大きくはなかった．すなわち，十分に行動可能性を予測し得なかったということである．その理由としてモデル提唱者の一人 Rosenstock は，健康信念モデルに自己効力感あるいは行動実行の自信という概念が欠如していることに気づいていた．

　Rubin らは，前節で述べた自己効力感の研究において，健康信念モデルの1つの要素である，行動への障害感（抵抗感：perceived barriers/cost）と自己効力感がどのように行動変化に影響するかを調べた[8]．その結果，2つの概念を合わせると実行度の予測率が高くなること，および障害感が強い場合には，自己効力感が実行度とより強く相関することがわかった．すなわち，自己効力感は，困難と思うときや，挑戦と感じたときこそ重要な要因になることがわかった．そのときこそ過去の練習や成功体験が役に立つということである．

　Welch は異なる質問項目を用いて，健康信念モデルと自己効力感を合わせて測定することが行動の予測に有用であることを報告している[9]（図 2-24）．彼らが用いた質問項目は以下のとおりである．

1) 健康であることは大切だ．→［健康の重要性］
2) 糖尿病の合併症は重大な問題を起こす可能性がある．→［疾患の重大性］
3) 血糖コントロールが悪いままなら，自分に糖尿病合併症が起こる可能性があると思う．→［疾患への感受性/罹患性］
4) 治療は効果がある．→［治療の利益］

5) 自分は勧められる治療法を実行できる. →[自己効力感]

これらの総合点が高いと, 受動的であきらめるという態度が減少し, 積極的に行動するという態度や, 糖尿病を日常生活に組み込んでいくという態度が増加することが証明されている. その結果として HbA1c は低下している.

症例経過と考え方の変化

【症例3, 50歳代男性, 2型糖尿病「治療なんてする気はなかった」】の経過については前項で説明した. 治療が有効であること(結果の価値)を認識された後, 私たちは, 勧められた療養行動の障害(身体的, 心理的抵抗)感を減少させることに取り組んだ. 食事療法について, 急にすべてではなく, できるところから1つずつという姿勢で臨んだ. 病院食でもそれなりの満足感が得られることを実感していただいたことも大きかったと思われる. そのような取り組みで, やっていけそうという感覚(自己効力感)を持っていただくことができた. これがその後の食事療法の実行につながったと思われる.

【症例4, 60歳代後半女性, 2型糖尿病「私は素人なんだから」】. この方はインスリン治療を始めて退院されたが, そのときには療養を実行していけそうという予想は立てられなかった.「私は素人なんだから」が強烈なメッセージとして私たちの中に残っていた. しかしながら, その後外来通院時には,「糖尿病者用の食事を作っている, おやつはかなり減らしている, 運動している」などの報告が聞けるようになった. その変化をもたらした大きい力は夫の協力である. 食事は夫が同じものにしようと言ってくれたし, ウォーキングも一緒に実行してくれたようである. 家族だからこそ, 毎日小さいステップを少しずつ登っていくことができるということもあるだろう.

私たちの役割は, それが血糖コントロールに効果をもたらし, HbA1c が低下していることを話すことであった. このことが本人のやっていけるという自信につながったようである. また,「私は素人だから」という専門家任せの態度が, 力を貸してくれる夫という他者へと Locus of control が移ったという見方もできる. その中で, 自分が料理を作るという自律性も育ってきたことが推測される. これらの態度の変化と治療法の強化が推進力となり, 入院前には13%台であった HbA1c は1年後には6%台へと改善している.

◀文献▶
1) Miller NE, Dollard J (1941) Social learning and imitation. Yale University Press, New Haven
2) Rotter JB (1966) Generalized expectancies for internal versus external control of reinforcement. Psychol Monogr 80(1) : 1-28
3) Wallston KA, Wallston BS (1978) Locus of control and health : a review of the literature. Health Educ Monogr 6 : 107-117
4) Bandura A (1962) Social learning through imitation. In Jones MR ed. Nebraska symposium on motivation. University of Nebraska Press, Lincoln

5) Bandura A (1977) Self-efficacy ; toward a unifying theory of behavior change. Psychol Rev 84 : 191-215
6) Bandura A (1978) The self system in reciprocal determinism. Am Psychol 33 : 344-358
7) Peyrot M, Rubin RR (1994) Structure and correlates of diabetes-specific locus of control. Diabetes Care 17 : 994-1001
8) Aljasem LI, Peyrot M, Wissow L, Rubin RR (2001) The impact of barriers and self-efficacy on self-care behaviors in type 2 diabetes. Diabetes Educ 27 : 393
9) Welch GW, Jacobson AM, Polonsky WH (1997) The Problem Areas in Diabetes Scale : An evaluation of its clinical utility. Diabetes Care 20 : 760-766

Part 2 患者がどう考えているかが糖尿病治療行動を決める

9 〈行動の心理的要因〉
感情に焦点を当てる
Focusing on the emotion

　論理的でない行動，医学的に正しい考え方に基づかない行動が糖尿病患者にみられる．その中には望ましい療養行動の欠如や不足もあれば，過剰な反応もある．それらは場合によっては有益なこともあるが，場合によっては自己破壊的ですらある．人にそのような非合理的な行動を取らせるものは何か？　それが感情である．感情はもしかすると論理よりも強い力で人を動かすのかもしれない．

> **【症例5】　30歳代女性，1型糖尿病「インスリン注射をしようとすると涙が出る」**
> 　罹病歴5年．インスリン頻回注射療法を行っているがHbA1c（JDS値）9.5％とコントロール不良で入院．療養の実行度について質問すると，インスリン注射を指示された回数だけ行っていないことがわかった．理由を尋ねたところすぐには答えず，「何となく嫌」というような態度であった．ある日，注射器を前に置いてベッドサイドでじっとうな垂れているところに出会った．待っていると，「インスリンを注射しようとするたびに，私は糖尿病になってしまったんだということを思い返させられる．そうすると涙が出る．どうして私はこんな病気になったんだろう」と語る．

　ジョスリン糖尿病センターの臨床心理学者であった，Barbara AndersonとWilliam Polonskyは，糖尿病の療養が十分にできず血糖コントロールがよくない患者によくみられる事実に気がついた．彼らは糖尿病療養の仕方を知らないのではないということ（知識は十分にあるということ），そうではなくて気持ちの負担が強すぎて療養ができなくなっているということである．

　こころの負担の内容としてBarbara Andersonは，「指示されたことは完璧にやらねばならない．私はできる人間だ」，「家族や医師の期待に応え続けたい」，「糖尿病はたいした病気ではない」など非合理的な考えに基づく行動が破綻することによって生じると考えた．

　一方，William Polonskyは，「自分は糖尿病が嫌いだ」，「糖尿病を治療するのは嫌だ」，「低血糖が怖い」，「もう燃え尽きてくたびれてしまった」など，否定的（陰性的）な感情が療養行動を阻んでいると考えた．

　また，ジョンズホプキンス大学の心理学者Richard Rubinは1型糖尿病の姉や息子と生活した経験を盛り込んで，以下のような感情が望ましい療養行動の障害となり自

己破壊的であると述べている．

- 否認；糖尿病であることに伴う現状を認めないこと．
- 強迫；過度の療養行動，常に糖尿病が頭から離れない．
- 怒り；糖尿病による自由剝奪と義務強制に対する感情，常に喚起される．
- 抑うつ；自己評価の低下，自己非難，何もできない人間だと思う．
- 悲嘆；診断時に起こる．自信，自律性，好きだったことの喪失の嘆き．
- 恐怖；死，重篤な合併症，低血糖などへの恐怖．
- 欲求不満；自由の制限，他人の態度，予測不能な血糖値など．
- 罪悪感；適切な療養行動ができないことへの内省的感情．
- 恥ずかしさ；職場，学校など社会的場面での療養に関わる行為．

症例5は，「なぜ自分が糖尿病にならなければならなかったのか」，を問い続けている事例である．発症時には「信じられない，なぜこのような病気になったのか」と感じる症例（Rubinのいう悲嘆）が1型糖尿病患者では50%程度ある（p.41，図2-17参照）．通常，この感情は時間の経過とともに少しずつ薄れていき，「治療をきちんとすれば問題はない」とか，「なってしまったことをいつまで考えていても仕方がない」という適応が起こってくる．

しかしながら，一部にはこのことが乗り越えられず，そのために適切な治療に取り組めない患者がいる．症例はそのような人であり，彼女にとってインスリン治療はそのつらさを思い起こさせる引き金となる．だから，打ちたくない．打たなければ忘れていられる．打たなければよい血糖コントロールを得られないことはわかりすぎるくらいわかっている．しかし，打ちたくない．

こころの負担を測定する—PAIDの開発と臨床知見

【症例6】 41歳女性，1型糖尿病
「ベストを尽くしているわ．でも長続きしないの．腹が立つと食事療法をやめちゃうの．大変なんだから．毎日毎日戦いが続くのよ．ときどき『ちくしょう』といって，ドーナツを食べるの．でもあとで大後悔．血糖測定器なんて放り出したくなるわ」

William Polonskyは自らの臨床上の気づきを証明するために，負担感情を測定することを考えた．糖尿病治療に対する負担感を収集し，最終的には20項目からなる質問表を作った．それがPAID（Problem Areas in Diabetes Survey：糖尿病問題領域質問表）である（表2-7）[1]．この質問表は，「糖尿病であること」，「糖尿病の治療をすること」，「他者との関係」などに関連する20項目について，それがどの程度こころの負担になっているかを調べるために作成されている．

表 2-7 PAID 質問表

答え方：あなた自身の考えでは，以下に示すような糖尿病に関連することがらが，あなたにとってどのくらい問題になっていますか？
それぞれの質問項目について，最も当てはまる答の番号に○をつけて下さい．例えば，ある質問項目があなたにとって，心配でもなく，あてはまらず，問題になっていなければ，"1"に○をつけて下さい．もし，そのことでたいへん悩んでおられれば，"5"に○をつけて下さい．それぞれの質問ついて，1から5の5段階の中から番号で選んで下さい．

1. 自分の糖尿病の治療法（食事療法，運動療法，飲み薬，インスリン注射，血糖自己測定など）について，はっきりとした，具体的な目標がない．
   私にとってそれは　　1　2　3　4　5　　私はそのことで
   まったく問題ではない　　　　　　　　　　たいへん悩んでいる
2. 自分の糖尿病の治療法がいやになる．
   私にとってそれは　　1　2　3　4　5　　私はそのことで
   まったく問題ではない　　　　　　　　　　たいへん悩んでいる
3. 糖尿病を持ちながら生きていくことを考えるとこわくなる．
   私にとってそれは　　1　2　3　4　5　　私はそのことで
   まったく問題ではない　　　　　　　　　　たいへん悩んでいる
4. 糖尿病の治療に関連して，周りの人たちから不愉快な思いをさせられる（例えば，他人があなたに何を食べるべきか指示するなど）．
   私にとってそれは　　1　2　3　4　5　　私はそのことで
   まったく問題ではない　　　　　　　　　　たいへん悩んでいる
5. 食べ物や食事の楽しみを奪われたと感じる．
   私にとってそれは　　1　2　3　4　5　　私はそのことで
   まったく問題ではない　　　　　　　　　　たいへん悩んでいる
6. 糖尿病を持ちながら生きていくことを考えると憂うつになる．
   私にとってそれは　　1　2　3　4　5　　私はそのことで
   まったく問題ではない　　　　　　　　　　たいへん悩んでいる
7. 自分の気分や感情が糖尿病と関係しているかどうかがわからない．
   私にとってそれは　　1　2　3　4　5　　私はそのことで
   まったく問題ではない　　　　　　　　　　たいへん悩んでいる
8. 糖尿病に打ちのめされたように感じる．
   私にとってそれは　　1　2　3　4　5　　私はそのことで
   まったく問題ではない　　　　　　　　　　たいへん悩んでいる
9. 低血糖が心配である．
   私にとってそれは　　1　2　3　4　5　　私はそのことで
   まったく問題ではない　　　　　　　　　　たいへん悩んでいる
10. 糖尿病を持ちながら生きていくことを考えると腹が立つ．
    私にとってそれは　　1　2　3　4　5　　私はそのことで
    まったく問題ではない　　　　　　　　　　たいへん悩んでいる
11. つねに食べ物や食事が気になる．
    私にとってそれは　　1　2　3　4　5　　私はそのことで
    まったく問題ではない　　　　　　　　　　たいへん悩んでいる
12. 将来のことや重い合併症になるかもしれないことが心配である．
    私にとってそれは　　1　2　3　4　5　　私はそのことで
    まったく問題ではない　　　　　　　　　　たいへん悩んでいる
13. 糖尿病を管理していくことから脱線したとき，罪悪感や不安を感じる．
    私にとってそれは　　1　2　3　4　5　　私はそのことで
    まったく問題ではない　　　　　　　　　　たいへん悩んでいる
14. 自分が糖尿病であることを受けいれていない．
    私にとってそれは　　1　2　3　4　5　　私はそのことで
    まったく問題ではない　　　　　　　　　　たいへん悩んでいる

（つづく）

表 2-7 PAID 質問表（つづき）

15. 糖尿病をみてもらっている医者に対して不満がある．
    私にとってそれは　　　1　　2　　3　　4　　5　　私はそのことで
    まったく問題ではない　　　　　　　　　　　　　たいへん悩んでいる
16. 糖尿病のために，毎日多くの精神的エネルギーや肉体的エネルギーが奪われていると思う．
    私にとってそれは　　　1　　2　　3　　4　　5　　私はそのことで
    まったく問題ではない　　　　　　　　　　　　　たいへん悩んでいる
17. 糖尿病のせいでひとりぼっちだと思う．
    私にとってそれは　　　1　　2　　3　　4　　5　　私はそのことで
    まったく問題ではない　　　　　　　　　　　　　たいへん悩んでいる
18. 自分が糖尿病管理のために努力していることに対して，友人や家族は協力的でないと感じる．
    私にとってそれは　　　1　　2　　3　　4　　5　　私はそのことで
    まったく問題ではない　　　　　　　　　　　　　たいへん悩んでいる
19. 自分が今持っている糖尿病の合併症に対処していくことが難しいと感じる．
    私にとってそれは　　　1　　2　　3　　4　　5　　私はそのことで
    まったく問題ではない　　　　　　　　　　　　　たいへん悩んでいる
20. 糖尿病を管理するために努力しつづけて，疲れ燃え尽きてしまった．
    私にとってそれは　　　1　　2　　3　　4　　5　　私はそのことで
    まったく問題ではない　　　　　　　　　　　　　たいへん悩んでいる

20項目すべての度合いを表す数字に○をつけてありますか，もう一度ご確認下さい．

（©Joslin Diabetes Center，日本語版 天理よろづ相談所病院内分泌内科）

1）PAID の構造

PAID の基本的構成であるが，原著者らによれば1因子構造（Cronbach α=0.90）をとっており，それが「糖尿病に対する負担感情」であると解釈されている．したがって得点を統計とすることに意味があり，総得点の高いほうが感情負担度が高いと判断する．日本語版は著者らによって作成されており，バリデーションが済んでいる[2]（表2-7）．

2）糖尿病治療における各種臨床パラメーターと PAID の関係（図2-25）

❶ 自己管理（セルフケア）行動ができているほど感情負担度は低い

以下に列挙する療養行動ができているほど，PAID 点数は低い．

- **食事療法**；食事プランに従っている．決まった時間に食べている．
- **運動療法**；定期的にできている．適切な運動強度．
- **血糖自己測定**；測定できている．記録できている．
- **インスリン注射**；正しい量が時間どおりに打てている．血糖に合わせて量の調整ができている．

逆にいえば，糖尿病とその治療に対する感情負担度が高いほど療養行動はできていない，あるいは療養行動ができていないほど感情負担度が高くなることがわかった．これはきわめて重要な所見であって，糖尿病患者さんにとって，やるべきことができていると，気持ちの負担は軽くなることを示している．また，気持ちが軽くなると次の課題に取り組むエネルギーが出てくる可能性を示唆している．

薬物治療間の比較では，インスリン治療と経口血糖降下薬治療間では PAID に有

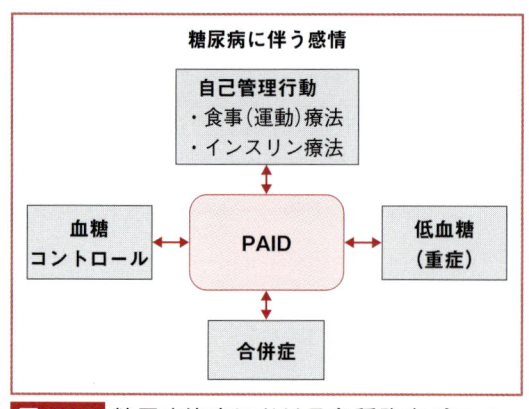

図2-25 糖尿病治療における各種臨床パラメーターとPAIDの関係

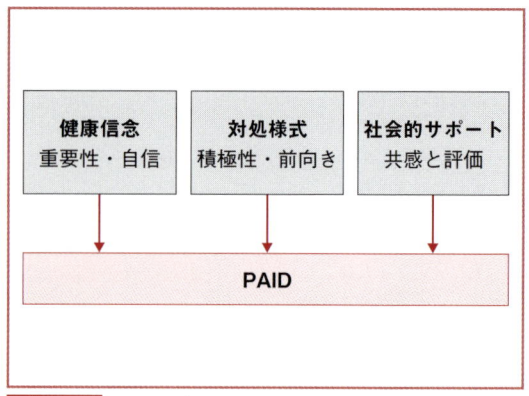

図2-26 心理社会的要因とPAID

意差は認められていない．しかし，食事療法単独群と比較すれば負担度は高値である．

❷ **血糖コントロールがよいほど感情負担度は低い**

　HbA1cで測定した血糖コントロール状態と，自己管理行動の程度は相関した．すなわち，食事，血糖自己測定，インスリン注射ができているほどHbA1cは低値であった．また，HbA1cが低値であるほど感情負担度は低値であった（r＝0.30，$p<0.0005$）．逆に，感情負担度が低い状態（心の状態がよい）で治療ができていると将来のHbA1cがよいことが立証されている．

❸ **重症低血糖の経験は感情負担度を増す**

　低血糖のうちでも，意識障害を含めて回復に他者の援助を必要とするようなものを重症低血糖とよぶが，この重症低血糖を最近経験した患者では，感情負担度が有意に高かった．重症低血糖は，筆者らの研究においてもきわめてQOLを低下させることが証明されているし[3]，最近は心臓血管疾患による死亡の予測因子になることも指摘されている．

　治療上これを回避することが感情面においても治療コンプライアンスの面においても，あるいは生命予後の点においてもきわめて重要である．

❹ **慢性合併症をきたすと感情負担度が高くなる**

　神経障害および網膜症について，それを持つ患者のほうが，持たない患者よりも感情負担度が高い．また，腎症の進行も負担度を増す．ただし，自覚症状がでるまでは有意な変化はみられないことが多い．

❺ **病型により感情負担度に差がある**

　病型別でいえば，1型糖尿病患者の感情負担度が2型糖尿病患者に比べて高いと報告されている．

3) 糖尿病に対する考え方（健康信念：Health Belief）―対処様式，社会的サポートと感情負担度[4]（図2-26）

❶以下の5つの健康信念が強いほどPAIDによる感情負担度は低かった．

> a) 健康であることは大切だ．
> b) 合併症は重大な問題となる．
> c) 血糖コントロールが悪いままだと合併症になりやすい．
> d) 治療に効果がある．
> e) その治療を実行できる．

❷対処様式（コーピング）：糖尿病や治療に挑んでいこうとする態度が強いほど感情負担度は低かった．

糖尿病から逃避するとか，回避しようとする態度（例：糖尿病で不愉快になったとき，他のことで気を紛らわせる）や，受動的であきらめたような態度（例：糖尿病についてはお手上げという感じである）が強い人は，感情負担度が高かった．逆に積極的な態度（例：食事療法をしているほうが健康になれる）を持つ人のPAIDは低値であった．

❸社会的サポートがあると感情負担度が低い

家族がよく話を聞いてくれることや，患者の行動を評価してくれることが感情負担度を軽減することが判明した．

これらの事実は，負担感情が問題への対処能力や態度によって変わりうることを示している．すなわち，負担感情は単に状況や外的要因によって決定されるものではなく，患者がその状態や問題を処理していく能力があるかどうかによって変化するのである[5]．

- PAID使用法

PAIDは国際的に糖尿病患者の感情負担度測定尺度として標準的になってきているので，その使用法について表2-8で説明しておく．

感情負担度の高い患者さんへの援助法

当科では，糖尿病教育入院患者のうち了解が得られた方についてPAIDに回答していただいている．「教室に参加していただくに当たって，困っておられることを知っておくことによって，よりよいお手伝いができるので」とお話しする．その結果は教室開始前のカンファレンスでメンバーに紹介される．このデータも利用しながら，何が問題で，どのようにアプローチしていくかについて相談する．教育コース終了時にも再度回答していただいて変化を確認し，残された課題を外来チーム〔医師，糖尿病療養指導士（certified diabetes educator：CDE）資格をもつ看護師〕に引き継ぐようにしている．

その中で，PAID 60点以上は中等度負担者，70点以上は高度負担者として（Welch博士が設定），特に深く関わるようにしている．そのような事例について紹介し，感

表2-8 PAID使用法

基本的考え方	この質問表はそれぞれの事項(例：糖尿病を持ちながら生きていくことを考えるとこわくなる)があるか，ないかを尋ねているのではない．そのことで困っているかどうか，悩んでいるかどうかを尋ねている．
用い方	もともと研究用に開発されている．したがって主治医や関係者が誰の回答であるかを特定できないようにする必要がある．しかし，臨床場面で問題の特定や介入のために利用する際は，意図をしっかりと理解してもらった上で記入していただく．「どのようなことで困っておられるのか，どんなお手伝いができるのか，それを知るために使わせていただきたい」ということをしっかり話し，協力してもいいと思われるなら答えてほしいと伝える．
患者の文書による了解	研究用に用いる際は文書による同意をとる．
適応	すべての成人糖尿病患者．小児に使えるかどうかは評価されていない．研究としては本人が判断できること，記入できることが基本的条件となる．
施行時期	目的による．介入効果をみるにはその前後．フォローは1カ月，3カ月，6カ月，1年後など．
採点法	すべての項目の総合点をスコアとする．論文によっては，トータルスコアが100になるように変換されているものもある．
スコア参考	平均45±15(筆者の施設の2型インスリン治療患者)

・なお，小規模の研究あるいは臨床など医療専門家が非営利目的で使用される場合は無料で使用できます．ただし，薬物の比較検討などにおいて何らかの利益が発生する場合は使用料の対象となります．
・研究用であっても大規模になる場合承認が必要です．翻訳者に連絡いただければ，原著者への連絡を仲介します．

情負担度の高い患者への関わり方を考えてみる．

【症例7】 65歳女性，2型糖尿病；腹が立つ，納得できない，悔しい
【現病歴】 2年前に境界型といわれた．3カ月前喘息発作時に2週間にわたってステロイド薬投与を受けた．1カ月前糖尿病と診断．
【現症，検査所見】 153 cm, 49.6 kg, BMI 21.2. 血圧132/88 mmHg. 尿中CPR 157 μg/gCr. HbA1c 9.5%，合併症なし．PAID 77点．

　この症例は教育前のPAIDが77点と高値で，糖尿病とその治療に対して何らかの強い負担感を持っていることがわかった．その理由は，「境界型とわかった時点から食事や運動に気を配り，糖尿病発症予防を心がけてきた．にもかかわらず喘息発作をきっかけに糖尿病になってしまった」ことと語られた．すわなち，糖尿病の発症に対して強い後悔と怒りの感情を持たれていることがわかった．

　結局のところ，患者の感情がわかると，意味がないように見える患者の状況や行動を理解できるようになります．人間が自滅的，自己破壊的，非論理的，無分別な行動をとるとき，その行動はしばしば強い感情の表れなのです．そのような行動は，理性よりも感情に支配されています．

石井　均監訳(2008)糖尿病エンパワーメント，医歯薬出版より

「(陰性)感情を(強制的に)変えることはできない」—これは私たちが患者さんの感情に関わるときの根本原理である．「悔しいものは悔しい」のであって，「悔しくなんかないよ」と説得しても，その感情が変わるわけではないということである．「患者の気分をよくしたり，感情を和らげることは，療養指導士の責任ではない．それよりも，患者の感情体験を注意深く共感しながら聴くと，患者が成長する可能性が高くなる」とRobert Andersonは述べている[6]．

この方(症例7)の場合も，スタッフはできるだけその怒りや後悔を伴う語りを聴き続けた．患者さんはスタッフだけではなく，糖尿病教室参加者にも，語り続けた．参加者も，「それは残念ね」という態度で彼女の発言を受け止めた．

その結果，コース終了時には経口薬治療を始めるとともに，今後どうしていくかという計画を語られるようになった．終了時のPAID(感情負担度)は51点まで低下，その後の外来フォローではHbA1c，およびPAIDとも持続的に改善していった．

感情に関わる

症例5にとりあげた(30歳代女性，1型糖尿病「インスリン注射をしようとすると涙が出る」)症例は，入院のたびにインスリン量が少し増やせたり，注射回数が少し増えたりを繰り返していった．インスリン注射のたびに涙が出るということが何かをきっかけに急になくなるということはなかった．しかし，年単位の経過とともに，治療への自信を増すことを通じて，少しずつ，少しずつ前進していった．

患者の糖尿病とその治療に対する否定的感情に関わるということは，個人の多様性に応じて，じっくり，ゆっくり，変化を信じてつき合っていくことと思われる．

> 「感情には理性でわからない理由が存在する」　　パスカル
> 　　　　　　　　　　　石井　均監訳(2008)糖尿病エンパワーメント，医歯薬出版より

◀文献▶

1) Polonsky WH, Anderson BJ, Lohrer PA, et al (1995) Assessment of diabetes-related emotional distress. Diabetes Care 18：754-760
2) 石井　均，古家美幸，岡崎研太郎，他(1999)PAID(糖尿病問題領域質問表)を用いた糖尿病患者の感情負担度の測定．糖尿病 42(Suppl 1)：S262
3) 石井　均，古家美幸，飯降直男，他(2008)インスリン治療に関する夜間QOL質問表(ITR-QOLN)の臨床知見．糖尿病 51：601-608
4) Welch GW, Jacobson AM, Polonsky WH (1997) The Problem Areas in Diabetes Scale. A evaluation of its clinical utility. Diabetes Care 20：760-772
5) Snoek FJ (2000) Quality of life：A closer look at measuring patient's well-being. Diabetes Spectrum 13：24-28
6) Anderson R, Funnell M：The art of empowerment：Stories and strategies for diabetes educators. 2nd Edition. American Diabetes Association, Alexandria, VA〔石井　均監訳(2008)糖尿病エンパワーメント．医歯薬出版，東京〕

Part 2 患者がどう考えているかが糖尿病治療行動を決める

10 〈行動の心理的要因〉
ストレスとその評価，そして対応
Stress, appraisal and coping

ストレスが多かったものですからきっとHbA1cは悪いと思います

【症例8】 62歳2型糖尿病，妻に重病の疑い（図2-27）

　数年間にわたって適切な食事療法および運動療法が継続されており，HbA1c 7%未満の良好な血糖コントロールを維持してきた．しかし，家庭内に大きい心配事（妻に癌の疑い）が発生し，不安と不眠が続き，少し飲酒量が増えた．その結果，HbA1cは9.1%へと急激に悪化した．しかし諸検査の結果癌の疑いは否定され，心配事が解消したのち不安，不眠が消失，生活の変化ももとに戻り，血糖コントロールが改善していった．

　この症例は，大切な家族の病気というストレスにより，不安が募り，不眠から飲酒などの不適切な行動がみられた症例であり，血糖コントロールは一時的に悪化した．このように強いストレスがかかったときに血糖コントロールが悪化する症例がある．

【症例9】 74歳女性，2型糖尿病，夫が癌で入院（図2-28）

　経口血糖降下薬を使用していたにもかかわらず，HbA1cはほぼ8.5%以上と不可の状態が続いていた．しかし，夫が癌で入院治療を受けることになり，「夫に心配をかけられない，自分ががんばらなければ」と，病院への見舞いも歩いていくようになる．その結果，HbA1cは7.5%まで改善した．その後，夫の病状の変化に伴い悪化もみられたが，再び7.5%近くまで改善している．

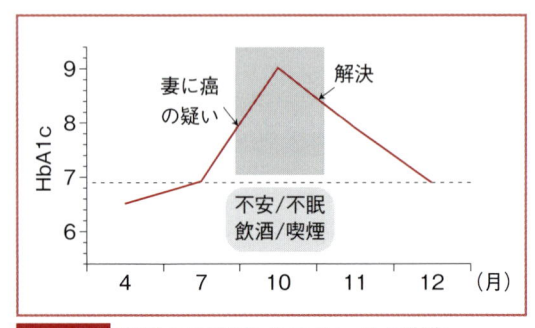

図2-27 症例8の血糖コントロールの変化

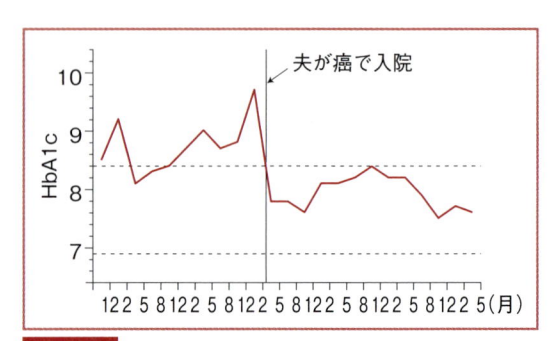

図2-28 症例9の血糖コントロールの変化

この症例も同じようなストレスがかかった．しかし，この症例9は症例8と異なり，そのことをきっかけとして，自分が元気でいないといけないと考えた．ストレスを挑戦ととらえ，その脅威を糖尿病療養の方向へと変換した症例である．

ストレス学説の変遷：ストレスをどう解釈するかが問題

初期のストレス理論はキャノン(Canon)やセリエ(Selye)の学説による．キャノン(1932)は外的な脅威をストレスと表現し，それを感じたときに起こる交感神経系の興奮によって，闘争か逃避(fight or flight)によって適応が起こるというモデルを打ち立てた．またセリエ(1956)は，そのようにして得られた適応はストレスに繰り返し曝露されると消耗し，何らかの健康被害をもたらすという説(general adaptation syndrome)を提唱した．これらの学説はいずれも身体/物理的なストレスを想定していたし，それを受ける側は受動的かつ自動的な反応をするものと考えていた．

これに対して，ホームズ(Holms)とラヘ(Rahe)(1967)は日常的な出来事や変化がストレスとなることを立証した．彼らは"Schedule of recent experiences"と名づけた質問紙を用いて，死別，発病，離別，解雇などの出来事の頻度と健康状態が関連することがあることを証明し，これらのネガティブな出来事の多さが，ストレスの強さであり，それが健康状態に影響を与えると考えた．

しかしながら，それらの出来事の持つ意味は，個人差があって必ずしも一様ではなく，すべてを客観的に悪い(ストレスになる)出来事と判定できないことが指摘されるようになった．

そこに登場したのがラザルス(Lazarus)の「**ストレスの認知的評価理論**」である[1]．ラザルスはストレスが外界と個人との相互作用によって生成されるという面を持っていると考えた．すなわち，ストレスへの反応は，ストレスになる可能性のある外界事象を，自分にとってストレスであると事実認定(評価)することによって引き起こされると定義した．個人は単に受身的/自動的に外界条件に反応するものではないと考えたのである．

ラザルスは，ストレス評価には2段階があると想定した．一次的評価は出来事が自分にとってストレスになるかどうかということであり，無関係，無害(肯定)，有害(ストレスフル/喪失・脅威・挑戦)に区別される．もし，それがストレスになると認知されれば二次的評価が行われる．これは，自己の対処方法と能力に関する評価である(図2-29)．すなわち，どのような対処方法があるか，その方法を成し遂げられるか，特定の手段が適応できそうか，などに関する判断である．

ストレスであるかどうかの評価に影響を与える認知的要素として，コミットメント(重要である，意味があるという判断)，信念(個人の統制力—Rotter，自己効力感，効力期待—Bandura，実存的信念—人生に希望を持つ)などをあげている．

繰り返しになるが，ラザルスが指摘した重要な点は，ある条件(ストレッサー)が直線的に結果としての心身的障害(症状，疾患，意欲の低下，活動性の低下)をもたらす

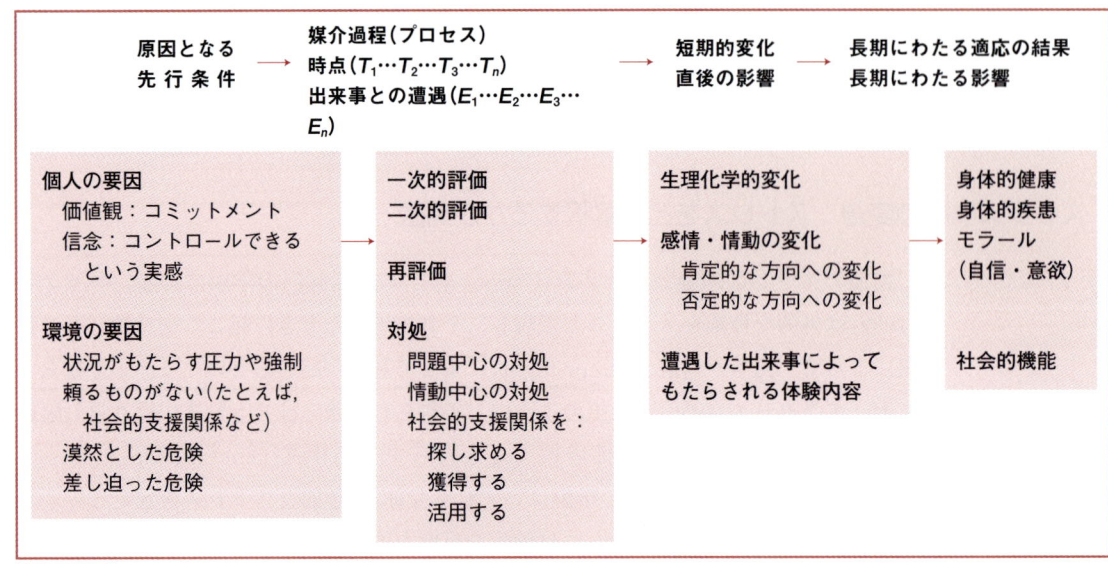

図 2-29 ストレス，対処と適応に関する理論的枠組み

〔文献1）より抜粋〕

ものではないということである．原因と結果の間に，種々の媒介要因があり，それらの相互関係がもたらす多彩なプロセスを経て適応/不適応が起こってくるというものである．これを研究しなければ，ストレスへの適切な対処法を知ることはできないということである．

ストレスへの対処法

ラザルスによれば，ストレスへの対処はプロセスであって個人特性ではないと定義している．すなわち，対処法は時間経過とともに，あるいは対処する人と状況との関係の変化の中で移り変わるものである．

対処法は大きく2つに分類される．

1）情動中心の対処

ストレスによる心の負担を低減させる対処方法．「回避（考えない），最小化（たいしたことではない），遠ざかる，注意をそらす，他と比較して肯定する，積極的価値を見出す」などがある．これらはフロイト精神分析における無意識の防衛機制理論でも指摘されている方法である（例えば"否認"）．こころの負担が強いときに用いられる方法で，こころの苦痛が和らぐ効果を持つ．しかし，ストレスを生み出す状況そのものを直接変えるものではない．問題を遠ざける様式（avoidance coping style）ともよばれる．

2）問題中心の対処

問題を解決しようとする対処方法である．問題がどこにあるのかを明らかにする，情報やアドバイスを集める，解決法を適用してみる，結果の利益と損失を考える，自

分の能力を高める,などが含まれる.問題に接近する様式(approach coping style)ともいわれる.

3) 2つの対処法の問題点

情動中心の対処は,問題に対処していくという適応行動が起こることを遅らせて結果的に健康を損ねることがありうる.また,こころの負担を減じるために喫煙,飲酒,薬物使用など健康によくない行動につながりやすい.

問題中心の対処は,それがうまくいかないと精神的苦悩をさらに増強させ,状況への無力感や嫌悪感を増し,さらにストレスを増強させる結果となる.

4) 対処の原動力

ストレスに対処していこうとする原動力として以下のような要因があげられている.

①健康とエネルギー(身体的原動力)
②積極的信念(精神的原動力):個人の統制力,自己効力感,制御できるという感覚(control, hardiness, mastery)など.
③問題解決能力とソーシャル・スキル:情報収集力,状況分析力,比較検討および選択能力など.後者は効果的なコミュニケーションができる力.
④社会的支援:情緒的援助,道具的援助(物質あるいは身体的援助),社会活動などが含まれている.社会的援助の多いほうが死亡率の低いことが報告されている.

ストレスと糖尿病管理および血糖コントロール

ここで症例にもどる.糖尿病の日常臨床において,患者さんから「ストレス」という言葉が語られることが非常に多い.多くは症例8のように,血糖コントロールが悪化したことの理由として用いられる.ストレスが糖尿病や血糖コントロールに与える影響に関する研究は古くから行われている.ストレスはホルモンや自律神経系を介して直接的に,また自己管理行動を阻害することによって間接的に血糖コントロールを悪化させることが証明されている.

1) ストレスが自己管理行動を阻害する経路

筆者の経験では,ストレスがHbA1cを悪化させるとすればそれは療養行動の内容の変化を伴うことが多い.この仮説に従って筆者の施設に外来通院中の患者959人を対象として,診察前1カ月間の一般的なストレスの強さの主観的評価と食事療法および運動療法との関係を調べた.ストレスに関しては,「日常的なストレス(人間関係など)がどの程度ありましたか」の一問で,大変強かった～全くなかった,の5段階で主観的に評価してもらった.

図2-30 にその結果を示すが,食事療法,運動療法ともストレスの強さとこれらの療養法の実行度との間に有意な相関関係がみられ,強いと感じるストレスが多いほど療養法の実行度は低くなることが判明した.また,療養法実行度とHbA1cは相関係数が小さいものの有意な相関を示した.

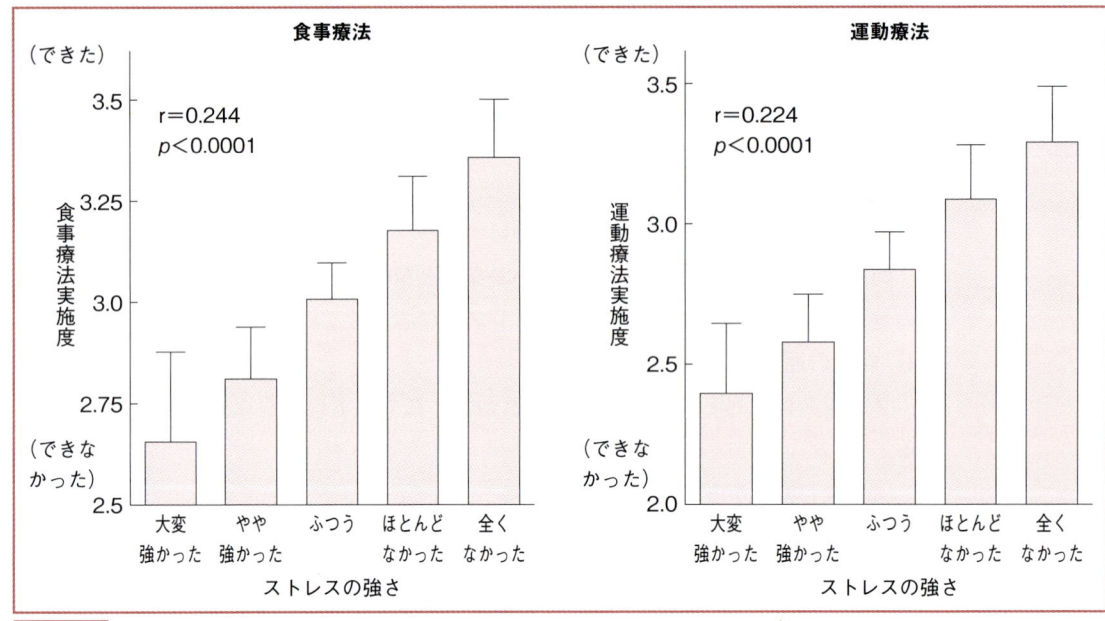

図2-30 ストレスと食事および運動療法の実施度

　この結果から，1カ月間の一般的ストレスの程度が強いほど，適切な療養行動の低下を通してHbA1cを悪化させることが明らかとなった．

2) どのようなストレスが血糖コントロールを悪化させるか？

❶ストレスの種類と血糖コントロール

　Lloydらは，先行する1年間のストレスとなった日常出来事(stressful life events)や長期にわたる困難事を測定する"Life Events and Difficulties Schedule(LEDS)"という質問紙を用いて，ストレスと血糖コントロールの関係を調査した[2]．それぞれの言葉の定義を以下に示す．

> ・**Life event**(日常出来事)：被験者の生活上の出来事のうち強い感情的反応をともなうもの．
> ・**Long-term difficulty**(長期にわたる困難事)：4週間以上持続している問題．
> ・**Severe personal stressor event**(SPS：個人にとって重大なストレスとなる出来事)：日常出来事および長期にわたる困難事のうち，重大な(著しい，あるいはかなりの脅威となる)対人間葛藤，行動上の混乱，あるいは近親者の死など．
> ・**Positive event**(陽性的な出来事)：日常出来事のうち，陽性度の大きいものをいう．例としては，試験合格，昇進などがあり，脅威の程度は考慮しない．

　研究では，これらのストレスを，SPS，陽性的な出来事，その他のストレス(脅威の程度の低い日常出来事および長期困難事)の3群にわけて血糖コントロールとの関連を調査した．その結果を図2-31に示すが，血糖コントロールが改善した群では陽性ストレスのみが認められた．また，良好に維持できた群でも陽性ストレスが多かっ

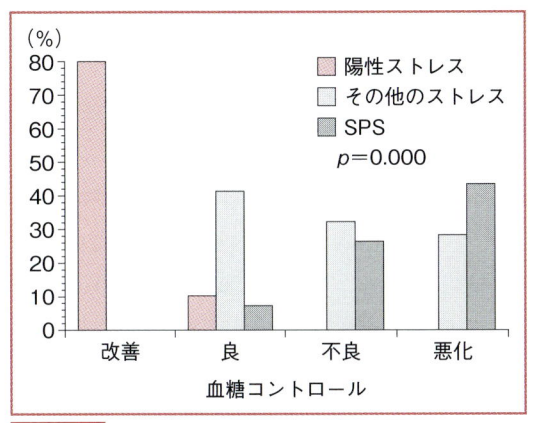

図 2-31 ストレスと HbA1c
〔文献 2）より抜粋〕

表 2-9 対処様式によるストレスと血糖コントロールの相関

対処様式	用いない	用いる
Stoicism（冷静）	相関する（悪化）	しない
Denial（否認）	相関する（悪化）	しない
Pragmatism（現実対応）	しない	しない
Anxiety（不安）	しない	相関する（悪化）
Impatience（苛立ち）	しない	相関する（悪化）
Anger（怒り）	しない	相関する（悪化）

相関する：ストレスの強さと HbA1c が有意に相関する．

〔文献 3）より改変〕

た．これに対して，血糖コントロールが不良のままの群，および悪化した群ではSPS（個人にとって重大なストレスとなる出来事）が多かった．

また，対処方法との関連では，コントロール不良群では，ストレスのポジティブな面を考えるという対処法が少なかった．この研究では，ストレスがどういうメカニズムで血糖コントロールを左右するのかは明らかにできなかった．

❷ ストレス対処法と血糖コントロール―どのようなストレス対処法（stress coping）が有効か？

ラザルスによれば，ストレスが健康に与える影響度は，ストレッサーの性質と評価およびその対処法によると考えられている．それでは，ストレス対処法と血糖コントロールの関係はどうであろうか．Peyrot らはこの関係を明らかにするために以下のような研究を行った[3]．彼らは，対処法が「ストレス緩衝作用」を持つと仮定した．すなわち，強いストレスは血糖コントロールを悪化させるが，そのストレスの処理の仕方によっては，この影響を小さくすることができるという仮説である．

ラザルスが提唱したように，問題中心の対処と情動中心の対処に分け，それぞれをさらに，問題中心型（pragmatism；現実対応），問題逃避型（denial；否認），情動反応制御型（stoicism；冷静），および 3 種類の情動反応喚起型（anxiety；不安，impatience；苛立ち/短気，anger；怒り）の 6 種類の対処法にわけて検討した．前 3 者はその対応法を用いるほど効果的なストレス対応ができていると仮定されており，後 3 者はその対応法を用いるほど非効果的なストレス対応をしていると考えられている．

Peyrot らはストレスの程度を PSS（perceived stress scale）および Hassles Scale で測定し，その程度と HbA1c の関係を調べた．これを先に述べた 6 種類の対処法の使用の有無別に算出した．

結果を表 2-9 に示す．ストレスに対して Stoicism（冷静）や Denial（否認）で対応する場合はストレスによる HbA1c の悪化はみられなかった．これに対して，Anxiety（不安）や Impatience（苛立ち/短気）や Anger（怒り）で対処してしまうと，HbA1c が

悪化することがわかった．すなわち，前者はストレスのHbA1cに対する影響を緩和する作用があった．

この結果において直感とややずれるものがある．Pragmatism（現実対応）に関して明らかな傾向がみられないが，それは糖尿病治療に対する態度が分かれたからではないかと推測されている．また，Denial（否認）を使うほうがHbA1cの悪化がみられなかったが，もともとDenial（否認）を使うケースはHbA1cが高いと述べられている．

また，「『家族のあり方と関わり方』が糖尿病療養に与える影響」の項（p.40）でも述べたように，ストレスがかかったときに援助してくれる人がいる（家族など）ことは，ストレスのHbA1cへの影響を緩和する．

血糖コントロールを悪化させない対処法を考える

強いストレスは血糖コントロールを悪化させる可能性がある．日常診療において，安定していた血糖コントロールが乱れた場合，強いストレスとなるような出来事がなかったか尋ねてみることは有用である．また，それが発生したとすれば，血糖コントロールに悪影響が出ないように対処法を相談することも有益である．

ストレスへの一般的対処法（Stress management）を**表2-10**に示す[4]．Surwitらはこれらの技法を組み合わせたストレスマネジメント教育をグループで行い，1年後の結果を見たところ，HbA1cはそれを施行しなかった群に比べて0.5%ではあるが有意な低下を認めたと報告している[5]．

なお，本項では一般的ストレス―糖尿病非特異的ストレス―と血糖コントロールの関係について述べた．糖尿病特異的ストレスと血糖コントロールの関係については「感情に焦点を当てる」の項（p.62）で述べているので参照されたい．

表2-10 ストレスマネジメント法

1. ストレスとなる状況を変える
・時間の管理，調整
・予定の組み立てなどの技術を高める
・問題解決法を学ぶ
・援助を求める
2. ストレスへの反応を変える
・怒り，苛立ちなどの感情を意識的に止める（呼吸，反省，選択）
・リラクセーション
・全身筋弛緩法
・楽しいことを考える
・ヨガ
3. 気を紛らわせてストレスを軽くする
・趣味
・楽しい行事に参加する，笑う
・運動する

〔文献4）より改変〕

◀文献▶

1) Lazarus RS, Folkman S : Stress, Appraisal, and Coping〔本明 寛, 他監訳(1991)ストレスの心理学—認知的評価と対処の研究. 実務教育出版, 東京〕
2) Lloyd CE, Dyer PH, Lancashire RJ, et al(1999)Association between stress and glycemic control in adults with type 1(insulin-dependent) diabetes. Diabetes Care 22 : 1278-1283
3) Peyrot MF, McMurry JF Jr(1992)Stress buffering and glycemic control. The role of coping styles. Diabetes Care 15 : 842-846
4) Lloyd C, Smith J, Weinger K(2005)Stress and diabetes : A review of the links. Diabetes Spectr 18 : 121-127
5) Surwit RS, van Tilburg MA, Zucker N, et al(2002)Stress management improves long-term glycemic control in type 2 diabetes. Diabetes Care 25 : 30-34

Part 2 患者がどう考えているかが糖尿病治療行動を決める

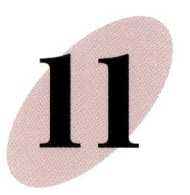

11 糖尿病薬物治療と QOL
特にインスリン療法
Pharmacological therapy of diabetes mellitus and QOL

糖尿病薬物治療における QOL の歴史と枠組みは

◆インスリン治療と QOL

1) インスリン治療の効果と QOL

　糖尿病治療の歴史の中で QOL（quality of life）の概念が初めて登場するのは 1 型糖尿病患者のインスリン治療が可能になったときである．1900 年代初頭において 1 型糖尿病は"死に至る病"であり，診断がなされれば，日々衰弱が進行し死を迎えるというのが通常の経過であった．1922 年にインスリンが発見され，翌 1923 年にはヒトへの臨床応用がなされた．これによって患者は高血糖やケトアシドーシスから回復したことが伝えられている．ベッドに寝たきりで，身の回りのことすらできず，死を待つばかりの少年が生還したのである[1]．

　このときの主治医の感想が残されている．「インスリン注射によって，血糖値が正常化したことはもちろん驚きであったが，少年が他の子どもと同じような日常生活を送れるようになったこと，生きることへの希望が持てるようになったことが，なによりも感動的であった」と．

　すなわち，インスリンは生命予後を改善しただけではなく，子どもの身体活動，日常活動，社会的交流および精神状態を大きく改善したのである．これこそが，よりよい生存を表す要素であり，後年 QOL とよばれるようになった概念である．

2) インスリン治療の不都合

　一方で，初期のインスリン治療には問題点がいくつかあった．まずは注射時の疼痛である．純度の低い製剤を約 10 mL 程度注射しなければならなかったので，注射後の炎症が強かったようである．これを 1 日に 3，4 回注射しなければならず，痛みとともに，通常の日常生活が制限されるということにもなった．また，注射量が多すぎると低血糖という副作用を招き，重篤な場合は意識障害をきたすことも明らかになってきた．これを，QOL という面からみれば，治療が生活面を制約し，精神状態にも負担を与えたということになる．つまりインスリン治療は QOL に対するネガティブな側面を持っていた．

3) 慢性合併症の予防という視点

　1930 年代になると，インスリン治療をしていても血糖コントロールが不良であれ

ば，合併症を起こすことが知られるようになった．網膜症，腎症，神経障害などである．これらの障害は著しく QOL を低下させる．逆に，インスリンによる治療がこれら合併症の発症を遅延させるとすれば，インスリン治療は患者 QOL を維持するという役割を持つ．

このようにインスリン治療の効果を考えるとき，QOL は重要な評価項目であり続けてきたことがわかる．

糖尿病薬物療法の QOL を測定する方法の確立と成果は

◆糖尿病治療における QOL の枠組み

すべての疾患とその治療に適応されることであるが，糖尿病診療における QOL の役割は図 2-32 のように想定されている[2]．QOL が重要なのは，それが治療の実行率に影響し，ひいては合併症の発症率に影響すると考えられることが 1 点．もう 1 点は，それ以上に重要なことであるが，高い QOL を維持することが治療そのものの目標であるということである．この仮説を証明していくことがその分野における QOL 研究の課題でもある．

当然のことながら，QOL 評価には必要なプロセスを経て作成された QOL 質問紙を使うことが必要であり，それを用いていない研究は，（正式な方法で HbA1c を測定していない研究が HbA1c を結論にできないように）医学的結論として QOL には言及できないのである．

◆代表的質問紙

1) **DCCT（Diabetes Control and Complications Trial：糖尿病コントロールと合併症に関する臨床試験）と QOL**

糖尿病に関していえば，最初に完成された QOL 質問紙が DQOL（Diabetes Quality

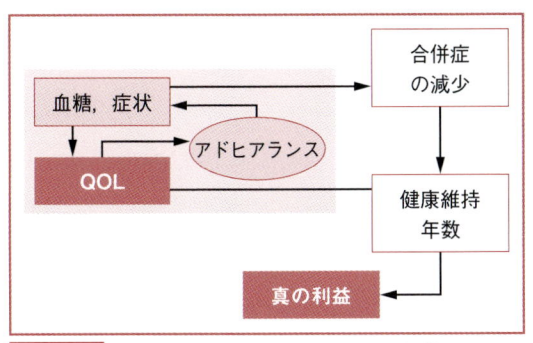

図 2-32 糖尿病治療における QOL の意義
〔文献 2）より改変〕

表 2-11 DQOL 代表的質問例（全 46 項目）

満足：Satisfaction
・糖尿病治療のためにかかる時間にどの程度満足していますか？
・社会的な関係や友人との関係にどの程度満足していますか？

影響：Impact
・糖尿病が家族との生活の妨げになることがどの程度ありますか？
・どの程度低血糖になることがありますか？

心配：Worry
・仕事をなくすかもしれないことについてどの程度心配ですか？
・結婚についてどの程度心配していますか？

〔文献 3）より抜粋〕

of life Measure：糖尿病 QOL 尺度）で 1984 年のことである[3]．DQOL は DCCT で用いるために開発された．46 項目で構成されており，「満足」，「インパクト：影響」，「心配（社会・糖尿病）」の下位尺度（サブスケール）に分かれている（表 2-11）．DCCTは 1 型糖尿病患者において，厳格な血糖コントロールによって慢性合併症が予防できるかどうかを検証した大規模臨床試験である．そのために強化インスリン療法とよばれる方法を用いた．この治療法は厳格な食事療法や運動療法とともにインスリンの頻回注射（あるいはポンプ療法）を行う．これを試験群とし，当時の通常的な治療法（インスリンを 1 日 2 回以下）群と比較したのである．

　強化インスリン治療をすればよい結果が得られることはある程度見当がついていた．しかし，そのことによってどの程度日常生活や心理状態に悪影響が出るかが懸念されていた．患者がこれらを総合的にどう判断したかを知るための指標として DQOL が用いられたのである．

　10 年後に結果が発表されたが，強化療法群における慢性合併症の発症率は通常療法群に比して有意に低下していた（p.9, 10, 図 2-1, 表 2-1 参照）．一方 QOL 評価では，強化療法群と通常両方群の間に有意差はみられなかった．すなわち，強化療法群において懸念されていた QOL の低下は認められなかった．これによって強化療法は QOL を低下させずに血糖コントロールを改善し，合併症を予防できる治療法であることが証明できたのである．

　DQOL は国際的に頻用されているが，正式にバリデーションされた日本語版がない．

2）ITR-QOL および ITR-QOLN

❶ ITR-QOL（Insulin Therapy related QOL）

　1995 年から筆者らによって開発されたインスリン治療者をターゲットとした QOL 質問紙である（図 2-33）[4]．23 項目から構成されており，身体症状，社会的活動，日常生活，感情の 4 つの下位尺度（サブスケール）に分かれる．インスリン治療がライフ

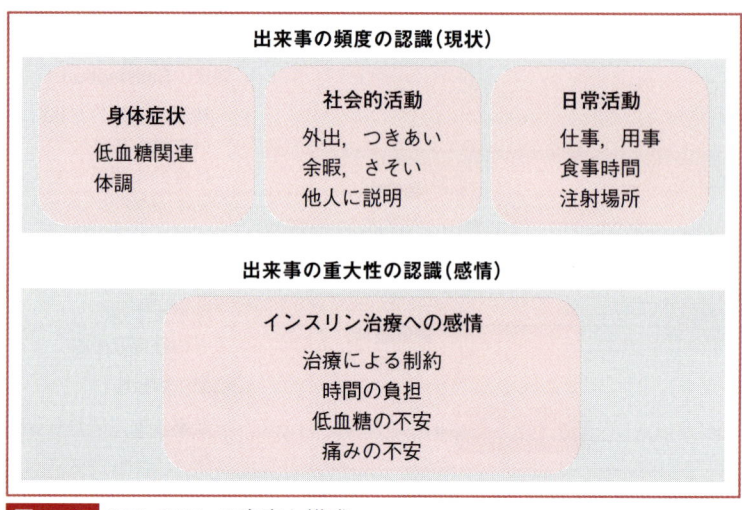

出来事の頻度の認識（現状）

身体症状	社会的活動	日常活動
低血糖関連 体調	外出，つきあい 余暇，さそい 他人に説明	仕事，用事 食事時間 注射場所

出来事の重大性の認識（感情）

インスリン治療への感情
治療による制約
時間の負担
低血糖の不安
痛みの不安

図 2-33　ITR-QOL の内容と構成

スタイルのどの面に障害を及ぼすかという点の検出能力に優れており，新しいインスリン製剤の特徴の検討に有用である．

❷ ITR-QOLN（Insulin Therapy related QOL at night）

従来の QOL 質問紙はおもに日中の活動に焦点が当てられていた．しかしながらインスリン治療者にあっては，特に夜間低血糖に関連して就寝前や夜間におけるイベントが QOL に影響することが認知されてきた．そこで筆者らはこれらの事項が含まれた QOL 質問紙を作成した．ITR-QOLN は 21 質問からなり，就寝/早朝低血糖障害，就寝前低血糖不安，ウェルビーイング，朝食前血糖コントロールの 4 つの下位尺度から構成されている[5]．

3）満足度質問紙としての DTSQ（Diabetes Treatment Satisfaction Questionnaire：糖尿病治療満足度質問表）

ロンドン大学 Clare Bradley らによって開発された糖尿病治療への満足度を測定する質問紙である．8 項目から構成されており，構造は満足度を問う 6 つの質問と，血糖コントロールに関する 2 つの質問に分かれる．この質問紙は名前が表すとおり，満足度を測定するものであって，QOL 全体を測定するものではない．しかしながら，すべての治療法（食事，経口薬，インスリン）患者を対象にできるという利点のため，国際的にも国内的にも多くの臨床試験に用いられている．基本的な質問紙として欠かすことができない．バリデーションの済んだ日本語版がある[6]．

■ インスリン治療と QOL の関係は

◆ QOL を規定する要因

以下のデータは，上記 QOL 質問紙を用いて得られたデータのまとめである．大きく分類すると，注射関連要因と対処能力要因に分かれる．

1）インスリン注射関連要因

❶ 注射タイミング，注射回数[7,8]

食事との間隔が長いほど，また注射回数が多いほど QOL は低下した．昼食前の注射は，仕事の支障となる，打つ場所がみつけにくいなどの理由により QOL を低下させた．すなわち，生活の中での時間の自由度が高いほど，拘束性が低いほど QOL は高かった．

❷ 血糖コントロール

主観的な血糖コントロール状態とともに，HbA1c，朝食前血糖値，眠前血糖値なども QOL と相関した．また，朝食前血糖値のばらつき度が大きいほど QOL は低下した．

❸ 低血糖：特に夜間低血糖と重症低血糖

重症低血糖は QOL を大きく低下させた．また，夜間低血糖や夜間の他者の援助を必要とした経験は QOL を低下させた．日中の軽症低血糖の影響は軽度であった．

❹注射時の痛みや副作用，体重増加

これらの存在は QOL を低下させた．

❺デバイス

ペン型インスリンはバイアル-シリンジ法に比べて QOL が高かった．ペン型同士の QOL が比較できる質問紙については現在開発中である．

❻病型

1 型糖尿病患者の QOL は 2 型インスリン治療患者より低値であった．しかし，治療満足度は差がない．

2) 対処能力要因，サポート要因

上記に示した QOL を低下させる要因，①注射タイミング，注射回数，場所，②低血糖：特に夜間低血糖と重症低血糖，③デバイス，などについて，それらの存在は統計学的に QOL を低下させるのは事実であるが，それらによってもたらされる困難に対処できる自信があれば，QOL は低下しないことがわかっている．

例えば，夜間に低血糖が起こっても，それに対処できる自信があれば QOL は低下しない[8]．また，昼食前の注射にしても，他者に説明できる自信がある人，あるいは場所やタイミングを工夫できる自信がある場合 QOL は低下しない．他者の適切なサポートが得られる場合も同様である．

◆各種インスリン製剤/レジメンと QOL

1) 経口血糖降下薬との比較

DQOL を用いて経口血糖降下薬とインスリン治療者の QOL を検討した報告があり，インスリン治療者において満足サブスケールが低く，影響サブスケールが高かった．経口血糖降下薬の比較試験に QOL が用いられた研究はごく少数である[2]．

2) インスリン製剤/レジメンに関する知見

❶超速効型インスリンと速効型インスリン

日本で初めてインスリンの臨床試験に QOL 評価を取り入れた試みである．超速効型インスリン製剤（インスリンリスプロ；ヒューマログ®）は初めてのアナログインスリン製剤であり，アミノ酸を入れ替えることにより，作用開始時間を短縮した製剤である．従来の速効型インスリン製剤と比較すると，食後血糖値は低下させるが，次の食前血糖値は上昇することが知られており，HbA1c としては同等という評価であった．現在では食後血糖値のコントロールは心血管障害の発症予防という点で有利であることが知られているが，開発時点では HbA1c で差がないというのは新しい製剤としての魅力に欠けるというのが一般的な見方であった．

しかし，このインスリンは従来の製剤に比べると患者の日常生活に大きなメリットを与える可能性を秘めていた．それが食事の直前に注射ができるということであった．また，食事前や夜間の低血糖が減少するということであった．これらのメリットは例えば HbA1c や血糖値など従来の指標では測定できない．そこで ITR-QOL が用いられた．総合的な結果を図 2-34 に示す．身体機能，社会的機能，日常生活，治療への負担感情のすべてのサブスケールで有意差が認められ，超速効型インスリン製剤

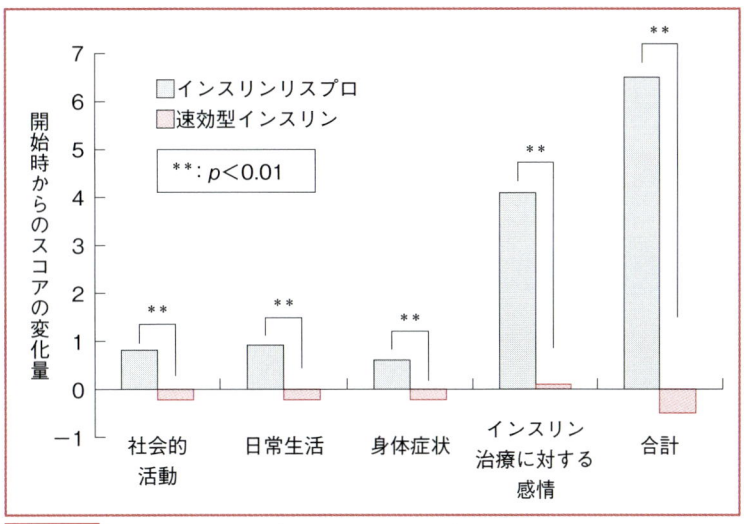

図 2-34 インスリンリスプロの QOL への効果

は頻回注射療法に用いられた場合インスリン治療患者の QOL を改善することが証明された[9]．1 例を提示する．

【症例 10】 68 歳男性，2 型糖尿病
【現病歴，現症】 発症後 27 年．身長 163 cm，体重 56 kg．19 年前よりインスリン治療中．混合型 2 回注射でコントロール不良であり，1 年前より頻回注射療法（毎食前速効型および眠前中間型インスリン）となっている．HbA1c 6％ 台，尿中 CPR：21.8 μg/日，合併症は網膜症：AⅢ，腎症：微量蛋白尿，神経障害あり．HbA1c は良好であるが，食後高血糖，食前低血糖がコントロールできず超速効型インスリンの使用を希望し，治療試験に参加される．
【経過】 変更後の経過を図 2-35 に示す．HbA1c は不変であったが，食後血糖値は安定し，低血糖は減少した．このような血糖コントロールの改善のほかにも，「会合に参加しやすくなった」，「食事ができましたよと言ってもらってから打つことができるので，温かい料理が食べられる」，「インスリンを打っていけるという希望と安心感が得られた」などの感想をそのつど述べられ，新しいインスリンがこの方の生活と心の状態に大きく貢献できていることがわかった．

　従来であれば，このような患者にとっての実感できる利益は表現できなかったのであるが，このときは ITR-QOL により評価することができた．図 2-36 にこれを示すが，すべてのサブスケールでの QOL が改善しており，特に治療に伴う感情的負担が改善していることがわかる．

　このように，QOL 評価は患者にとっての真の利益を表現する有用なツールである．

　数年後，超速効型インスリンと中間型インスリンの混合型製剤 1 日 2 回注射法においても，従来のヒト速効型インスリンをベースとする混合型製剤に比べて QOL が改

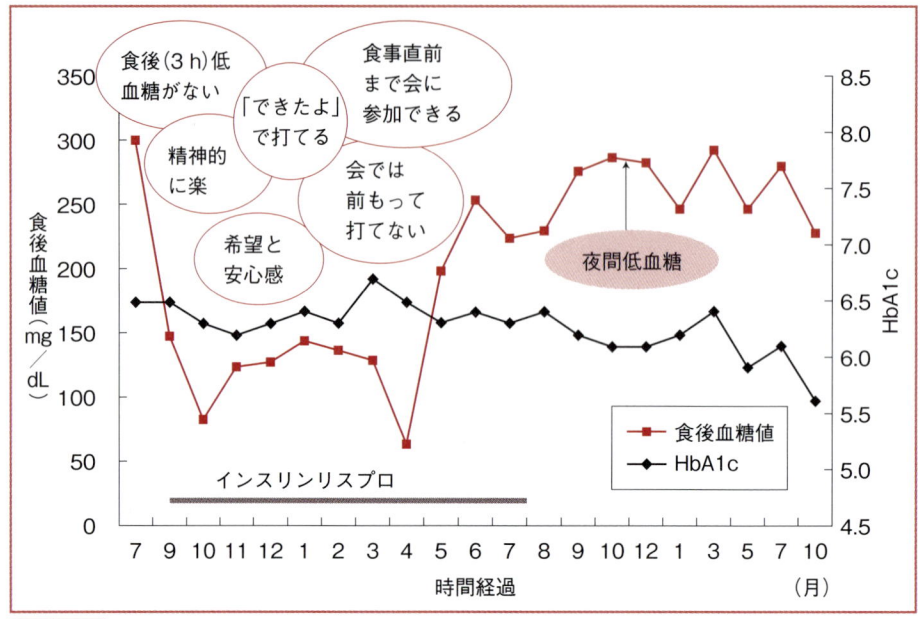

図 2-35 超速効型インスリンアナログ（リスプロ）の効果（症例）

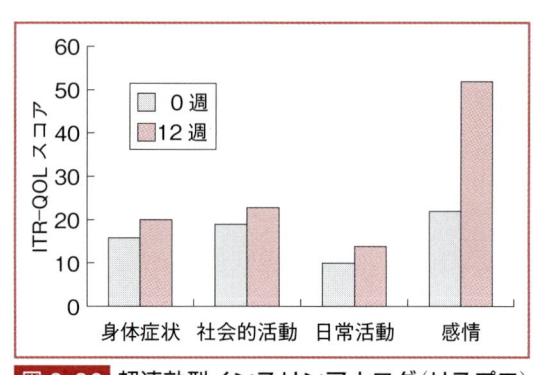

図 2-36 超速効型インスリンアナログ（リスプロ）の QOL 効果：ITR-QOL サブスケール別のリスプロ投与前後評価（症例）

善することが証明された．

❷ 持効型インスリンと中間型インスリン

　NPH インスリンは長く基本的な中間型製剤としてその重要な役割を果たしてきた．しかしながら基礎インスリン補充という役割を考えると，作用に明らかなピークがあること，夜間低血糖が多いこと，作用時間が 24 時間に満たないことなど，いくつかの欠陥をもっていた．これを解決するために開発されたのが持効型インスリンアナログ製剤である．本邦での臨床試験が 2 つの製剤で行われている．

　まず，インスリングラルギン（ランタス®）であるが，NPH インスリンとの比較に DTSQ が用いられた．その結果 DTSQ による治療満足度および高血糖頻度において

有意に優れていることが証明された．

QOL 質問紙が用いられたものとしてはインスリンデテミル（レベミル®）試験がある．NPH インスリンとの比較試験には ITR-QOLN が用いられた．その結果，全体的に改善がみられるが，特に就寝前低血糖不安サブスケールが改善することが証明された．

❸ インスリンポンプ療法と頻回注射療法

インスリンリスプロを用いたインスリンポンプ療法（continuous subcutaneous insulin infusion：CSII）と頻回注射療法（multiple daily infection：MDI）のランダム化比較試験がある[10]．この試験に ITR-QOL が用いられた．試験の結果，HbA1c には差がなかったが，QOL はポンプ療法で高かった．

◆ 対処法訓練と QOL

QOL は，治療法の煩雑さやサポートの有無などの外的条件によって影響を受けるが，その外的条件をどのように認識するかによって，QOL の評価が異なってくる[11]．例えば，インスリンの頻回注射は，社会的機能に対して制限的に働く可能性があるが，その場を上手に乗り切る対処技術を持てば，強い制約と感じなくて済むようになる．重症低血糖は大きい心理的負担となるが，血糖値自覚訓練などで，対処法を発見できれば負担は軽減する．

糖尿病治療について遭遇しやすい問題場面のシナリオを作り（例えば，友達と一緒のときの食べ物の選択），ロールプレイで正しい対応ができるような訓練を行った思春期患者では，HbA1c が改善するとともに，セルフエフィカシー（状況に対応できる自信）が高まり，DQOL で測定した糖尿病の悪影響が減少することが証明されている．

◆ QOL は外的要素と個人の価値と工夫で決まる

QOL はこれらの諸要素がその個人内で総合的に判断されて決定される．このことが重要なポイントである．例えば，注射回数が多いと QOL が低下する可能性が高いが，それによって HbA1c や血糖値が改善すれば QOL はその分高くなる．その総計として QOL が決まるということである．したがって，血糖コントロールがよくなることに価値を置く患者にとっては，注射回数の増加は QOL を低下させるものではない．

QOL の治療的意義は—それは治療法実行度を高め生命予後も改善する

QOL の意義は図 2-32 の想定図にあることを先に述べた．この仮説の一番の基本は左上の 3 要素である．筆者らは超速効型インスリン製剤使用者の調査からこの関係が成立することを証明した（図 2-37）[12]．すなわち，そのインスリン治療法の QOL がよければ注射実行率（時間遵守率）が高まる．これは HbA1c の改善につながり，それは再び QOL を高めるというものである．筆者らはこれが糖尿病治療における QOL の最大の意義だと考えてきた．さらに，SF36 を用いた研究で QOL が生命予後

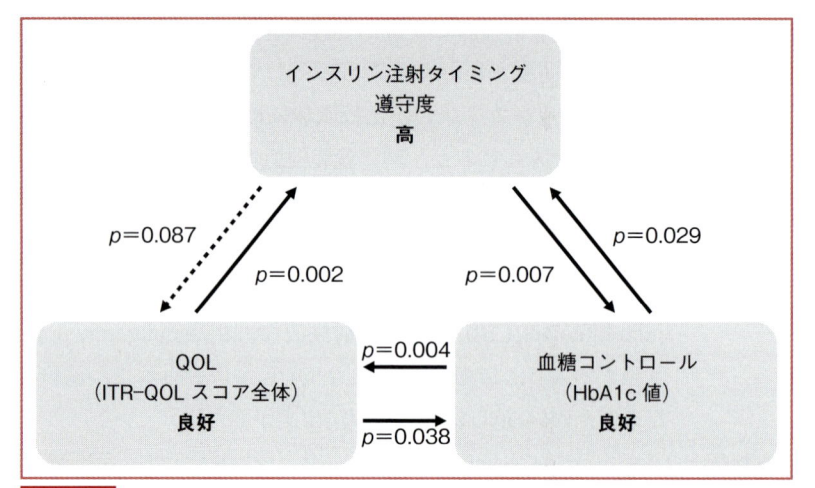

図 2-37 QOL，血糖コントロール，インスリン注射実行度（コンプライアンス）の関係

〔文献 12）から引用〕

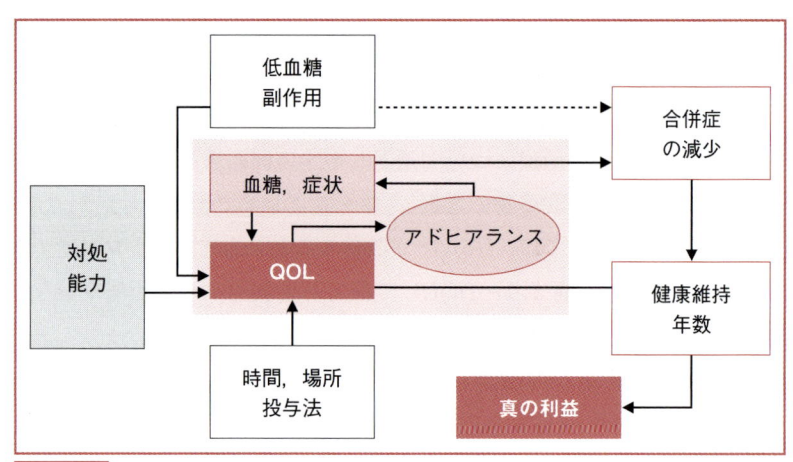

図 2-38 インスリン治療における QOL の意義

の予測因子であることが報告されている．

　すなわち，QOL の高い治療を行うことが，ひいては生命予後を改善することにつながる可能性があるということである（図 2-38）．これは全体として図 2-32 の想定がインスリン治療あるいは糖尿病治療においてエビデンスとして実証されるようになったことを示している．

◀文献▶

1) マイケル・ブリス（堀田　饒訳）：インスリンの発見．朝日新聞社，1993
2) Testa MA, Simonson DC（1996）Assessment of quality-of-life outcomes. N Engl J Med 334：835-840
3) The DCCT Research Group（1988）Reliability and validity of a diabetes quality-of-life measure for the diabetes control and complications trial（DCCT）. Diabetes Care 11：725-732

4) 石井　均, 山本壽一, 大橋靖雄(2001)インスリン治療に関するQOL質問表(ITR-QOL)の開発. 糖尿病 44：9-15
5) 石井　均, 古家美幸, 飯降直男, 他(2008)インスリン治療に関する夜間QOL質問表(ITR-QOLN)の開発. 糖尿病 51：593-600
6) 石井　均, Bradley C, Riazi A, 他(2000)：糖尿病治療満足度質問表(DTSQ)の日本語訳と評価に関する研究. 医学のあゆみ 192：809-814
7) 石井　均, 山本壽一, 大橋靖雄(2001)インスリン治療に関するQOL質問表(ITR-QOL)の臨床的知見. 糖尿病 44：17-22
8) 石井　均, 古家美幸, 飯降直男, 他(2008)インスリン治療に関する夜間QOL質問表(ITR-QOLN)の臨床知見. 糖尿病 51：601-608
9) 石井　均, 大橋靖雄, 葛谷　健, 他(2000)日本における1型および2型糖尿病患者の頻回注射療法におけるインスリンリスプロとレギュラーヒトインスリンの患者QOLに与える影響の比較. 臨床医薬 16：1631-1647
10) Kamoi K, Miyakoshi M, Maruyama R (2004) A quality-of-life assessment of intensive insulin therapy using insulin lispro switched from short-acting insulin and measured by an ITR-QOL questionnaire: a prospective comparison of multiple daily insulin injections and continuous subcutaneous insulin infusion. Diabetes Res Clin Pract 64：19-25
11) Snoek FJ (2000) Quality of life: A closer look at measuring patient's well-being. Diabetes Spectrum 13：24-28
12) Ishii H, Anderson JH Jr, Yamamura A, Takeuchi M, Ikeda I (2008) Improvement of glycemic control and quality-of-life by insulin lispro therapy: Assessing benefits by ITR-QOL questionnaires. Diabetes Res Clin Pract 81：169-178

column 時間と遺産：UKPDS

■Surprising? Yes!
　2008年は驚くことが多かった．まずは2月のACCORD（Action to Control Cardio-vascular Risk in Diabetes）studyである．2型糖尿病で心血管障害のリスクの高い10,000例を超える患者に対し，現在の推奨値を超える厳格な血糖コントロールが心血管障害の発症およびそれによる死亡を減少させるかどうかをテーマとした試験であった．高血圧および高脂血症についてはこれまでに心血管障害予防のエビデンスが揃っており，そのうえで厳格な血糖コントロールがさらに利益をもたらすかどうかが焦点であった．
　しかしながらその結果は，HbA1c中央値6.4%を達成した強化療法群は，7.5%の標準療法群に比して，心血管障害予防作用を証明できなかったばかりか，全死亡率が有意に高かったというものであった．驚いた．
　"Surprising? Yes!
　Unexpected? Certainly!"
　Cefalu WTはDiabetes：57（5），2008のエディトリアルにその強い印象をこう表現している．まさに"晴天の霹靂"であった．

■1998年バルセロナ：UKPDS—すべてはここから始まった
　1998年のEASD（欧州糖尿病学会）はバルセロナで開催された．抜けるような青空とはこのことをいうのだろうと思わせる晴天であった．まだ1992年のオリンピックの宴の跡が街にたくさん残っていた．ピカソもミロもあった．しかし，何よりもガウディの建築物群には圧倒された．それらの無機物は生命を宿しているようだった．
　この年のEASDは静かな興奮に包まれていた．それは20年という歳月をかけた1つの大研究の結果が発表されるからだった．UKPDSである．会場は大きい体育館の様相であったが，早くから多くの人が詰め掛け，会場は本当に熱気で溢れていた．結果は，診断後早期からインスリンあるいは経口血糖降下薬を使用した群では，細小血管症の発症率が抑制されることが明らかになった．
　しかしながら，心筋梗塞に関してはHbA1c依存性が示唆されるものの，平均HbA1c 7%と7.9%の2群間でその発症率に有意差が認められなかった（$p=0.052$！）．すなわち，糖尿病は心筋梗塞の危険因子であるが，血糖をコントロールすることによって心筋梗塞が予防できるという証拠は得られなかったのである．

―すべてはここから始まった―

■2008年ローマ：UKPDS 30 year Data
　それを証明するために，ACCORD，ADVANCE，VADTなどの試験が組まれていった．本来は数年後の発表予定であったが，先に書いた理由により本年相次いでその結果が発表されることになった．結果をまとめると，心血管障害リスクの高い患者でHbA1c 6.5%未満を狙った強力な血糖降下戦略は，細小血管症の進展を防止したものの，心血管障害の発症およびそれによる死亡を減少させることはできなかったというものである．例えば，ADVANCE試験の発表者はもう少し長くみれば差は出ると思う，という見解を述べていたが，会場のおおよその雰囲気は，「フーム」というものであった．

そのような重い空気の中で10年ぶりにUKPDSが再登場した．UKPDS 30 year Dataと題したその発表は，UKPDS終了後両群で同じ治療をして10年間の追跡調査を追加解析したものであった．強化治療群と通常治療群のHbA1cの差は1年で消失した．しかしながら，全30年の経過において，両群間には細小血管症のみならず，心筋梗塞の発症率にも有意差が生じ，さらに全死亡率にも有意差がついた．

すなわち，診断早期の時点からよりよい血糖コントロールを続けた群においては，細小血管症および心筋梗塞が少なく，究極的に死亡率も低かったということである．最後の10年はHbA1cに差がなかったにもかかわらず！

彼らはそれを"Legacy effect"と名づけた．この遺産は「正の遺産」である．

> Benefits persisted despite the early loss of within-trial differences in glycated hemoglobin levels between the intensive-therapy group and the conventional-therapy group—a so-called legacy effect.
>
> Holman RR, et al (2008) N Engl J Med 359 : 1577-1589

■**時間への信頼**

それにしても30年間2型糖尿病患者を追い続ける研究，そのことに賭ける科学的情熱には感嘆するしかない．"30年間持続する志"とはいかなるものであろうか．どんな希望と，どのくらいの忍耐と，どのくらいの矜持を持ちながらそれに従事したことだろうか．

> 私たちの「希望」はしばしば不確定な将来の先送りである．
>
> 中井久夫「徴候・記憶・外傷」みすず書房

> 忍耐とは，省みて時の絶対的な歩みに敬意を持つ事だ．円熟とはこれに寄せる信頼である．
>
> 小林秀雄．「考えるヒント」．文藝春秋

そして，それに参加した患者がいる．最長30年参加した人がいるという．この人の半生といってもいいだろう．あるいは糖尿病人生のすべてかもしれない．統計学的処理に飲み込まれてしまった一症例としての存在と，ある個人としての人生はどういうふうに織り込まれていくのだろうか．

証明には30年が必要だった．糖尿病は慢性疾患であり，急性疾患とは異なる時間の扱い方をしなければならない．患者も医師もその30年はたった一度しか，そして一通りしか経験できない．

UKPDSは糖尿病と時間と人の関わりを，継ぎ合わせではなく，ひとつながりのヒストリーとしてみせてくれた．その解釈は私たちの中にある．

> 誰も短い一生を思わず，長い歴史の流れを思いはしない．言わば，因果的に結ばれた長い歴史の水平の流れに，どうにか生きねばならぬ短い人の一生は垂直に交わる．
>
> 小林秀雄．「考えるヒント」．文藝春秋

ローマは世界遺産そのもののような街である．そのローマにもう1つ遺産（Legacy）が増えた．

糖尿病医療学

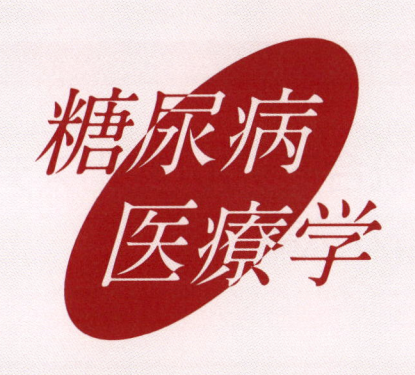

第3章

実践編

Part 1　糖尿病療養行動を促進する

1 「多理論統合モデル（変化ステージモデル）」の本質と方法論
The methodology and essence of transtheoretical model

　いよいよ療養行動のレベルを高めていくための方法論の解説に入る．本項ではそのプロローグとして「多理論統合モデル（変化ステージモデル）」を紹介する．

多理論統合モデル（変化ステージモデル）との出会い

　筆者は1993年ジョスリン糖尿病センターのメンタルヘルスユニットに留学した．糖尿病の心理社会的側面（psychosocial aspects in diabetes）について学ぶためである．当時筆者にはいくつかの糖尿病診療に関わる以下のような課題があった．

①療養行動の開始と維持の支援法
　例：望ましい食事療法が始まるために何をすればよいか，それを維持するためにどんな援助ができるか．
②重症合併症発症時の心理的支援法
　例：失明患者や透析導入者はどのような心理状態にあるか，どのようなコミュニケーションをとればよいのか．
③摂食障害やうつ病併存患者の糖尿病治療法
　例：過食，拒食患者の食事療法や血糖コントロールをどのようにすればよいか．
④家族問題やその他の社会的問題を持つ患者の支援法
　例：不登校，家庭内暴力，離婚，貧困その他の問題を持ち，糖尿病療養ができない患者にどうアプローチすればよいのか．

　まとめると，糖尿病患者の心理・社会的問題という領域に属するものであった．当時，日本においてこれらの領域はまだまだ糖尿病医に認知されておらず，専門家もほとんどいらっしゃらなかった．心療内科領域で，ある検査法を用いた糖尿病患者の調査研究があるくらいだった．

　このような状態は日本に限られたことではなく，当時の"Diabetes Care"誌にも，心理学質問紙を用い少数例の糖尿病患者を対象とした測定結果を多変量解析して有意差の出る項目を発見するという論文が相次いで報告されていた．

　1981年 Skyler博士は，このような糖尿病心理研究を批判して，糖尿病特有の性格を求めるような研究，あるいは不十分な結果による誤った常識がかえって望ましい治

療の妨げとなることを指摘した[1]．また，この領域の研究は，患者が糖尿病をコントロールしていくことを援助できるようなものが求められるのであって，そのためには，実行可能な治療計画を作成する過程の研究などが望ましく，また評価の指標としても糖尿病に特異的な尺度が必要であろうと述べられていた[1]．

　そのような状況で訪れたジョスリン糖尿病センターのメンタルヘルスユニットであったが，ディレクターの精神科医 Alan Jacobson 博士は，私の問①療養行動の開始と維持の支援法について，最近このような行動変化モデルがあると紹介してくださった．それが**多理論統合モデル**（**Transtheoretical Model**：**変化ステージモデル**）であった[2]．先生はこのモデルが心理のいろいろな理論を取り込んでいること，および心の状態が絶えず変化していく過程ととらえていること，などを特徴としており，気に入っているとおっしゃっておられた．その後，多理論統合モデル（変化ステージモデル）の構成要素について先生と議論を深め，これが糖尿病療養において重要な役割を果たすことを確信するようになった．

　帰国後糖尿病治療に適用して多くの成果を得たが，適用していく過程でいくつかの重要な疑問も生じてきた．非常に面白いことに多理論統合モデル（変化ステージモデル）の共同研究に携わった他の先生にお伺いしても納得できる回答が得られなかった．そのような日々を経て 2006 年 12 月ついにこのモデルの発案者である James O Prochaska 教授との直接対談が実現した．その内容は『糖尿病診療マスター』2007 年 5 巻 2 号に，"医療者にとって「多理論統合モデル（変化ステージモデル）」とは何か―プロチャスカ先生（ロードアイランド大学教授）に聞く"と題して掲載されている[3]．ここではこの記事に掲載された Prochaska 教授の発言を引用しながら，多理論統合モデル（変化ステージモデル）の骨子を解説する．

多理論統合モデル（変化ステージモデル）とは―その構想と骨格

1）歴史的背景

　1970 年代，米国で心理療法とよばれるものは 200〜400 種類あるといわれていた．心理療法家たちはそれぞれの理論と技法を使ってこころの状態や問題行動の治療にあたっていた．その中に，一体これらの治療法の本質（あるいは"有効成分"）は何だろうと考える人たちがいた．その一人が Prochaska 博士である．

> 世の中には多種多様な心理療法がありますが，それらがとても類似したアウトカムを生み出すのはなぜか，という大きな疑問がありました．ほとんどの心理療法は，人がいかに変わることができるかよりも，なぜ変わらないか，そのパーソナリティや精神病理に焦点を当てていました．ですから，人はいかに変わるかという答えを提供してくれるものを探さねばなりませんでした．
>
> Prochaska JO，石井　均，津田　彰（2007）医療者にとって「多理論統合モデル（変化ステージモデル）」とは何か―Prochaska JO 先生に聞く．糖尿病診療マスター 5：181-192（以下本項同）

表3-1 変化プロセス

1.	Consciousness raising	問題を意識化すること，意識を高めること
2.	Dramatic relief	問題についての感情を明らかにする，体験する
3.	Environmental reevaluation	問題が環境に与える影響を考える
4.	Self-reevaluation	問題と自分との関係を見直す
5.	Self-liberation	変化を決断する
6.	Counterconditioning	問題行動に替わる健康行動や考え方をとる
7.	Stimulus control	問題行動の引き金を避ける
8.	Reinforcement management	行動できたことに報酬を与える
9.	Helping relationships	他者の力を借りる
10.	Social liberation	問題行動についての社会的基準を認識する

Prochaska博士らは，どのようにすれば／どのような方法(技法)を使えば人の行動は変わるのか，その共通項目を探そうとした．この考えは，Skyler博士が指摘した方向と合致していることがわかる．しかもProchaska博士の仕事は10年以上先行している．

2) 変化プロセスの抽出

> そこで我々は自ら行動を変化させた人と，専門家の治療を受けて変化した人の変化過程を比較するという研究を行いました．同時に主要な心理療法の概念分析を行い，その過程で10の変化プロセス(Process of Change)を特定しました(表3-1).

彼らの禁煙成功者の研究でいえば，専門家のアドバイスをもらって成功した人と，他者の手を借りず自ら一人で成功した人には，ほぼ同じ心理的方法が働いていたということである．それらは大きく分けると，「認知的技法」と「行動学的技法」という2つの心理学的方法であった．すなわち，まず考え方や感情が変わること，それに次いで行動そのものを変える技法を用いていたということである．

彼らは，さらに18の治療法と300のアウトカム研究の比較から10のプロセスを抽出同定した(1979〜1985年)．どのプロセスを採用するかについては長い年月と臨床研究が繰り返された．例えば当初，consciousness raisingにはfeedback(フィードバック)とeducation(教育)の2要素が下位要素として挙げられていた[4]．10プロセスは多種類の心理療法のエッセンスの抜粋であるから，それらの一部には全く新しいネーミングが行われた．最終的な確定は1985年である(表3-1).

3) 変化ステージの発見

> 今度はそれらを更に統合する方法を見つけたかったのです．その研究から変化ステージ(Stages of Change)というものがわかってきたのです(表3-2)．変化ステージはどの心理療法にも存在しないものでしたが，その存在を見つけるやいなや，これが今まで欠けていた要素(失われた環：missing link)であり，それぞれに異なる数多くの心理療法を統合させてくれるものであると私は確信しました．

行動変化の時間的次元のアイデアは1972年にHornが健康行動の変容論文の中で

表 3-2 変化ステージ

1.	Precontemplation	前熟考期
2.	Contemplation	熟考期
3.	Preparation	準備期
4.	Action	行動期
5.	Maintenance	維持期

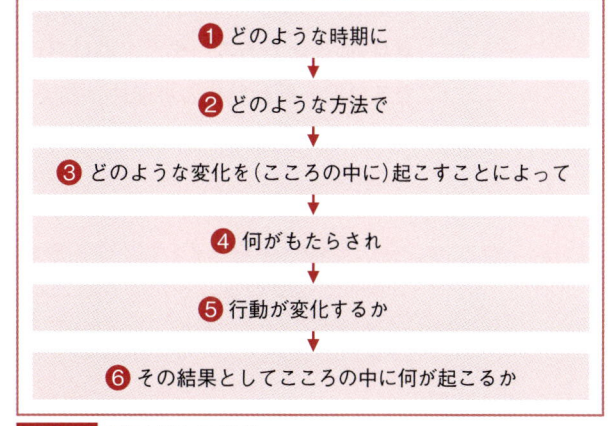

❶ どのような時期に
↓
❷ どのような方法で
↓
❸ どのような変化を(こころの中に)起こすことによって
↓
❹ 何がもたらされ
↓
❺ 行動が変化するか
↓
❻ その結果としてこころの中に何が起こるか

図 3-1 行動変化の流れ

4 段階を列挙している．すなわち，熟考状態の変化(contemplation change)，変化の決断(deciding to change)，短期的変化(short-term change)，長期的変化(long-term change)である．

　Prochaska らは，変化プロセスが大きくは「思考・感情(認知)技法」と「行動学的技法」に分かれることから考えても，それらは全く同時に並行して使われるものではなく，使用されるうえで何らかの順序があるものと考えていた．つまり，変化プロセスは技法としてばらばらに独立して存在するのではなく，それらを統合し，有機的に働くように配置している法則があるはずだと考えていた．

　そこで彼らは時間的次元を，「行動決断まで」，「行動変化が起こる段階」，「維持の段階」に分け，それぞれの段階の被験者群で 10 プロセスの使用頻度を調査比較してみた．そうすると，「思考・感情に関わる 5 技法」は決断までによく使用され，「行動学的 5 技法」は実際に行動変化が起こる時期および維持期に用いられていることが証明できた．

　つまり，彼らは変化の時間軸―変化ステージ―こそが，いろいろな心理療法や技法を統合する要素であることを発見したのである．このことによって多理論統合モデル構想の骨格が完成するのである．その後，変化ステージに関する精力的な研究が続けられ，最終的には 5 段階が確定した．

> 　心理療法では変化ステージが表現する部分が抜けていました．変化ステージが表すものの 1 つが時間ですが，驚くべきことに心理療法ではそれまで時間という考えは扱われていなかったのです．

4) 変化ステージモデルの 4 要素

　行動変化の一連の流れは図 3-1 のようになる．❶は変化ステージ(Stages of change)であり，❷は変化プロセス(Process of change)である．Prochaska らは心理療法技法(変化プロセス)によって変化する要素として "❸決断バランス(decisional balance : Pros and Cons)" を採用した．これは行動を変える(始める)とした場合，そ

れがもたらすプラス面(プロズ, Pros：肯定意見)とマイナス面(コンス, Cons：否定意見)のことである．また，❹は自己効力感(self-efficacy)が採用された．これが高くなるほど，行動変化の可能性は高くなるし，行動変化が成功するほど自己効力感が高くなる(❻)．

> この4つの次元を考えるとき，stage は人がいつ変わるか(＝when)，process はどうすれば変わるか(＝how)，decisional balance はなぜ変わるか(＝why)，self-efficacy は変わることができるという自信の大きさ，変わる能力と考えることができます．

変化ステージ

1) 変化ステージの定義/評価法：すべての人を変化過程の中に包含する

変化ステージは最終的に5段階にまとめられ，その定義/評価法は表3-3のようになった．

変化ステージを定義づけ，段階を確定するために32項目から構成される質問紙が作られ，これを主因子分析法およびクラスター分析により分類した．当初の定義は定義2のような「意思」による分類が含まれていたが，禁煙などの大規模調査用には定義1が用いられた．Prochaska 博士は調査内容や対象によってどちらの定義を使ってもよいと語られている．

表 3-3 変化ステージの定義/評価法

ステージ	定義1	定義2	より具体的な状態	日本語訳術語
Precontemplation	6カ月以内に行動変化を考えていない．	始めるつもりはない．できない．	・抵抗がある ・認識していない ・意欲がない ・意気阻喪 ・考えたくない	前熟考期 (無関心期)※
Contemplation	6カ月以内に行動変化を考えている．	始めるつもりだが，迷っている．	・遅らせる ・迷っている ・わかっているが準備ができていない	熟考期 (関心期)※
Preparation	1カ月以内に行動変化を考えている．	すぐに始めるつもりがある．	・少し始めている ・始めるつもりがある ・基準に達していない	準備期
Action	行動変化を起こして6カ月以内．	始めている．ただし6カ月以内．	・基準とする行動が始まっている ・エネルギーを投入している ・後戻りが最も多い	行動期 (実行期)
Maintenance	行動変化を起こして6カ月を超える．	始めている．6カ月を超えている．	・新しい行動の安定化 ・自信大 ・再発を防ぐ	維持期

Precontemplation を除く各時期に Relapse(再発)がある．
※：筆者はこの訳語を不適当と考えている．

学術用語についてであるが，筆者は contemplation および precontemplation という用語はきわめて重要な意味を持ち，変化ステージモデルの生命線だとも思っている．そこのところを Prochaska 博士は以下のように語っておられる．

> 最初の段階（stage）を何と名づけるかについては悩みました．例えば not compliant（非遵守）や unmotivated（動機なし）も考えましたが，それらに対して，precontemplation は次の段階に進む可能性（pre-）を感じます．また，その段階の人を変化過程の一部に組み込む言葉だと思います．患者さんの中にはやる気を失うとか，悲しくて行動開始を拒否することもあります．precontemplation という用語は，このような患者さんを除外するのではなく変化過程の中に包含することができるわけです．
>
> contemplation は過去と未来の架け橋のようなもので，馴染みのある所から新しい所へ移動する，新しい所について考えることです．熟考するということは，より多くのエネルギーを注いで変化について考え，また変化のプロセスをより自分のものとすることでもあります．

contemplation はしっかり考え出すということに意味がある．そこに変化へのエネルギーがみられるということである．precontemplation は，「やるつもりがない」人を「関心がない人」として除外するのではなく，考えるエネルギーが満ちてくる前の段階にある人と定義したいということである．そうすることによってこの人は，いつか変化の過程に入ってくる可能性を持つ人という解釈ができるようになる．

それらの気持ちを込めて，また正確な翻訳ということを踏まえて，さらに変化ステージモデルにおける用語の革新性も含めて，筆者は前熟考期，熟考期という日本語を当てている．なお，「期」という訳語は原著にない言葉なので，「（前熟考，熟考）ステージ」という翻訳でもいいと思っている．

2）変化ステージがもたらした臨床的意義：変化を一過性の出来事ではなく，経時的な過程としてとらえる

> 変化ステージが表す時間というものに着目することにより，行動変化の過程において人がどこに位置しているのか，経過の初めなのか，中間地点なのか，終わりのほうなのか，が見えるようになり，変化を一過性の出来事ではなく経時的な過程としてとらえることができるようになりました．

変化ステージの発見と確立によって行動変化を「時間的に連続する過程」としてとらえることができるようになった．つまり，実行者も治療者も「時間を信頼できる」ようになった．筆者はこのことは行動変化の心理学における革命的な出来事であると思っている．

これを糖尿病療養にあてはめて考えると，従来，療養行動は「できる」と「できない」に分かれるという考え方が主流であった．だから，研究面においても，「できる人」はどういう性格かとか，「できない人」はどういう精神病理か，どういう性格特性を持つ

かということが中心テーマであった(→それを Skyler が批判した). これらは行動変化を一断面でとらえていることに起因している.

また, 療養指導あるいは診察時においても,「今変えなければ」,「今, 約束をしてもらわなければ」という思いが強かった. しかし, このようなアプローチの仕方は, 患者さんの心に抵抗を生み出し, できない人を作り, コミュニケーションを閉ざしてしまった可能性がある.

変化ステージモデルは, もし提案への回答が No であっても, それは経過の始まりにすぎない, スタート地点に立ったところだという, ある種の安心感を治療者に与えてくれた.

> 私も心理学者として, 患者さんをすぐに変化させなければならないというプレッシャーの下で, 失敗だと感じたことがよくありました. しかし, この変化ステージという考え方によって, 行動変化過程を時間の経過の中で捉えることができるようになったのです. 変化は一時的に起こる出来事ではなくて, 時間の経過の中で起こる過程なんですね. 先生が仰ったとおりで, 糖尿病教室の期間中に前熟考期の患者さんが自身の問題について考え始めれば, それは前進であり変化であるわけです. この考えがなければ, 我々がやる気を失うだけでなく, 患者さんもやる気を失ったり, 自分は変わるスピードが遅くて先生を落胆させているのではないかと感じることもあるでしょう.
>
> **変化ステージの考え方は, 人がいかに変わるかについて, より楽観的な見方を提供してくれたと思います.**

3) 変化ステージの進み方：行動変化はらせん状に進行する

行動変化は片道切符ではない. つまり, 行動変化は一方向にのみ進むものではなく, 行きつ戻りつ変化していくものである. これは, 臨床をしていると毎日経験することである. やっていた人ができなくなっている, すると決心していた人がしないと言われる. しかし従来の理論ではこのような現象を説明できなかった. 変化ステージモデルは, ステージの進行はらせん状に起こることを示した(図 3-2). この図によれば, 例えば, 準備期(preparation：やろうと思い始めた段階)と前熟考期(precontemplation：まったくやる気がない段階)の距離がとても接近している地点があって, そこをうまく通過できないと前熟考期に逆戻りしてしまうことがよく説明できる.

> 我々は元々サークル(円状)モデル(各変化ステージを円の5カ所に配置し, ぐるぐる回るモデル)を使用していたのです. ただサークル状だと, 前進というより円の周りをぐるぐるまわっているようで悲観的すぎたのです. 今の「**スパイラル(らせん階段状)モデル**」(図 3-2)は, 子どもの成長段階に似ているところがあります. 例えば, 子どもが自分1人で自分のベッドで寝られるようになったのに, 怖くなってまた両親のベッドで一緒に寝る段階に逆戻りといったような. とてもよかったのは, 再発した人々を調査したところ, 85％が前熟考期ではなく準備期または熟考

図3-2 らせん階段状モデル

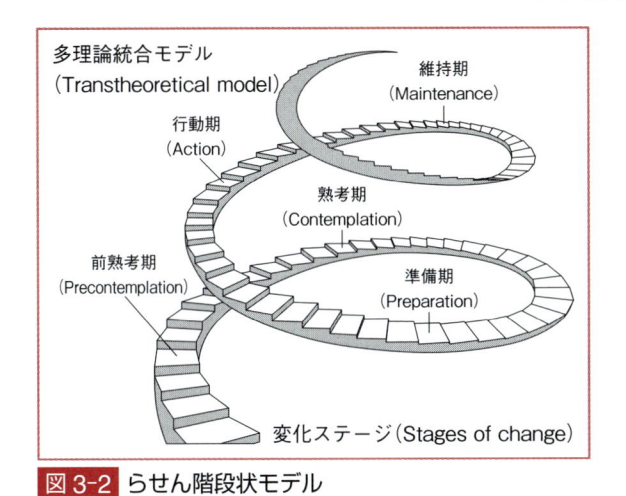

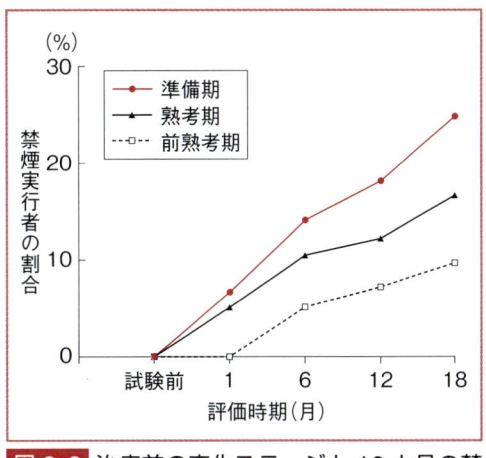

図3-3 治療前の変化ステージと18カ月の禁煙率（n=570）

〔文献2）より引用〕

期に戻るという勇気づけられる結果が得られたことです．患者さんにやる気を失わせたり諦めさせてはいけないのです．変化の過程において，たとえ失敗しても自分が変われるという能力を決して諦めてはいけないこと，我々はそうならないよう最大限の努力をするし，変われる能力を信じていると患者さんには話しています．

4）ステージ効果（stage effect）

行動ステージを1つあげれば，それだけ行動変化の確率が高くなることをいう．図3-3にその事象の1つの例を示す．

ステージ効果（stage effect）とよばれる事象があります，介入開始後に変化ステージがあがればあがるほど時間経過とともにより大きな行動変化を見せることです．前熟考期，熟考期，準備期の順番に大きくなります．

変化プロセス

1）変化の10プロセスは以下のようにして抽出，再定義された

概念的にいいますと，ある心理療法はある1つのプロセスにおいて非常に専門的な技術や考え方を持っています．例えばフロイトであれば意識化（consciousness raising）ですよね．フロイトの理論でこれがどのように定義づけられているか，そして他の理論がその定義をいかに使っているかを見ていきました．全く異なるスキナーの行動理論であれば強化と報酬ですが，彼はこれについて何といっているのかを知ることで定義がわかるわけです．一方で，我々は人はどのような方法を使って変化ステージを前進させるのかを実験的に調査していました．私たちが定義しなお

した概念の中で，例えば「自己再評価(self-reevaluation)」は元々認知理論からきていますが，人は自分自身についてどう考えるかだけではなくて，どう感じるかについても注意を向けていることがわかり，これを定義に含めたのです．

変化プロセスについてはこのように，いくつもの心理療法のエッセンスである．表3-1のうち禁煙に関連して，変化プロセスがどのような内容であるのかの例を表3-4に示す[5]．この他のいくつかの重要な考え方については他項で折に触れて解説しているのでそれらを参照されたい．次項以後も糖尿病療養に関連して説明する．

2) 変化プロセスと変化ステージの統合化

「多理論統合モデル」の3)においても紹介したが(p.94)，彼らはどのステージにはどの技法(変化プロセス)がより有用であるかを明らかにした．それによれば，行動変化が始まるまで(準備期以前)は，①問題を意識化すること，②感情に気づくこと，③自分や環境との関係を見直すこと，④決断することなど，考え方や感情の変化を促進する技法が有効であり，行動の開始(行動期)以後は，①再発のきっかけとなるものを避ける(刺激統御)，②望ましい行動をしたときは褒美(強化制御)，など「行動学的方法」が役立つ(図3-4)．

このモデルが示唆しているのは，時間経過とともに効果的な行動変化が起こるには，まず考え方，気持ち，価値観の変化があり，その後に目にみえる行動変化があるということです．初期の段階では，認知や感情の部分が変化し，自分自身や他人についての価値観も変わるわけです．そして行動が変化した後には，違う方法(行

表3-4 変化プロセスの具体的内容

Dramatic relief：劇的救済，軽減；自分の問題と解決に関する感情を経験し表現する

- 喫煙の健康への害についての警告は私を感情的に動かした．
- 喫煙の弊害に関する劇的な描写は私を感情的に揺すぶった．
- 喫煙に対する警告に私は感情的に反応した．
- 喫煙によって引き起こされる病気についての研究結果を思い出すと，気分的に動揺する．

Self-reevaluation：自己再評価；問題に関連して自分がどのように考え感じているかを評価する

- タバコに依存している自分に失望する．
- 自分が喫煙していることを考えると動揺する．
- タバコを止めるということも含めて自分自身に満足しているということを改めて評価する．
- タバコを吸うということが，自分のことは自分で気をつけて責任を持つという自分の信念と矛盾していることに気づいて苦しんでいる．

Counterconditioning：拮抗的条件づけ；問題行動の引き金となる刺激と，問題行動につながらないもう1つの刺激を対にして提示することによって，新しい条件づけをし，前の問題行動を消去すること．問題行動に代わる行動を用いる

- 喫煙の代わりに，運動をする．
- 手を使って他のことをすることが，喫煙の代用になることに気づく．
- タバコを吸いたいときは，他のことを考える．
- リラックスしたいとき，喫煙以外のことをする．

動学的方法)が必要になってくるわけです．お互いに全く異なるフロイトとスキナーのコンセプトが共存するなんて誰が想像したでしょう．比喩的にいえば，自分の行動を変化させた人たちが，最初は"フロイトの方法"を使い，後期の段階では"スキナーの理論"を使ったと教えてくれたのです．

決断バランスと変化ステージ

決断バランス(decisional balance：Pros and Cons)」は行動変化が個人にもたらすプラス面(プロズ，Pros：肯定意見)とマイナス面(コンス，Cons：否定意見)のことで

前熟考期/熟考期	熟考期/準備期	準備期/行動期	行動期/維持期
意識化 劇的救済 環境再評価	自己再評価	自己解放	強化制御 援助関係 拮抗条件づけ 刺激統御

図 3-4 各変化ステージの移行に有用な変化プロセス

〔文献2)より引用〕

表 3-5 糖尿病療養法のプロズ(肯定意見)とコンス(否定意見)

勧められた糖尿病治療を行うかどうかを決めるにあたって，以下のことはどの程度重要ですか．

プロズ：肯定意見	・私の食事プランを実行すれば大きい健康問題は起こりにくい． ・血糖測定をすると自分の生活をコントロールしていると思える． ・運動すると健康な人と思える． ・勧められたインスリン治療をすると責任を果たしたような気になる．
コンス：否定意見	・私の食事プランを実行すれば他の人の計画の邪魔になる． ・血糖測定をすると変わり者にみられる． ・運動プランを実行すると他の活動の邪魔になる． ・インスリン注射は痛い．

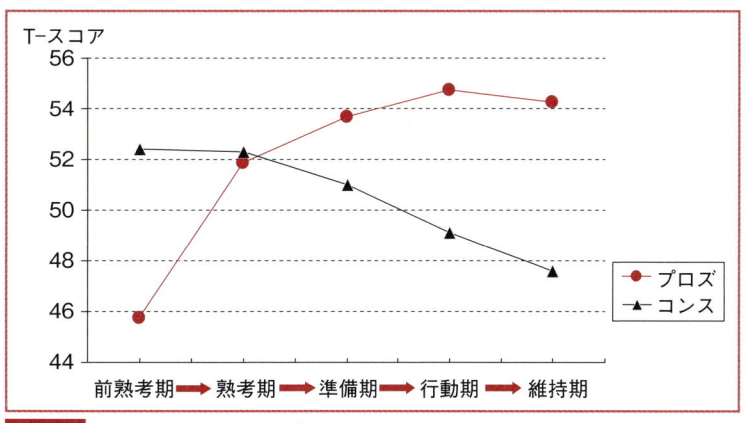

図 3-5 決断バランス(プロズ，コンス)と変化ステージの進行

〔文献2)より引用〕

ある．糖尿病療養法を例にとれば，表 3-5 のような項目が考えられる．適切な心理技法（変化プロセス）を用いることによってプロズの数が増えるほど，またコンスが減るほど変化ステージは進行する（図 3-5）．

　以上で多理論統合モデルの総説を終わる．次項からは糖尿病治療への応用について解説する．

◀文献▶
1) Skyler JS (1981) Editorial: Psychological issues in diabetes. Diabetes Care 4: 656-657
2) Prochaska JO, DiClemente CC, Norcross JC (1992) In search of how people change. Applications to addictive behaviors. Am Psychol 47: 1102-1114
3) Prochaska JO, 石井 均, 津田 彰 (2007) 医療者にとって「多理論統合モデル（変化ステージモデル）」とは何か—Prochaska JO 先生に聞く．糖尿病診療マスター 5: 181-192
4) DiClemente CC, Prochaska JO (1982) Self-change and therapy change of smoking behavior: a comparison of processes of change in cessation and maintenance. Addict Behav 7: 133-142
5) Prochaska JO, Velicer WF, DiClemente CC, Fava J (1988) Measuring processes of change: applications to the cessation of smoking. J Consult Clin Psychol 56: 520-528

Part 1 糖尿病療養行動を促進する

2 〈多理論統合モデルを応用する〉
前熟考期
The application of trans-theoretical model to diabetes therapy : Precontemplation

あなたに何がわかる！

> 【症例 11】 コミュニケーションが取れないままに治療から脱落した症例
> 【プロフィール】
> 　20歳男性，2型糖尿病，発症後2年で合併症はない．両親と近医の強い勧めにより糖尿病教育入院．
> 【入院後の経過】
> 　教育コースに参加し，初回「糖尿病はどんな病気か」の講義を聞いていたが，明らかにいやいやという態度．講義の後，「糖尿病は治るのですか？」との質問があった．講義者より，「治らないがコントロールはしていける」と説明した．
> 　その後全く糖尿病教室には参加せず，1日中ベッドに寝ており運動もしようとしない．担当看護師がベッドサイドで治療に関する説明をしようとするが耳を貸さず．さらにコースへの参加を促すと，「あなたに何がわかる！　うるさく言うな，ほっといてくれ！」と攻撃的に拒否．主治医も説得を試みたが，コミュニケーションのとれぬまま退院．

　私たちにとって，苦い経験から紹介したい．この話はもう15年以上前の経験である．若い2型糖尿病患者であり，「何とか療養法を覚えてもらって今後の人生を大切にしてほしい」と私たちは考えていた．しかし，私たちの思いと彼の反応は全く逆の方向を向いてしまった．なぜこんなことになったのだろう．私たちの中に，その思いが深く残った．

　今にして思えば，この人は前熟考期にあったのだ．その時期にある人への対応法を間違えたのだ．それでは，前熟考期とはどんなステージで，一体どんなアプローチが適切なのだろうか．

糖尿病療養における変化ステージ分類についての約束事

　前熟考期の解説に入る前に1つ本質的に重要なことを述べておく．
　(1) まず，変化ステージ分類は療養法別(ターゲットにしている行動ごと)に行うと

表 3-6 糖尿病変化ステージ分類表

あなたの糖尿病の治療プランを立てるために，今の気持ちをお聞かせ下さい．本当にどう思っておられるかをおうかがいしたいので，思ったとおりに書いて下さい．

お名前＿＿＿＿＿＿＿＿＿＿＿＿＿＿＿

[1] 糖尿病治療のために，医師や栄養士から勧められた食事（望ましいカロリー量と食品バランスで食べること）をしていますか？　最近1,2カ月のあなたの状態に最も近いものを番号で選んで下さい．
①していない．するつもりはない．できない．
②していないが，始めようかとは考えている．まだ迷っている．
③していないが，少しずつ近づけていくつもりである．
④していないが，すぐに始めるつもりである．
⑤すでにやっている．ただし始めて6カ月以内である．
⑥すでにやっている．6カ月を超えて続けている．
実際にどのような食事をされているか答えて下さい．
（　　　）

[2] 糖尿病治療のための運動（例えば，1日60分以上歩くことを週5回以上）をされていますか？　最近1,2カ月のあなたの状態に最も近いものを番号で選んで下さい．
①していない．するつもりはない．できない．
②していないが，始めようかとは考えている．まだ迷っている．
③していないが，少しずつ増やしていくつもりである．
④していないが，すぐに始めるつもりである．
⑤すでにやっている．ただし始めて6カ月以内である．
⑥すでにやっている．6カ月を超えて続けている．
実際にどのように運動されているか答えて下さい．
（　　　）

[3] インスリン注射導入
医師からインスリン治療を勧められましたが，今のあなたの気持ちを教えて下さい．
①するつもりはない．できない．
②始めようかとは考えている．まだ迷っている．
③すぐに始めるつもりである．

いうことである．すなわち，食事療法，運動療法，薬物療法あるいは血糖自己測定，それぞれについて一定の評価基準を設定し，それぞれ評価するということである．一定の評価基準というのは"行動期をどう設定するか"ということである．

行動期は望ましい行動が始まった時期である．したがって，望ましい行動とはどんな行動かを設定する必要がある．もともと変化ステージモデルは禁煙過程の研究から生まれた．禁煙における行動期の設定は簡単だった．すなわち，タバコを1本も吸わないことである．

しかし，糖尿病療養はいくつかの療養行動の集合である．したがって，それぞれについての行動目標設定が必要となる．筆者らが日常臨床で使用している分類法を表3-6 に示す．

筆者らは準備期の中に，"とりあえず始めてみてレベルを上げていこう"とする段階から"すぐ望ましいレベルで始めよう"とする段階までが混在していることを知っている．臨床上この違いは大きいので，実際的には表3-6 に示すように，食事と運動の分類には③の段階を加えている．これは，原著にはないものであることに注意する必

要がある[1]．

　インスリン注射導入については研究用のものを提示した．実臨床では，看護師に打ってもらえるのなら始めてもよいという段階があり，それも準備期に含めている．

　これらのことからおわかりのように，糖尿病治療への変化ステージモデルの応用は，ただ単純にもとの多理論統合モデルを導入するという作業ではない．そこには，糖尿病臨床からの多くの経験と知恵が挿入されている．

　（2）もう1つ大切なことは，変化ステージはあくまでも"患者の主観的評価による意思と行動の表現"だということである．特に，食事療法で問題となるのだが，本人の評価と医療者の評価が明らかにずれることがある．「自分はやっている」と思っておられるが，とうてい治療目標には程遠いという場合である．この場合でも，臨床的な意味は大きい．つまり，その"ずれ"を話題にすることによって，"気づき"を促進できるからである．

　このくらいのことを約束事として，前熟考期の解説に入る．

前熟考期はどんな段階なのか，どのような理由でこの段階にいるのか

1）前熟考期の定義

1）6カ月以内に行動変化を考えていない．
2）（勧められる療養を）始めるつもりはない．できない．

　前熟考期の定義はこのようになされている．つまり近い将来にはその課題に取り組むつもりはないという意思―提案拒否―を表現している．

　「それはしたくありません」と答える人には，いろいろな理由がある．いろいろな理由があるということを理解していることが大切である．表3-7 にいくつか例を示す．

2）前熟考期にいる人はどんな考えを持っているか

　①**糖尿病と診断されたが，なんとも思わなかった．（症状的に）なんともない**．このように答える場合は，生活習慣を変えるとか治療（療養）をする必要はないと考えている段階にある（考えている人ではないことに注意）と解釈できる．糖尿病による影響を認識できていない時期であり，「病識がない」と医療者からよばれることもある．こういう段階にあっては，勧められる療養をしないと決断するのはある意味当然といえる．

　このような「糖尿病に対する認識と関心のなさ」は前熟考期にある人の考え方の大きい部分を占めているものと思われる．しかしながら，それがすべてではない．

　②その逆ともいえるのが，「**糖尿病であることを認めたくない（否認）**」であり，「**知りたくない，怖すぎる（恐怖）**」，「**考えたくない（回避）**」である．「血糖値（やHbA1c）が高く糖尿病ですよ」とお伝えしたとき，「何かの間違いでしょう」とか，「昨日たくさん食べたからです」とか返事をされる方がときおりおられる．また，「糖尿病ではないかと思っていたが，何を言われるか怖くて来る決心がつかなかった」とDKA（dia-

表3-7 勧められる療養を始めたくない理由

認識していない	糖尿病と言われているが身体はなんともない．食事(運動)量を変える必要がない．
関心がない	糖尿病と言われたがなんとも思わなかった．
知らない	糖尿病のことはわからない．尿に糖が降りていると言われただけ．
なかったことにしたい（あるいは否認）	診断が間違っている．その前の食事が多かっただけ．
怖すぎる	怖いので合併症のことは知りたくない．
考えたくない	暗くなるだけだから糖尿病のことは考えたくない．
避けたい	糖尿病のことを言われたくない．接触を避けたい．
嫌だ(拒否)	食事療法なんてしたくない．好きなものを食べたい．満腹感がほしい．
抵抗がある	注射には抵抗がある．自分の身体に打つなんて．
悲しい	なぜこんな病気になってしまったのか，考え続けている．
怒り	糖尿病にならないように努力していたのに，処方された薬のせいでなってしまった．
疲れた	何十年もやってきたが，もう食事に疲れた．
意欲がない	何もしたくない．放っといてほしい．
意気阻喪	努力したのに結果が出ない，もうやりたくない．前にもやったが長続きしなかった．
あきらめ	何をしても同じ，運命は変えられない．
効果がない	いろんな方法を試みたが結局体重は減らない．

betic ketoacidosis，糖尿病ケトアシドーシス)を起こし意識障害をきたしてから救急来院された1型糖尿病患者さんもいた．怖れが決断を鈍らせた．

この方たちは無関心や病識がないのではない．その逆で，見たくない，知りたくない，怖すぎるのである．そのために一歩が踏み出せない．

③また，「抵抗」，「怒り」，「悲しみ」もある．療養が必要かもしれないと思うが，そう簡単には始められない，始めたくないのである．糖尿病ではなかった過去の日々を考えてしまう．療養が必要といわれる状態になったことが，悔しいし悲しい．それに勧められる療養は嫌だ．だから抵抗する．納得するには時間がかかる．

④「うつ状態」や「燃え尽き」などが残りの1群をなす．続けてきたけれども維持していくことに疲れてしまった．やる気が起こらなくなった．何をやっても結局は同じこと．「だからもう(療養)したくない，できない」という場合(時期，段階)である．

このようなさまざまな状態が，「(療養を)する気はない，できない」という段階—すなわち前熟考期に含まれている．一言でいえば，この段階は，"問題と向き合う心的エネルギーがない"状態，"そのことを考えたくない"状態である．だから，Precontemplationは"前熟考"期である．

前熟考期という段階を進めるための援助のしかた

◆ Don't：このステージでしてはいけない関わり方

1) 患者が治療に取り組むのは当然だと思い込んではいけない/力で説得しよう(変えよう)としてはいけない

①医療者は，「患者が病院や診療所を訪れるのは，医療者が勧める治療を受けるためである」という暗黙の前提を持っている．その気がないなら病院へ来る必要はない

と考えている．ところが，このステージの患者は「問題の存在に気づいていないか，否定している」のであって，自らの意思ではなく強制されて受診しているとか，診断を否定してもらうために受診していることが多い．糖尿病以外のことで受診した他科の医師から勧告を受けたという場合もある．あるいはとりあえず一度様子見に来ている．そのなかには，糖尿病とその治療法についても独自の信念や考え方を持っているとか，非現実的な願望─糖尿病が治るというような─を持っていることもある．

　いずれにせよ，継続的に糖尿病の療養法を習いに来たという態度ではない．あるいは自分のできる最低限のことだけを（不承不承）しようと思っている．

　②前熟考期とはそういう段階であり，態度はきわめて多様である．したがって，「さあここに来たからには私たちが勧める治療を始めましょう．当然のことです」という態度で臨むことは控えたほうがいい．もしそのような態度で接すれば，患者は「この人とは話にならない」とあきらめるか，物別れに終わるだろう．患者は表面的に従順な態度をとると決め込むか，薬だけくださいと顔を合わさないようにするか，通院を中断するだろう．いずれにせよ私たちの勧めに耳を貸そうとはしないであろう．

　医療者の権威にかけて力で説得しようとすれば，より強い抵抗を生むか，逃げられるだけである．

　③最も基本的なことになるが，感情的に反応しないことが肝要である．「する気はありません」と返事されたとき，「あなたのためなのに」，でも，「じゃあ勝手になさい」でもなく，この人が拒否する理由はなんだろうという態度で反応することである．

2) 知識や警告が自動的に行動変化を生むと思ってはいけない

　糖尿病とその治療に関する知識を与え，それを継続しなければ合併症が進行するという警告を与えれば，それが患者の中で自動的かつ適切に処理され，望ましい療養行動につながると思ってはいけない．糖尿病やその治療法に関して歪んだ先入観や信念を持っている患者においては特にそうである．

　繰り返しになるが，この段階は，そういう知識や指示が受け入れられないのである．この段階の人を，例えば食事指導のために栄養士に紹介することは効果的ではない．

3) 糖尿病への感情面での不適応を無視してはいけない

　勧められる治療を始めたくない理由の中に，怖すぎる，避けたい，嫌だ，悲しい，怒り，など感情が深く関わっている場合があることに注目していただきたい．糖尿病と診断されたことが認められない段階，治療や合併症に強い不安を持っている段階にある人たちに，すぐに食事療法から始めましょうと説明しても受け入れがたいだろう．また，疲れた，意欲がない，あきらめなど，何度も治療に取り組んだが継続できず，無力感にとらわれている場合もある．このような心理状態では新しい情報を取り入れる力はない．このような感情面を考慮せず，型にはまった説明や指導をすることは効果的といえない．

4) 問題への直面化を焦ってはいけない

　指導を聞こうとしないとき，糖尿病であることを認めようとしない場合には，患者

固有の理由がある．これを聞かないで，「もう糖尿病になったのだから，それを認めて，早く治療法を覚えたほうがあなたのためですよ」とか，「あなたは飲酒が問題であることを認めたくないようですね」などのアドバイスや警告は抵抗を生むだけである．患者は指摘されたことを認めるどころか，逆に否定しようとする．さらに強く問題を指摘すると，侮辱あるいは不当介入と感じ攻撃的になることすらある．

◆ 症例 11 にこれらの Don't (禁則) が生かされていれば

　ここでもう一度症例 11 に戻って考えると，患者がなぜ脱落してしまったのかがみえてくる．

　まず第 1 の問題は患者が自分の意思ではなく，重要な他者から勧められて半ば強制的に入院してきたという状況にあった．それでも入院を承知したのは，入院さえすれば糖尿病が治るものと思っていたからではないかと思われる．「糖尿病とはどんな病気か」を聞き，糖尿病が治らない病気であること，一生食事療法をはじめとする治療が必要であることなどが直ちには納得できなかったものと推測される．

　しかしながら，医療側としては年齢も若いし，継続フォローはできないので，早く教育して，必要なことを身につけてもらいたいという思いが強かった．その結果，「感情を無視する．治療に取り組むのは当然と思い込む．直面化を焦る」という禁則(Don't)を破ることになっていた．それが教育からの脱落につながった症例である．私たちには熱意があった．しかし，人の心の働き方に関する配慮を欠く熱意は逆の結果を生んでしまうこともあることを学んだ症例である．

　後日談をしておきたい．退院後，本人より担当看護師宛に，「あなたには申し訳ないことをした．もう少し時間が必要」という文面の手紙が届いた．

◆ Do：このステージで勧められる関わり方

1) 患者の考え方や感情を理解する

　これが最も重要で，かつ唯一展開の可能性を秘めた方法である．「患者の考え方や感情を理解する」ために最もよい方法は，患者に尋ねること，そして語ってもらうことである．患者の語りを聞くときには，「うなずく」(ふんふん，なるほど，○○なのですね)程度の返事をする．決して，非難するとか，反論しないことが大切である．それをしてしまうと聴くことにならず，理解するチャンスも失われる．

　問いかけ法としては，例えば「糖尿病はどんな病気だと思っていらっしゃいますか」のような，いわゆるオープンエンドクエスチョンが望ましい[*1]．患者が思っていることをそのまま語ってもらえるようにするためである．

　なお，言葉遣いや面接の態度(非言語的コミュニケーション)にも注目しておくこと．

　患者の糖尿病に対する考え方や感情を知るために，筆者はいくつかの質問をまとめ

[*1] クローズドクエスチョン：「何々ですか？」のように，「はい」，「いいえ」で答えられる質問をクローズドクエスチョンという．この形式は相手の話を聞くというよりは，質問者が知りたいことだけを尋ねることになる．

表 3-8 DM ビリーフ質問表

（ 1 ）糖尿病とはあなたにとってどんな病気ですか（あなたは糖尿病とはどんな病気だと思っていますか）．あなた自身の考えを教えてください．
（ 2 ）糖尿病になることによって，あなたやあなたのまわりの人に何が起こりましたか．
（ 3 ）糖尿病になることによって，あなたの体に何か変化が起きましたか．
（ 4 ）糖尿病になって，つらいなあ，いやだなあと思うことを教えてください．
（ 5 ）糖尿病になって，不安に思っていることを教えてください．
（ 6 ）糖尿病がどうなればいいと思いますか．
（ 7 ）糖尿病が治ってしまえばよいと思うことがどの程度ありますか．
（ 8 ）なぜ糖尿病を治療しなければいけないと思いますか．
（ 9 ）糖尿病をどのように治療していこうと思いますか．
（10）周囲の人や，病院の人は，糖尿病であることがどんなことか十分理解してくれていると思いますか．
（11）もし理解されてないと，あなたが感じているとすれば，それはどんなところですか．
（12）食事療法をやってみて，実際に血糖値（や症状）が良くなると感じたことがありますか．
（13）運動療法をやってみて，実際に血糖値（や症状）が良くなると感じたことがありますか．
（14）飲み薬（血糖降下剤）やインスリンを使ってみて，実際に血糖値（や症状）が良くなると感じたことがありますか．
（15）病院で勧められる食事や運動やインスリンなどの指示は，あなたの生活時間や生活スタイルとうまく合いますか．合わないとすれば，どんなところが合いませんか．
（16）糖尿病の治療をしていくことに対して，どんなことが妨げになっていると思いますか．
（17）最近のコントロール状態は（血糖値やグリコヘモグロビンの値など，あるいは合併症の進行）どうですか．
（18）最近のコントロール状態を続けると合併症はどうなると思いますか．
（19）最近のコントロール状態について，どうしていこうと考えていますか．何ができると思いますか．
（20）あなたの今までの治療のしかたについて，どのように感じておられますか．

（石井，1994）

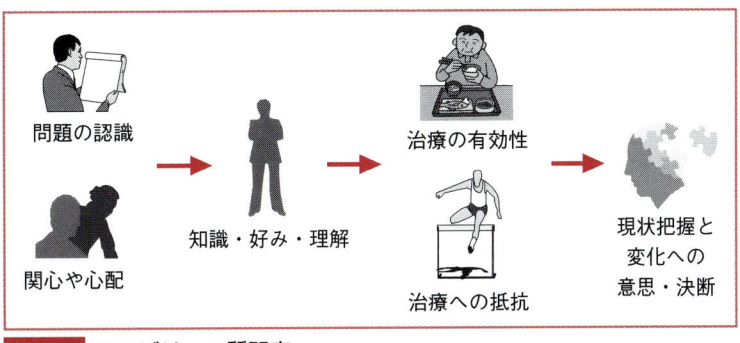

図 3-6 DM ビリーフ質問表

てみた．それが，「DM ビリーフ質問表」である（表 3-8，図 3-6）．この質問表は以下のように構成されている．

- 「問題の認識」（質問 1～3）：糖尿病であることとその影響の認識を尋ねる．
- 「関心や心配」（質問 4～7）：糖尿病に対する感情を尋ねる．
- 「知識・好み・理解」（質問 8～11）：糖尿病の知識，周囲の理解，どうしたいかを尋ねる．
- 「治療の有効性」（質問 12～14）：治療の有効性の認識を尋ねる．
- 「治療への抵抗」（質問 15，16）：治療への抵抗要素を尋ねる．

> ・「**現状把握と変化への意思・決断**」(質問 17～19)：現状の認識(治療の重要性)と
> それを変えていく意思があるかを尋ねる．

　この質問表は，前熟考期から準備期までに対応している．前熟考期にいる人には，「問題の認識」および「関心や心配」について尋ねる．これによって，本人がどのように考えているか，どのように感じているかを知ることができる．

　さらに，より簡便に DM ビリーフ質問表が使えるように新患用簡易版を作成した．筆者の施設では，すべての新しい患者さん(外来，入院，栄養指導，他)にそれらの質問をしている．

> 【新患への4つの質問】
> 1. 今回，○○(外来受診，入院，栄養指導来室，など)された理由を教えてください．
> 2. そのことについてどのように考えて(思って)おられますか？
> 3. そのことのどんなところが不安ですか？
> 4. どんなことで困っていますか？

　これは新患用として，DM ビリーフ質問表よりさらに間口を広げた質問にしている．つまり糖尿病と限定していない．初めての患者さんに，あなたにとって何が関心事であるかを尋ねるようにしている．例えば，医療者にとってその入院の目的が，血糖コントロールであり，インスリンの導入であったとしても，当の患者さんにとっては，「やせてきた理由を詳しく調べてほしい」ということもある．他の重大な疾患が隠れていないかが本人にとっての最大の関心事なのである．

　これはきわめて重要な情報であり，それらの検査予定を立てて安心感を持ってもらってからでないと，なかなかインスリン治療の話は進まない．

2) 問題への気づきを援助し，関心を高める

　このような質問をするというプロセスは，医療者がそれを知ることができると同時にもう1つのとても重要な働きがある．それは語ることを通じて，無理なく，意識せずに，問題に対する気づきや関心が高まるという効果を持っているということである．

　「糖尿病は嫌いだ」と語った瞬間に，「糖尿病を嫌っている自分がいる」ことに気づく．「食事療法がつらいよ」と語った瞬間に，好物を好き放題食べていた自分と，糖尿病でコントロールが必要となった自分を重ね合わせている．「どうせ長続きしないから」と語ったとき，糖尿病は一生コントロールが必要だという思いが根底にある．

　自ら語るということは，強制されずに，問題と自分の関係を見直す作業を行うということである．それは全く個別的なもの，その患者自身のものとなっていく．それが重要である．

　「糖尿病はこういう病気で，こういう治療が必要です」という一般的な概念ではなく，「自分にとってどういう病気であり，自分にとって治療が必要な理由は何か」，そ

の思いがやがて人を行動へと駆り立てる．

3）感情的体験をした機会を見逃さない

Prochaska 原論文では，この変化プロセスを「劇的救済（dramatic relief）」と表現しており，「問題についての感情を明らかにする，体験する」あるいは「自分の問題と解決に関する感情を経験し表現する」と説明している[1]．具体的には，「喫煙の健康への害についての警告は私を感情的に動かした」とか，「喫煙の弊害に関する劇的な描写は私を感情的に揺すぶった」などの体験があげられている．

これを糖尿病で考えると，例えば，合併症の説明を受けるとか，重い合併症の写真を見るとか，合併症の患者さんの話を聞くとかの機会を持って，そのとき，驚いた，怖いと思った，などの気持ちを抱くことに相当する．これは単に糖尿病合併症としてこれこれがあるという単なる知識とは質が異なる．したがって，それは行動変化へのきっかけになる場合が確かにある．しかし，筆者は怖いという思いだけでは逃げ出してしまうとか，無視しようとする患者さんがいることも知っている．

したがって，筆者は「怖い，驚いた」などの感情的な体験をするだけでは不十分で，それにプラスして何らかの希望を持てることが必要だと考えている．重い心の体験をすると同時に，今行動を変えればなんとかなるという気持ちになること，自分はまだ間に合うと思えること，その光が見えることが必要だと考えている．

もっと言えば，どん底に落ち込んだような体験をして，その場所からしか見えない光が見えるようになることだと考えている．それが真の意味の「劇的救済（dramatic relief）」だと思う．この経験をすると人は変わる．

【症例 12】 白内障手術時の感情的体験が糖尿病治療への態度を変えた症例

56 歳男性，2 型糖尿病，白内障手術目的で眼科紹介，血糖コントロールのために内科入院．

入院時 HbA1c 8.6％．経口血糖降下薬使用中．入院時の面接で新患への 4 つの質問をしたところ以下のような回答であった．

今回入院された理由を教えてください　「白内障の手術をすること」．
そのことについてどのように考えられていますか？　「忙しいので，糖尿病のことは今回何もする気はない．手術のできる身体にしてくれればいい」．

このように答えられ，仕事の都合で退院日まで決められていた．今飲んでいる経口血糖降下薬以外のことは"何もするつもりはない"という前熟考状態にあった．私たちはとりあえず継続して通院していただける関係を作っておくことを目標とし，今回の入院では療養についてそれ以上の議論はしないこととした．「退院されたら外来に来てくださいね」と約束した．

ところが 2 週間後，白内障手術を終えた後内科病棟を訪れ，糖尿病教育コースに参加したいと申し出られた．もちろん歓迎する旨を伝えたうえで，なぜそのような気持ちになったかをお尋ねしたところ以下のように答えられた．

「眼科病棟に入ったら私より眼の状態が進行した人ばかりでした．ある日，私は

白内障の手術ですと話したところ,『いいですねぇ.見えるようになりますよ.私は網膜が具合悪くって,手術をしても視力が出ないんですよ.私も,あなたのような時期にしっかり糖尿病を治療しておけばよかったと,いつも思っているんですよ』というお話を聞きました.それも一人ではないんです.手術がすんだらすぐに帰るつもりでしたが,それが気になって,今回勉強しておこうと思うようになりました」.

眼科病棟での出会いが(感情的)体験となり,今なら間に合う,今が大事だと決心された症例である.教育コースに参加され食事療法をしっかりと学ばれて退院された.その後良好な血糖コントロールを維持されている.

4) 治療の必要性と有効性に関する情報を提供する

上記の関わりから態度の変化がみられた場合,なぜ糖尿病は治療しなければいけないのか,治療することによって何が得られるのかについて必要な情報を提供する.

【症例13】 前熟考期にある人への関わり方(Do)と変化がわかる症例→症例3(p. 48, p. 53)に同じ

【プロフィール】

50歳代男性,2型糖尿病.20年前に糖尿病を指摘され,近医に断続的に通院してきた.口渇,疲労感など症状が出れば血糖降下剤を服用し,症状が軽快すれば中断するということを繰り返してきた.食事療法,運動療法については全くやっていない.最近眼底出血をきたし本院眼科受診,糖尿病治療のため内科を紹介される.HbA1c 11.3%.

【介入と経過】

入院時,「目に関しては治してほしいと思っているが,糖尿病治療については目とは関係がない」という発言がみられ,糖尿病療養全般において前熟考期と評価された.そこで,**まず,患者の糖尿病とその治療に対する考え方を尋ねた.**

医師　糖尿病の治療をすることについてどのように考えておられましたか?

患者　治療しても治らないし,どうせ死ぬんだったら何をしてもしかたないと思っていた.

医師　どんな治療をしても役に立たないと?

患者　いや,最初は勉強もしたよ.でも勧められることが,食べる量を減らせ,好物はやめろ,油ものはだめ,タバコもだめ,酒もだめ.ダメダメばっかりでやる気が起こらなかった.

医師　こんな治療はできないと思ってらっしゃった?

患者　それに,自分だけは合併症にならないと思っていた.病院へ行くと病気扱いされるので大嫌いだった.

など,治療に対する嫌悪,無力感,非現実的願望,否認を抱いていたことがわかった.

私たちが質問をし，患者さんはそれに答えるというプロセスの中で，私たちは患者さんの療養態度を決めてきた重要な考え方を理解するが，それと同時に，患者さんは自分の考え方が誤っていたことに**向かい合い**だす．自分だけは合併症にならないと思っていたという語りは，同時に重い合併症がでてしまったと語っている．やはりきちんと治療してきたほうがよかったという考えが芽生えてきているようにも思える．ダメダメばっかりだったという語りは，もう少しやれそうなものがあったらしたかもしれないということをおっしゃりたいのかもしれない．

私たちはこの瞬間とても大切な時間を共有していると感じる．そのことが重要なのだと思う．過去の話を語りながら，"今"彼は**感情的体験**をしているのだろうと思う．彼は変わるかもしれないと感じる瞬間である．

「手術をしたらよくなるだろうか，自分もできる療養法があるだろうか」，彼はそう語り始めた．そのような質問が出てから，眼科的処置についての情報を提供した．硝子体手術の結果，幸い日常生活に困らない視力が得られるようになった．その後，食事療法も学ばれ，できることから変えていくと語られるようになった．

5）前熟考期の患者への介入や援助にあたって特に考慮すべきこと

前熟考期は簡単に通過していける1つの段階ではない．前熟考期はしばしば固定的ですらある．ある患者はじっとこの段階にとどまり問題に取り組もうとはしない．それは彼らの人生のパターンであり，彼らはなかなか物事を考えたがらない．したがって，このステージの患者を援助するためにはまず次のことを判断する必要がある．

治療者にどのくらいの時間とエネルギーがあるか，そして方法と技術を身につけているか．そのうえで，以下のことに注意しながら介入する必要がある．

1. 注意深く，慎重に否認との直面を試みる．問題が大きく，困難で，患者の責任が大きいほど，患者が逃げ出してしまう可能性があることを念頭に置くこと．時には，問題を横に置いて，時間をかけて待つことが重要である．
2. キーとなる人物に手伝ってもらう．
3. 行動を変化させることが容易でないことを考えておく．行動変化は，起こるとしてもきわめてゆっくりであること，"行きつ戻りつ"すること，あなたが介入をやめると患者もやめてしまうことを覚えておく．
4. 最も大切なことは，強固な信頼関係を築くことである．患者が，あなたのことを，頼り甲斐がある，害を与えない（叱らない，罰を与えない），よく聞いてくれる，そして信念を持った人物であると判断すれば，新しい行動へと挑戦し選択していく可能性が高くなる．

前熟考期ポイント

問題と自分とを関連付けることができていない．新たな行動を起こしたくない，するエネルギーがない，向かい合っていくエネルギーがない段階である．適切な質問を

して語ってもらうことがすべての始まりである．

◀文献▶
1) Prochaska JO, DiClemente CC, Norcross JC (1992) In search of how people change. Applications to addictive behaviors. Am Psychol 47：1102-1114

◀参考文献▶
前項で紹介した文献以外に以下のようなものがある．
1) 石井　均(1997)セルフケア行動開始の援助．プラクティス 14：112-115
2) 石井　均(2000)糖尿病の心理行動学的諸問題．糖尿病 43：13-16
3) 石井　均(2000)行動変化の患者心理と医師の対応．日本内科学雑誌 89：2356-2364
4) 石井　均(2004)糖尿病の運動療法——運動療法の心理的側面．糖尿病 47：629-631
5) 石井　均(2004)糖尿病自己管理行動の理論．繁田幸男編，糖尿病治療事典，医学書院，東京，pp 444-445

Part 1　糖尿病療養行動を促進する

〈多理論統合モデルを応用する〉

3 熟考期

The application of trans-theoretical model to diabetes therapy : Contemplation

わかっているのだけれども，できない．迷っている

> **【症例14】　間食をやめようと思うが，やめられない**
> 58歳女性．2型糖尿病，経口血糖降下薬治療中，HbA1c 8.2%．3食は適切なエネルギー量内で食べられるのだが，夕食前に毎日甘いお菓子を間食している．血糖コントロールがそれによって悪くなってきていることを認識しており，止めなければと思いつつも毎日止めることができない．
>
> **【症例15】　インスリン治療が必要だと思うが，始められない**
> 45歳男性．2型糖尿病，スルホニル尿素(SU)薬2次無効，HbA1c 9.0%．罹病歴15年．SU薬使用にもかかわらず血糖コントロール不良．食事調査では，適正エネルギー量での食事をおおよそ実施できている．やせ型でもあり，過去数カ月にわたってインスリンの使用を勧めていたが，実施に至っていない．

　前熟考期は問題と向き合っていくエネルギーがない状態であった．問題に対する認識が高まっていくと，次の段階(熟考期)へ移行する．すなわちするべきか，するべきでないか，深く迷いだす段階である．

熟考期はどんな段階なのか，どのような理由でこの段階にいるのか

1) 熟考期の定義

> 1) 6カ月以内に行動を変化するつもりがある．
> 2) (勧められる療養を)していないが，始めようかとは考えている．まだ迷っている．

　熟考期はこのように定義される．行動の状態としてはまだ望ましい変化を起こしていない．しかし，そう遠くない将来に変えようかとは思いだしている段階である．迷いだした段階と言い換えることもできる．前熟考期では迷ってもいない．「しません，できません」であったのが，「したほうがいいかな」と思いだした段階である．

表3-9 引き延ばし，先送りの例

- (運動を)しようと思うが，しばらく仕事が忙しくて時間がとれない．
- (食事療法を)始めようかと思うが，出張が多くて決まった食事ができない．
- (食事療法を)したほうがいいとは思っている．子どもの結婚式が終わってから……．
- (インスリン療法が)必要かもしれないが，まず食事療法をきちんとやってからにしたい．

熟考期の特徴は迷いと引き延ばし

2) 熟考期にいる人はどんな考えをもっているのか

糖尿病とその治療に関する一般的な説明を受けたり，あるいは新聞，テレビ番組，雑誌などを通じて情報を得たり，家族や知人などから話を聞いたりして，療養(行動変化)が必要であると思い始めた時期である．例えば，受診したほうがよさそうだ，過食や間食回数を減らしたほうがよさそうだ，運動はしたほうがよさそうだ，飲酒や喫煙は止めたほうがよさそうだ，と考え始めている．

しかし，その一方で現在続けていることがやはり楽しかったり，習慣になったりしている．また，新しい療養行動への抵抗もまだ強い．「好物が食べられなくなる」，「飲酒や喫煙こそがストレスを解消する手段だ」，「運動は面倒だ」，「注射は怖い」，などいろいろな抵抗，あるいは不都合がある．「本当に必要(有効)なのか？」という疑いの気持ちもまだある．

すなわち，行動変化を起こすことの利益が，行動変化を起こすことによる不利益や行動変化への抵抗(障害：barrier)を上回らず，いつか始めなければと思いながらも，行動変化を起こすに至らず，迷っている．

その結果，望ましい行動を始めることを**引き延ばす**(Procrastination)，あるいは**先送りしている**(Delay)段階である(表3-9)．

熟考期という段階を進めるための援助のしかた

◆ Don't：このステージでしてはいけない関わり方

1) 患者のアンビバレンス(ambivalence)に警告を発したり，批判を加えたり，無視してはいけない

アンビバレンス(両面価値/両面感情/両面性)とは，ある対象に対して全く反対の2つの思考，感情，態度などが存在することをいう．すなわち，ある行動を開始(/中止)することの重要性はわかっているけれども，始め(/止め)たくないという全く正反対の気持ちを同時に持つことである．「運動をしなければいけないことはわかっているのですが，なかなか時間がとれなくてできません．もともと運動はあまり好きではないから」とか，「間食を止めなければと本当に思っているのですが，おいしそうなお菓子を見るとつい食べてしまうのです．完全に止めるのは寂しくて」のような態度である．

このような発言に対して,「あなたはいつもそんなことを言っているね」のような警告や批判をすること,あるいは,「また同じことを言っている」とばかりに無視することは,患者の変化への芽を摘んでしまう可能性が高い.

2) 合併症の怖さを強調し,"脅し"てはいけない

従来,迷っている段階にある人に行動変化を迫る医療者側からの方法としては,「この方法がいいのだからすぐに始めるべきです」と命令/強い勧告をするか,「もし今そうしなければ怖い合併症が起こりますよ」と"脅す"かのどちらかであった.

前者については,「医師(医療者)-患者関係と糖尿病治療アウトカム」の項(p.33)で解説したように,

> 医療者が,専門家として患者の療養法をコントロールしようとすると逆効果になる.逆に,患者中心的な行動(参加を促す,考えを尊重する,支持する)が,患者の療養決定への参加を促進し,血糖コントロールやQOLは改善される.

というエビデンスがあるので,少なくとも中期的,長期的にみれば適切な方法とはいえない.

後者については,熟考期にいる人は,前熟考期をすぎたばかりだということを思い出す必要がある.前熟考期にいる理由として,「知りたくない,怖すぎる(恐怖)」という項目があった.「合併症のことを尋ねたいと思ったが怖すぎて聞けなかった」と語った患者さんがいた.そのような状態をやっと通り越してきた人たちである.ここで,合併症の怖さで説得しようとすれば脱落する危険性が高いと思われる.

また,合併症の進行はきわめて緩やかであって,「もし今そうしなければ怖い合併症が起こりますよ」という言葉が証明されるのは何十年も先のことが多いし,結果はこの表現ほど確実ではない.

さらに,仮に合併症の怖さが引き金となって,勧められる治療に取り組んだとしても,それは長続きしない.筆者らは,糖尿病網膜症の有無と食事療法の開始率および1年後の食事療法実行度とHbA1cの関連を調査した.教育直後の食事療法開始率には若干差が見られたが,1年後の実行度およびHbA1cには有意差がみられなかった[1].

すなわち,熟考期にいる人に命令/勧告/脅しで関わることは期待する効果を生まない可能性が高い.むしろ医療者との会話がある種の"しこり"として残るのではないだろうか.

3) "Yes but syndrome"に巻き込まれない

この段階(熟考期)にある患者さんに具体的なアドバイスや指示を行ったときによくみられる反応がある.

> **患者** 運動を始めようと思ってはいるのですがなかなか決心がつかなくて…….
> **医療者** 散歩をお勧めします.
> **患者** そうですね.皆さんよくそうしておられます.

> 医療者　30分からでも始めてみられたらどうですか．
> 患者　そうなのですが，なかなか30分という時間はとりづらいかなと……．
> 医療者　30分がだめなら15分でもいいのですよ．
> 患者　はあ．でも，夜しか時間がないのですが，夜は危ないですし……．

このような，「はい，そうしたいのですが，でも……」のようなやり取りに陥ってしまう状態を"Yes but syndrome"とよんでいる．

この状態に陥ってしまうと結局物別れに終わる．強引に押そうとすると，さらに引かれてしまう．このモードに入ったなと感じたら，いったん話題を変えることが賢明である．「今日はこの話題はいったん置いといて，また次回考えましょう」．

◆ Do：このステージで勧められる関わり方

1）迷いだしたことを評価する

「考えてみる気になった」のは大きい前進である．前熟考期ではひたすら避けたいと考えていた．それが確実に変化している．新しい行動に取り組んでみる姿勢が見えだしたという言い方もできる．まずはそのことを評価したい．

「食事(運動)の効果について一緒に考えましょうか(考えてみますか)？」ということになる．

2）価値と障害を明確にする→決断バランスシートを作成する

熟考期は迷っている時期であると説明した．では何に迷っているかというと，行動を変えることによって**得られる利益(価値)** と**不利益(障害)** の対立の中で迷っているのである．多理論統合(変化ステージ)モデルでは，行動を変えるほうがよいとする考え方を**プロズ(Pros)**，変えないほうがよいとする考え方を**コンス(Cons)** とよんでいる．このバランス(**決断バランス：Decisional balance**)によって，行動を変える側に傾くか，行動を変えない側に傾くかが決まる．

この段階で有効な働きかけはこのプロズとコンスを明らかにすることである．望ましいと思っている(期待している)ことと嫌だと思っている(抵抗がある)ことを明らかにするといってもいい．

重要なことはそれを患者さん自身の言葉で語っていただくことである．それこそが個別的理由である．一般的な理由ではなく，一人ひとりの具体的事情である．

「すればいいと思い始めているけれどもなかなか始められない，その理由を一緒に考えましょう」ということである．

❶ **決断バランスシートを作成する**

ある行動課題に対して，プロズ(始めたほうがよいと思われること：利益，価値など)とコンス(始めないほうがよいと思われること，あるいは変えることに対する障害)をバランスシート形式にすることによって(→後述の「熟考期にある患者への介入例」，p.120参照)，患者の考えが整理される．それまでの漠然とした変化への抵抗感(何となく気が進まない)の具体的内容が明らかとなり，その1つひとつについて対策を考えていけるようになる．

```
変化を促進するプロズ          変化を阻むコンス
新しい行動の利益              新しい行動の不利益
従来の行動の不利益            従来の行動の利益

         重要な順に並べる
         変えやすいものは何か
         証明しやすいものは何か

    強調                      解消
```

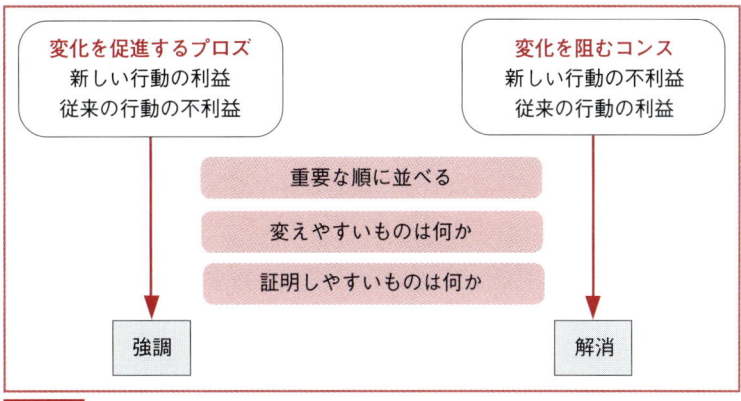

図 3-7 バランスシート情報の使い方

> Prochaska 博士は,このバランスシートの傾きを変えていく方法として,面接のたびに,患者がプロズを1つ多く語れるようになること,あるいはコンスが1つ少なくなること,を積み重ねていくことが有効であると語っている.

❷ バランスシートから得られた情報に基づいて行動変化の作戦を立てる

図 3-7 に示すように整理される.望ましい行動の利益を強調しつつ,不利益を消去していくのが原則である.不利益の消去法としては,抵抗の強い順に並べて,変えやすいもの,医学的に証明しやすいものから解決していくようにする..

3)個人に即した情報を提供する

血糖コントロール状態や合併症の程度などについて現在どのような状態にあるのか,このままのコントロールで推移すれば将来どのようなことが起こると予想されるか,それを予防するために何ができるかについて情報を与える[2].

① HbA1c の意味:長期的観点から
　DCCT,UKPDS,Kumamoto Study の結果は個人の HbA1c 値の意味―このままでいけばいつどのようなことが起こる可能性が高いか,どうすればそれを予防できるか―を説明するのに有用である[3,4].
② 高血糖のもたらす障害:短期的観点から
　β 細胞機能および細胞量を低下させること,血管内皮細胞を傷害すること,食後血糖と酸化ストレスの関係など,高血糖が今もたらしている影響.

4)家族や他の患者の影響力

患者が変化を考えだしたときに,家族や他の患者のアドバイスや行動はとくに有効である.「私もずいぶん迷いましたが,インスリンを打ってよかったです.ほとんど痛くないです」という発言は,今迷っている患者を勇気づける.

自分と同年齢や年上の患者がインスリン注射をしているようす,若い患者であればより年少者が打っているところを見ることは注射開始のきっかけになる(modeling:「自己効力感」p.56 参照).

5) とにかく見て（参加して）みる

しばしば熟考期から準備期への決め手となる有効な手段である．見ることによって，先入観として持っていた悪い，陰性的なイメージが軽減する場合がある．

例えば，
- インスリンペン型注射器を見てみる，触ってみる．
- 試しに打ってもらう．
- ジムで楽しそうに運動している人を見てみる．
- 糖尿病食を食べてみる．

などである．抱いていた抵抗感が一気に解消することもある．ただ，これはかなりプロズが増えており，コンスが限定されてきたときが適応と考えておいたほうがいい．

> いずれにせよ，無理やりであるとか強制的であるとかいう姿勢は見せないこと．あくまでも本人の納得を待つことが重要である．

熟考期にある患者への介入例

1）決断バランスシートの実際例

> 【症例14】 58歳女性．2型糖尿病，経口血糖降下薬治療中，HbA1c 8.2%
> 【問題点】 3食は適切なエネルギー量内で食べられるのだが，夕食前に毎日甘いお菓子を間食している．血糖コントロールがそれによって悪くなってきていることを認識しており，止めなければと思いつつも毎日止めることができない．

● 評価と介入

食事療法について熟考期にあり，間食行動についての考えを聞き取りバランスシートを作成した．この方は，[今までどおりの行動を続けること]と[新しい行動を始めること]のそれぞれについて，**プロズ**（利益，価値）と**コンス**（不利益，障害）を述べられた（表3-10）．

● 何を解決すれば行動が変化するかを考える

治療することのプロズについては正しく理解されており，感情的にも守れた満足感がプロズ，食べてしまった罪悪感がコンスとして列挙されている．望ましい行動の利益はかなり理解できている．ただし，自覚症状がないため症状が改善するといった体感的な利益については述べられていない．これについては血糖がコントロールされてから，「ずいぶん楽になった．振り返れば無理をしていた」と気づく人もあり，自覚症状について尋ねることは意味があるかもしれない．

一方，コンスのほうにはこの人に固有の問題が潜んでいる．これらの抵抗要素を減らすことができれば，かなり前進することが予想できる．

そこで，間食を止めることの短期的なコンスのなかで重みをつけてもらったところ，予想外のことに，低血糖症状への不安（動悸）が最も重大な抵抗要因であった．患

表3-10 症例14の決断バランスシート
●間食を今までどおり続けること

プロズ	コンス
短期的 ・空腹感が落ち着く ・ストレス解消 ・近所づきあい ・低血糖にならない	短期的 ・血糖が上がる ・食べてしまった罪悪感
長期的 ・わからない．楽しみ？	長期的 ・合併症が出るとこわい

●課題：間食を止めて適切な食事行動をすること

プロズ	コンス
短期的 ・HbA1cがよくなる ・我慢できた満足感	短期的 ・低血糖がこわい ・空腹感が満たされない ・我慢するとストレスがたまる
長期的 ・合併症が遠のく	長期的 ・わからない．ストレス．

者には虚血性心疾患があり，それによる動悸と低血糖症状による動悸との見分けが困難で不安を増強していることがわかった．

これは薬物治療を続けるにあたってかなり根本的な問題であり，その鑑別は比較的容易に訓練できるので，これから取り組むことにした．そこで，本人が動悸を感じるたびに血糖測定をし，低血糖かどうかを見極める練習を続けた．また，退院後も血糖自己測定を続けることにした．この取り組みで漠然とした［動悸-低血糖-心疾患］の不安が軽減した．

もう1点本人も気づいたことは，夕食前に低血糖不安とともに空腹感が強いことである．すなわち，経口薬がその時点で効きすぎている可能性が考えられた．そこで，経口薬を変更することにより夕食前に血糖値が一番低下することを避けるようにした．

これらの対策により患者の不安，すなわちコンスの数を減らすことができた．その結果，決断バランスが利益側に傾き，間食は止めるという決心ができた．退院後，間食行動はおおむね止められており，HbA1c 7%前後で血糖コントロールされている．

2）インスリン自己注射が始められなかった症例

【症例15】 45歳男性，2型糖尿病，SU薬2次無効，HbA1c 9.0%
【問題点】 罹病歴15年．SU薬使用にもかかわらず血糖コントロール不良．食事調査では，適正エネルギー量での食事をおおよそ実施できている．やせ型でもあり，過去数カ月にわたってインスリンの使用を勧めていたが，実施に至っていない．

●評価と介入

インスリン注射をすることのプロズについては，血糖コントロールがよくなるなどいくつかのメリットがあげられる．しかしなかなか決心がつかず，ずるずると引き延ばしていた．「食事療法や運動療法を完璧にできているわけではないので，それをやらせてほしい，待ってほしい」が彼の要求であった．

> どの治療法についてもそうであるが，とくにインスリン療法は本人が「自分にとってメリットがある」と納得できなければ，十分な効果が得られない．だから私たちは，「あなたが納得できるまでは開始することはありえません」と話している．

そこでコンスについて尋ねていたが，「なんとなく気が進まない」ということで，とくにどこに抵抗感を持っておられるのかが明らかにできなかった．

バランスシートを作る際，この症例のような困難に出会うことがある．すなわち，コンスが具体化できない，あるいは語られないことである．

そこで，「よろしかったら，インスリン注射器を見るだけでいいですからご覧になりませんか？ それだけでも一歩進んだことになる．今日打つ決心をされなくてももちろん結構です」と提案したところ，了解された．そこで糖尿病療養指導士（看護師）がペン型インスリン注射器を紹介した．30分ほど相談をしているようだったが，看護師から「もう打てると思いますけど」という思いがけない報告があった．そこで，もう一度患者さんに「どうしますか？」と尋ねたところ，「打ってみます」という返事で，少量からインスリン自己注射を開始した．1週間後の再診で，「打てた．問題なし」との返事があった．

●症例から学ぶ熟考期のポイント

この症例は，1日で熟考期→準備期→行動期と変化した例である．その結果だけをみると，「（インスリン注射で）迷っている人には注射器を見てもらえばいい」という結論になりそうになる．

しかし，ここで考えておくことが3点ある．

第1は，その前数カ月間，比較的長く熟考期にとどまっていたことに意味があるということだ．この期間中に考え方—自分にとってのインスリンの必要性—が少しずつ進化していた．行動変化は起こらなかったけれど，インスリン注射に対する決断バランスが肯定側になってきていたということである．

第2は，コンスが曖昧であった点である．他の明らかなコンスがあればそれを解消する必要があり，単に「見てもらう」だけでは解決しない．

第3は，熟考期におけるDon't：「1）患者のアンビバレンスに警告を発したり，批判を加えたり，無視してはいけない」が，なぜDon'tなのかを，この症例が示してくれる．行動変化のなかった数カ月のあいだに，「やる気がちっともみえないね」などと批判していれば，導入は遅れただろうし，仮に導入していてもその後の医師-患者関係にしこりを残したことだろう．

プロズ，コンスの推移と変化ステージ

1）プロズ，コンスの推移と変化ステージの関係

図 3-8 にプロズおよびコンスの量的変化と変化ステージの関係の1例を示す[5]．プロズの増加とともにコンスの減少が変化ステージを進行させることがわかる．ステージ別の特徴としては，前熟考期から熟考期への移行時にはプロズが大きく伸びている．熟考期から先へ進展していくためには，プロズの増加とともにコンスの減少を伴う必要がある．

すなわち，「意味がある」と思えることが「迷いだす」ために必須であり，コミット（commitment：問題に関与しようとする気持ち）しようとする気になっていることが熟考期という状態であるといえる．次に，熟考期から準備期に移るためには，プロズが増えるとともに，コンスが減少する必要がある，つまり抵抗が少なくなることが必

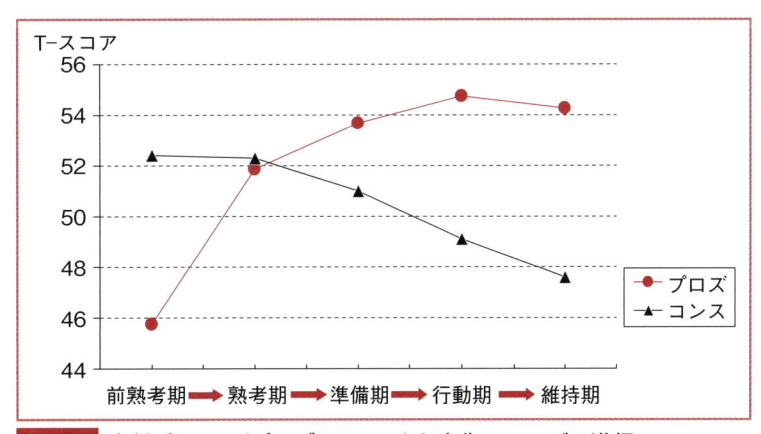

図 3-8 決断バランス（プロズ，コンス）と変化ステージの進行

〔文献 5）より引用〕

表 3-11 食事療法決断バランス質問表

肯定意見（プロズ）；食事療法をやってよかったと思うことを○で囲んでください．	否定意見（コンス）；食事療法で（それが必要なことはわかっているけれども）いやだなあと思うことを○で囲んでください．
1. 血糖値が改善した 2. 体重が減った 3. 症状がよくなった 4. より健康になれる 5. 体によい食品を食べるようになった 6. 食欲を我慢できることがわかった 7. 食べ物のありがたさがわかった 8. 家族にも健康的な食事を教えることができる 9. 合併症を防ぐことができる	1. 空腹感が強い 2. 元気がなくなった，活力がでない 3. これでは働けない 4. 好きな時間に食べられなくなった 5. 食べる楽しみがなくなった 6. 自分の好きなものが食べられない 7. 常に制限されていると思う 8. みんなと同じように食べられない 9. 外食が難しい 10. アルコールを減らすこと 11. 制限されていると思うと悲しい，つらい 12. カロリー計算を続けるのは困難である

要である．

この図はきわめて重要な図であるので次項からも変化ステージの推移との関係で解説していく．

2) 食事療法の決断バランス質問表

図3-8のようなデータを得るためには，ある課題に対するプロズとコンスの質問群(質問表)を作成する必要がある．また，これが研究的にも意義のあるものであるためには，その質問群からなる決断バランス質問表は科学的な有効性を証明されたもの（validation）でなければならない．

筆者らは糖尿病治療の根幹である食事療法に関して心理統計学的な有効性を証明し

表3-12 食事療法についての肯定意見，否定意見についての因子分析

肯定意見	因子付加	Cronbach α	因子寄与率
第1因子　食事療法に関する知識		0.60	16.4%
体によい食品を食べるようになった	0.51		
食べ物のありがたさがわかった	0.84		
第2因子　疾病予防効果		0.63	15.6%
より健康になれる	0.38		
家族にも健康的な食事を教えることができる	0.65		
合併症を防ぐことができる	0.85		
第3因子　短期的な症状の改善		0.62	14.9%
血糖値が改善した	0.73		
症状がよくなった	0.67		
第4因子　セルフエフィカシー		0.61	13.6%
体重が減った	0.9		
食欲を我慢できることがわかった	0.53		
累積因子寄与率			60.6%

否定意見	因子付加	Cronbach α	因子寄与率
第1因子　食行動の制限		0.60	15.1%
食べる楽しみがなくなった	0.67		
自分の好きなものが食べられない	0.45		
常に制限されていると思う	0.71		
外食が難しい	0.6		
第2因子　楽しみの制限		0.61	11.3%
アルコールを減らすこと	0.66		
制限されていると思うと悲しい，つらい	0.68		
第3因子　QOLの低下		0.62	11.1%
好きな時間に食べられなくなった	0.8		
みんなと同じように食べられない	0.6		
第4因子　社会生活への不安		0.64	11.0%
元気がなくなった，活力がでない	0.81		
これでは働けない	0.76		
第5因子　セルフエフィカシーの不足		0.60	9.3%
空腹感が強い	0.52		
カロリー計算を続けるのは困難である	0.84		
累積因子寄与率			57.9%

た決断バランス質問表を作成したので紹介する(表3-11)[6].

　調査対象は1994年6月から2000年3月までの間に天理よろづ相談所病院内分泌内科の糖尿病教育入院コースを修了し，退院時の質問表調査を受けることに同意した277名である．質問項目の作成は，教育コース時に個別的に，あるいはグループディスカッション時に行った食事療法に対するプロズとコンスについての質問に対する患者回答，専門スタッフの意見，および食事療法に関する各種質問表を参考にして作成した．

　プロズは9項目，コンスは12項目から構成されている．またその因子分析の結果を表3-12に示す．

　食事療法のプロズ(肯定意見)に関する質問群は4つの因子から構成され，それぞれ「食事療法に関する知識」，「疾病予防効果」，「短期的な症状の改善」，「セルフエフィカシー」であった．

　食事療法のコンス(否定意見)に関する質問群は5つの因子から構成され，それぞれ「食行動の制限」，「楽しみの制限」，「QOLの低下」，「社会生活への不安」，「セルフエフィカシーの不足」であった．

　この質問紙を用いることによって，食事療法の変化ステージを進行させるために，何が十分で，何が不十分なのかを知ることができる．食事療法決断バランスの変化とステージの進行については次項以降紹介する．

◀文献▶
1) 石井　均(2009)医師と患者のコミュニケーション第18回　糖尿病と合併症③―眼が一番心配です．Mebio 26(4)：124-135
2) 石井　均(2008)糖尿病ビジュアルガイド―患者さんの疑問にどう答えますか．医歯薬出版，東京
3) 石井　均(2009)医師と患者のコミュニケーション第16回　糖尿病と合併症①―まさか自分が．Mebio 26(2)：6-14
4) 石井　均(2009)医師と患者のコミュニケーション第17回　糖尿病と合併症②―腎臓はわからない．Mebio 26(3)：6-17
5) Prochaska JO, DiClemente CC, Norcross JC(1992)In search of how people change. Applications to addictive behaviors. Am Psychol 47：1102-1114
6) 林野泰明，石井　均(2008)糖尿病患者の食事療法における利益・不利益についての決断バランスと変化ステージとの関係．プライマリ・ケア 31(3)：151-155

Part 1 糖尿病療養行動を促進する

4 〈多理論統合モデルを応用する〉
準備期
The application of trans-theoretical model to diabetes therapy : Preparation

---

▍始めるつもりがあるのでどうすればいいか知りたい

【症例16】 間食をやめたいのです，どうすればやめられるでしょうか
20歳女性．1型糖尿病．大好物のスナック（チョコレートバー）があり，最初はそれが食べられないことがまったく受け入れられなかった（なぜ，私はそれが食べられないの！）．しかし，血糖コントロールの不良が続き，それを止めようと思っている．しかし，どのようにすればうまく止められるのかがわからない．
強化インスリン療法中にもかかわらず，HbA1c 9〜10% 台．

【症例17】 運動をしようと思いますが，できるでしょうか
40歳男性．2型糖尿病，インスリン治療中，罹病歴13年．肥満型．3年前，糖尿病性足壊疽から膝下切断し義足となっており，運動は消極的である．外来通院していたが，血糖コントロールが改善できず入院治療となった．血糖コントロールをよくしたいという気持ちはあるが，運動することにはつながっていなかった．入院後も運動ができていなかったが，話し合いをきっかけに運動をする気になった．しかし，どのようにすればよいかがわからない．

【症例18】 本日医師から再度インスリン治療の話がありました
65歳男性．2型糖尿病．SU薬で治療を受けていたが，HbA1c 8%台が続き2次無効と考えられる．罹病歴8年．BMI 21，肥満はない．尿中CPR 40μg/gCrと低下．食事療法もまずまず守っておられる方で，数カ月前よりインスリン治療を勧めていた．迷っておられたが，診察時に確認したところ，インスリン療法を本日から始めたいということであった．

熟考期は"考え始める"段階であった．その問題は自分にとってどのような影響があるのか，将来はどうなのか，やるとして何が課題かを考え始めた．そして，するべきか，するべきでないか，深く迷っていた．

To do or not to do, that is the question.

これに続く段階が本項のテーマ，「準備期：Preparation」である．

準備期はどんな段階なのか，どのような理由でこの段階にいるのか

1）準備期の定義

> ① 1カ月以内に行動を変化する（基準となる行動を始める）つもりがある．
> ②（基準となる行動を）していないが，すぐに始めるつもりがある．
> ②'（基準となる行動を）していないが，少しずつ近づけていくつもりがある．

もともとの定義は，①あるいは②である．すなわち，現在望ましい行動を行っていない（基準に達していない）が，方法を学べば，すぐに（1カ月以内に）始めるつもりがある状態をいう．したがって，その行動を始めることについては「決心ができてきた状態」といえる．例えば，インスリン注射や血糖自己測定についてはまだまったくやっていないが，食事療法や運動療法については，自分なりのやり方で変化を起こしている場合も含まれる．

なお，本来の定義には含まれていないが，実臨床上は，望ましい基準には達しないが徐々にそれに近づけていこうとしている場合も準備期に含めるのが適切である（定義②'）．

補足すると，多理論統合モデルは禁煙行動の獲得過程を研究するなかで発展した．禁煙は基準行動がはっきりしている（喫煙が0本になる）．かつ，それほど方法（禁煙法）の学習を必要としない．しかしながら，食事療法やインスリン治療など糖尿病治療はある程度学習（練習）しないと，基準となる望ましい行動は始められない（行動期に入れない）．したがって，準備期は「単に決心する」だけの段階とは定義できない．すなわち，行動期に入るための"助走区間"を含める必要がある．

2）準備期にいる人はどんな考えをもっているのか

(1)行動を変えたほうがよいと思いだした段階であり，「決心ができてきた」状態である．行動を変化させることのプロズ（Pros：利益）がコンス（Cons：不利益）を上回りだしている．本格的な望ましい行動へ変化していくために，何が必要か，どんな方法があるか，具体的な課題や目標を明らかにしていく時期である（Be prepared）．

食事療法や運動療法については自分なりの治療行動を始めている人もいる．目に見える変化が—小さいけれども—起こりだしている．変化の程度は小さくても意識的に行っている．例えば，ご飯を減らしたとか，脂っこいものは止めたとか，今まで車で通勤していたのを電車にしたとか，エレベーターをやめて階段を昇るとか，少し行動変化が始まっている．しかしながらまだ望ましい糖尿病治療行動（基準となるレベル）には達していない．つまり，患者自身の行動レベルと糖尿病療養のための望ましい行動基準には開きがある．

<u>だから，次の段階（行動期：Action）に対しての準備（Ready）段階である．</u>

そこで，定義の項目で述べたように，すぐに基準行動を始めるつもりがなくても，徐々に行動レベルを基準に近づけていこうとする人はこの段階に含める．

(2)いま1つの特徴は，しかしながら，まだためらいもあるという点であり，これ

を見落とさないことが重要である．まだ自信がない．本当にできるかどうか不安である．失敗するかもしれないと心配している(Fear of failure)．うまくいかなければいつでも撤退する準備がある．

したがって，前の段階(熟考期，前熟考期)に対しての準備段階でもある．

例えば，インスリン注射法を習いだしたが，とうてい怖くてだめという人もあれば，血糖自己測定(SMBG：self monitoring of blood glucose)の手順が覚えられなくてだめという人もある．習得までに長い時間が必要な人もある．

決断バランスでいえば，行動を変化させることのプロズ(Pros：利益)がコンス(Cons：不利益)を上回りだした段階であり，まだ不安定である．少しでもコンスが増えれば(プロズが減れば)逆戻り，少しでもプロズが増えれば(コンスが減れば)望ましい方向へ変化していく．

行動変化ステージはらせん状に進んでいく(p.99，図3-2 参照)．進んでいるようにみえて，下の方向へ戻っている．踏み外せば元に戻る．変化は常にダイナミック(動的)である．

準備期という段階を進めるための援助のしかた

◆ Don't：このステージでしてはいけない関わり方

1) 決断を無理強いしない

できる限り決断は自由意思で，本人の"必然としての"選択でありたい．自分が選択をしたという思いがないと，うまくいかなかったときや辛かったとき，提案(指示，命令)した人のせいにしがちである．まだコンスが十分消化しきれない段階で，決断を迫ったときに起こりやすい．

「だから私はまだやりたくなかったのに……」，「副作用が怖いと言っていたのに……」，「よくなると保証されたからやったのに……」，などの表現は単に治療効果を言っているだけではなく，関係性や信頼性に言及している．

それでは，「もう始めようよ」は絶対に禁句なのかというと，そうでもない．「あのとき先生が言ってくれたから助かった」と感謝される場合がある．そのような重大事を告げる場合は，医師のほうにも相当の決心と覚悟が必要であろう．そういう勧め方をしても納得してもらえるかどうかは，結局それまでの時間のかけ方と関係性によると思われる．

しかし原則は，本人の中で行動を変化させることのプロズ(Pros：利益)がコンス(Cons：不利益)を上回り，必然的な決断が起こることである．なぜなら，決断することで「終わり」，「あがり」ではなく，そこからが自己管理の始まりであり，そこから本人の工夫(問題解決努力)が必要になるからである．

2) 小さな行動変化を不十分だと言わない

前頁に示したような小さな行動変化を患者が報告したときに，「それくらいではあまり治療の足しにならないね」とか「それくらいでは血糖値は下がらないよ」，「それく

らいでは体重は減らないよ」とかを言わない．それらは変化の芽を摘む．「これくらいで今は精一杯なのに，それがだめなんじゃやる気にならない」ということになる．

この段階で重要なことはまず「質的な変化が起こる」ことであり（しない→する），その量について初めは言及しない．

3）非現実的な目標を立てない

患者が変化を始めたからといって，急に「じゃあ，毎日1万歩以上，早足で1時間歩いてみましょう」とか，「明日から，1,400 kcal を計算して食べて下さい」とかいうような，患者の能力状態を無視した目標を提示しない．患者の変化のスピードを考慮しないような計画を立てない．

4）大まかな行動目標を提示しない

対照的に，「もっとカロリーを減らしましょう」とか「もっと運動しましょう」とか「じゃあその調子で頑張って下さい」いうような曖昧な行動目標を提示しない．

こういう目標提案に対しては，深く考えないでほぼ自動的に返事ができる．「わかりました．がんばります」と．しかし，実際には何をどうすればいいのかがわからず，気持ちだけがんばっているということになりかねない．

5）行動を促進する手段としての「罰」は原則として用いない

行動を促進するためには「強化法」を用い，罰は用いないほうがよい（例：○○しないのなら，診察もしない）．もし使うとすれば，患者-医師関係が強固な場で，契約として成立するときであろう．

◆ Do：このステージで勧められる関わり方

1）決断を援助する

重要なことは患者が自分の意思として選択し，決断することである．別の表現をすれば，「するかしないかは自分の意思で決定できる」と思えることである．「だれもあなたを強制的に変えることはできない」―それが医療者側の基本的態度である．

医療者としてできることは，1つでもプロズを増やし，1つでもコンスを減らすことである．それが必然としての決断を援助する．「やろう」というコミットメント（commitment）に自然的につながる[*1]．

[*1] DPP（Diabetes Prevention Program：糖尿病予防プログラム）：DPP は，IGT（impaired glucose tolerance：耐糖能障害）で肥満がある2型糖尿病の発症リスクの高い患者の予防を目的としたランダム化対照試験である．試験デザインは，生活習慣への綿密な介入群，薬物治療群と，通常介入群（対照群）で2型糖尿病の発症率を比較するというものである．

生活習慣介入群の治療目標は，体重を7%減少し維持すること，および週に150分以上中等度の運動をすることである．

これを達成するために，参加者1人ずつにケースマネジャーがつき，開始時16回のコアカリキュラムに基づいた指導が行われ，維持期についても対応するプログラムが組まれた．コアカリキュラムの第1回，クラスで一番に行われたことは，

Build commitment（reasons, hopes）：約束/誓約（理由，希望）を作り上げる

となっており，ライフバランスプログラムに参加した理由や希望（どうなりたいか）を語り合い，約束事を作り上げることが第1回の重要なタスクとなっている．

このプログラムに参加した人たちは少なくとも準備期にあると考えられ，重要な変化プロセスとしての，【Do：このステージで勧められる関わり方】1）決断を援助する，というプログラムになっていることがわかる．

例1：食事療法
食事療法のプロズとコンスを前項で紹介した．
　A．食事療法のプロズ（肯定意見）のサブグループ
　　①食事療法に関する知識
　　②疾病予防効果
　　③短期的な症状の改善
　　④セルフエフィカシー
　B．食事療法のコンス（否定意見）のサブグループ
　　①食行動の制限
　　②楽しみの制限
　　③QOLの低下
　　④社会生活への不安
　　⑤セルフエフィカシーの不足

　これらのなかでまだ足りないプロズを増やし，まだ残るコンスを1つずつ検証していくのである．「あんなに嫌いだった野菜が，入院食で少し食べられるようになった」経験はコンスを1つ減らし，同時にプロズを1つ増やしている．「食べてはいけないものがいっぱいあると思っていたけれども，量さえ気をつければ何でも食べられる」という知識と経験もコンスを減らす．

　そのようにやっていけば，いくらでも援助の方法はある．

　図3-12（p.143参照）にこの決断バランスシートを使った研究の結果を示す．準備期から行動期にかけては，食事療法のプロズが有意に増加し，コンスが有意に減少していることがわかる[1]．

例2：インスリン自己注射
インスリン治療の決断バランスシート（質問紙）はいくつか研究用のものがある．
　A．インスリン治療のプロズ
　以下のような項目が代表的である．
　　①血糖コントロールがよくなる
　　②体調がよくなる
　　③合併症が予防できる
　B．インスリン治療のコンス
　これに関して筆者の施設ではDAWN Studyで開発された簡易版を使用している（表3-13）．

2）糖尿病教室に入る/糖尿病教育を行う

　「知る」ことは，プロズを増やし，コンスを減らすことにきわめて有効である．逆にいえば，プロズを増やし，コンスを減らすのに役立つような教室を開催する必要がある．つまり，患者の行動変化にとって障壁となっている誤解や思い込みを訂正し，欠

表 3-13 インスリン治療のコンス質問表

●インスリン治療について●					
お名前： 記入日： 年 月 日					
インスリン治療に関するお考えをおたずねします． 以下の項目に関して，ご自分の今の気持ちに当てはまる項に○印をつけてください．記入した後，主治医にお渡しください．					
	全く そのとおり	かなり そうだ	少し そうだ	あまり 思わない	全く 思わない
A．自己注射に関して					
1．自己注射は痛い					
2．自己注射は面倒					
3．自己注射は怖い					
4．注入器の操作手順が難しそう					
5．一生ずっと打つのが嫌だ					
B．インスリン治療に関して					
1．インスリンを打つと自分の膵臓が働かなくなる恐れがあると思う					
2．インスリン治療をする理由がわからない					
3．生活が制限され，活動範囲が狭まる					
4．低血糖が怖い					
C．社会的・対人的制約に関して					
1．他人に知られるのは嫌だ					
2．人前で打つのははずかしい					
3．友達付き合いがしにくくなる					
D．糖尿病への取り組みに関して					
1．インスリンを打つことは，糖尿病が悪くなっていることだと思う					
2．インスリンを打つことは，今までやるべき事をちゃんとしてこなかったからと思う					

■その他，ご意見，ご感想等ございましたらご自由にお書きください．

如している知識を増やすことである．

そのためには，患者が必要とするものは何かを知らねばならない，つまり，糖尿病教室が有効なものになるためには，患者の積極的参加が必須である．糖尿病教室は教えるものと教えられるものが共同して作り上げていくものである．

例えば，総括的な1単位あたりの食品の量よりも，いつも自分がよく食べている食品のカロリーを知ることのほうが，興味も持てるし，行動変化の引き金になりやすいだろう．

また，「インスリン注射がこの程度の痛みと手間なのか」と知ることは，障壁をずいぶんと低くすることだろう．少なくとも，そのことが障壁になっている患者にとっては．

「自分の役に立つところを学んでいってください．すべてを覚える必要はありません」筆者たちはいつもそう説明している．それで気が楽になる患者さんが少なからずいらっしゃる．

3）段階的に目標設定する，達成感を味わってもらう

目標の立て方が重要である．それをしくじると後戻りが起こる．できないと思わせたら失敗である．無理だと思った瞬間，直ちに準備期や前熟考期に戻る．インスリン治療を始めると宣言していた患者が，急に「やっぱり考え直しました，止めます」と言われるのをときおり経験する．1つの大きな理由が，「説明されたやり方や方法を実行すること，あるいは目標を達成することが無理だと思った」ということである．

したがって，具体的，段階的で到達可能な目標を設定し，できたことについて評価する（褒める，報酬を与える）などの行動学的方法を用いる．例えばインスリン療法であれば，自己注射ができるまで，小さいステップに分けて段階的に指導する．1例を図3-9に示す．その前の段階として，看護師など他者に打ってもらうという"体験"は，かなり有効である．それによって恐怖心が薄れ，これくらいならやれるという自信が育つ．

もし，それでもできなかった場合は，目標をさらに小さく設定し直す．患者が始めた小さな行動変化を強化（reinforcement）し，増幅し，連続的に新しい行動を形成していくことである（図3-10）．

4）いつから開始するか決める

決断できれば，いつから始めるか，どのように始めるかについて決めることを援助する．禁煙，禁酒，インスリン注射などいつから始めるか，具体的な日を設定するのを手伝う．

準備期にある患者への介入例

1）嗜好品（間食）の段階的減量に取り組んだ症例

【症例16】 20歳女性．1型糖尿病．強化インスリン療法中．HbA1c 9〜10％台
20歳女性．1型糖尿病．大好物のスナック（チョコレートバー）があり，1日7本（約2,000 kcal）を食べてしまう．最初はそれが食べられないことがまったく受け入れられなかった（なぜ，私はそれが食べられないの！）．しかし，血糖コントロールの不良が続き，それを止めようと思っている．しかし，どのようにすればうまく止められるのかがわからない．

● 治療的会話の実際

この症例はジョスリン糖尿病センターメンタルヘルスユニットで，Polonsky博士（質問表PAIDの作成者）に心理療法を受けていた方である．治療中の会話を紹介する（ここに示すものはその際の会話のすべてではない）．T（therapist）は治療者，C（client）は相談者を表す．

患者氏名(　　　　　　　　　)

インスリン療法導入パス《インスリン導入日　　/　　》　□インスリン使用歴　有・無
□1型　□2型　□妊娠　□その他(　　　　　)　※必ずパンフレットを見ながら行う

日付			説明日	1回目	2回目	3回目	4回目	5回目	《コメント》
家族の協力	□家庭環境　同居・独居 □生活　　　規則・不規則 □家族への指導　不要・要 (　　　　　　)		/	/	/	/	/	/	
受け入れ	□抵抗あり(　　) □やや抵抗あり(　　) □抵抗なし								
パンフレット	□低血糖　未・済(／)　□インスリン(／)種類(　　　)								
注射指導	1. インスリンについて								
	1) 注射の回数, 時間が言える								
	2) 種類が言える								
	3) 単位が言える								
	2. 注射部位(腕・腹部・大腿部)								
	3. 注射手順								
	1) 手を洗う								
	2) 必要物品の準備								
	3) インスリン残量確認								
	4) 混濁しているインスリンは最低20回まわす								
	5) ペンのゴム部分を消毒し, 針を回しながらとりつける								
	6) 『空打ち』空気抜き, 液が放出するか確認する								
	①単位を「0」→「2」に合わせる								
	②注入ボタンを押しインスリンが放出するか確認する								
	7) 『0』になっているか確認後, 指示単位に合わせる								
	※ダイヤルをまわし過ぎた場合の戻し方								
	8) 注射部位の消毒								
	9) 皮膚をつかみ, 針を刺す								
	10) インスリンの注入								
	11) 目盛が『0』になったのを確認後, 6〜10秒数えて抜く								
	12) 注射後, 消毒　※揉まない								
	13) 後始末の確認								
	①針にキャップをして外す								
	②家庭での処理の仕方								
	③捨てる場所								
	14) インスリンのカートリッジの入れ替え方								
	4. インスリンの保管方法								
	1) 未使用のインスリンは冷蔵庫の扉の棚に保管								
	2) 使用中のインスリンは室温保存で可能								
	3) 旅行など, 室内30℃以下で直射日光を避ける								
	4) 有効期限の確認								
バリアンス			有・無	有・無	有・無	有・無	有・無	有・無	
総合評価	A. 80%以上　B. 50%以上　C. 50%以下								
サイン	説明者サイン								

《説明》○説明済み　×説明未(理解力が悪く一度に説明できない場合→バリアンス有でコメントに書く)
《理解度》○助言なしでできる　△助言あればできる　×できない
《総合評価》A. 自己注射開始　B. 練習継続または, 見守りで自己注射開始　C. 練習継続

図 3-9 インスリン自己注射指導パス

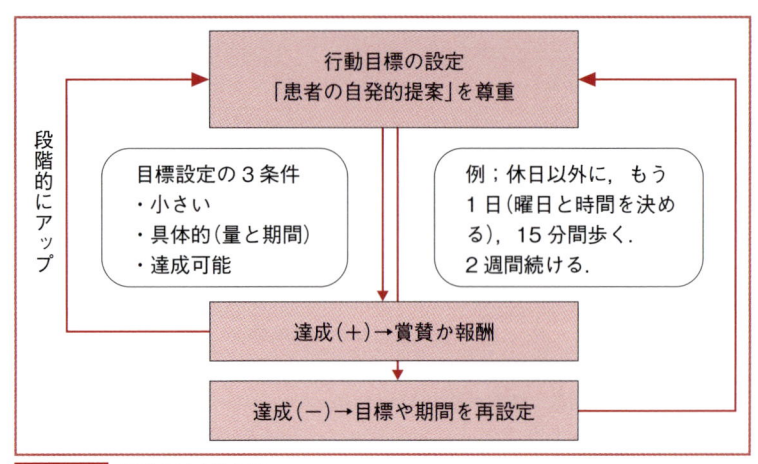

図 3-10 行動目標設定法

行動学的方法が成功するかどうかで，重要な鍵となるのは計画の立案である．計画は，具体的，小さい，実行可能なものとすること，および患者と一緒に考えることが必要である．そして最終的には，いくつかのプランの中から患者が選択することが決め手である．その後再び実行可能かどうかを確認する．
それでも成功しなかった場合は，もう一度計画を見直して，「実験」する．

図中：
- 行動目標の設定「患者の自発的提案」を尊重
- 段階的にアップ
- 目標設定の3条件
  ・小さい
  ・具体的（量と期間）
  ・達成可能
- 例；休日以外に，もう1日（曜日と時間を決める），15分間歩く．2週間続ける．
- 達成（＋）→賞賛か報酬
- 達成（−）→目標や期間を再設定

―当日―

T　どうしましょうか？　あなたはどのようにすれば止められると思いますか．
C　そうですね．明日から全部止めることにします．
T　だめです，それは不合理です．できない目標を立てると失敗しやすいのです．そうしておいて，失敗を繰り返し，できない自分というものを作ってしまうのです．もっと，これならばできそうだという目標を考えましょう．
C　じゃあ，1本だけ減らして6本にします．
T　あなたがこれならばできそうだと思うのですね．それでは，6本で約束しましょう．では，この1週間は必ず6本食べてください．

―1週間後―

T　この1週間はどうでしたか？
C　木曜日には，もう食べるのが苦しいくらいでした．
T　やれたじゃないですか．自分で立てた目標を達成できましたね．気分はいかがですか？
C　自分もやれるんだという気分になりました．
T　それはすばらしい．では，今週はどうしますか？
C　毎日5本にしてみます．
T　じゃあ必ず5本食べてください．

この過程を繰り返していくというものであった．

● 症例から学ぶ治療のポイント；行動療法における目標設定のしかた

「個別的で到達可能な目標を立てることを援助する」という行動学的方法の手本である．治療的会話の進め方がわかる重要な症例なので詳しく検討する．ポイントは目標設定の仕方である．

❶ **要点1：治療者が「どうしましょうか？」と話しかけている**

これが重要な切り札である．こう言うことによって問題解決の主体が相談者（患者）にあることに気づかせることができる．問題の答を治療者が与える（考える）のではなく，相談者自らが考えるのである．

これを，従来の診療場面と比較すれば違いは明白である．「どうすればよいでしょうか？」と尋ねるのが相談者（患者）であり，「明日から全部止めなさい」と言うのが医者で，「無理です，それは不合理です」と答えるのが患者になっているということはないだろうか．

❷ **要点2：「それは不合理です」と止めている**

患者が「明日からすぐにすべて止める」と言ったことに対し，それは不合理（無謀，無茶）であると答えたところに注目する必要がある．この段階は，やれるという自信を育てていくことが大切であり，最初から無理な目標（ゴール）を設定して失敗すると，患者は変化への自信を喪失してしまう．重要なことは，たとえ1本であっても減らすことができた，今まで「絶対できないと思っていたことがやれた」という患者の感情の質的変化である．

❸ **要点3：行動の成功そのものが目標である**

また，目標の設定に当たって，指示するのではなく，話し合って取り決めている．その目標が，例えば血糖コントロールに有効かどうかではなく，行動そのものの成功を目標としている．

そのうえで，成功すれば必ず賞賛という強化を与えるか，あるいは患者自身が報酬を設定するという強化を行っている．この例にみられるように，患者が行った小さな変化を強化することを継続すれば，最終目標—間食を止めること—に到達しやすくなる．

この症例は，ジョスリン糖尿病センターメンタルヘルスユニットでPolonsky博士から教えていただいた症例であるが，その当時，筆者にとっては本当に"目から鱗が落ちる"ような体験だった．

もちろん目標設定の仕方も（当時の筆者にとって）画期的であったが，何よりも，「あなたはどのようにして止めようと思っていますか？」という始め方に驚いた．それは，「よい質問をしよう」という彼の考えに基づいているのであるが，問題を解決していく主体は患者であるという「**治療関係におけるパラダイムシフト**[*2]」を示すものであった．そのことに気づいたとき筆者の目から鱗が落ちた．

[*2] パラダイムシフト：その時代や分野において主流だった古い考え方に代わり，その問題を解決できる新しい考え方が主流となること．

❹要点4：行動変化がもたらすもの

| 行動が成功すると感情や考え方が変わる | William Polonsky |

　これがそのときPolonsky博士が筆者に語ったメッセージである．チョコレートバーが1本減ったことはその量的変化に意味があるのではなく，「できなかった自分」が「できる自分」に変わるという質的変化に価値がある．
　どんな小さなことでも成功体験は，（やっても無駄という）感情や，（どうせできないという）自己敗北的(self-defeating)な考えを振り払う力を持つ．

❺要点5：患者の考えを深めるような質問をしよう

| 　よい質問をすることによって，患者は真の問題点に気づき，その解決法を発見する方法を見出すことができる |

2）運動療法の段階的増量に取り組んだ症例

【症例17】　40歳男性．2型糖尿病，インスリン治療中
　罹病歴13年．肥満型．3年前，糖尿病性足壊疽から膝下切断し義足となっており，運動は消極的である．外来通院していたが，血糖コントロールが改善できず入院治療となった．血糖コントロールをよくしたいという気持ちはあるが，運動することにはつながっていなかった．
　入院後も看護師のアドバイスにもかかわらず運動に取り組まず，気がつくとベッドで寝ているという状態であった．血糖コントロールについては，「食事療法をきちんと守っているのに血糖値が下がらない，インスリン量が増えてしまう」と不安を訴えた．

● 評価と介入

　運動について尋ねると，してもいいと思っているが，「足が不自由なためどうしても消極的な気持ちになる．ほんの少しでも効果があるのだろうか，あるのならばやってみる気はないことはない」という返事であった．
　熟考期から準備期早期にあると考えられた．現状に対する不安を訴えたことをきっかけにして，運動の血糖値に与える影響と，それがインスリンの減量につながる可能性について話し合った（プロズの増加を助ける）．
　患者が運動をしてみようという気になったため，病棟の廊下歩行5〜10分から開始，次第に量と回数を増加させていった．これに伴って，血糖値も低下し，インスリンも減量できた．これが報酬（強化子）となって，定期的な屋外での歩行へと変化した．
　ただし，速歩（ウォーキング）は困難であり，時間的にも1日量としては60分に到達することはできなかった．行動期の基準を「1日速歩60分」とすれば準備期にとどまった症例ということになる．

3）インスリン治療を開始した例

【症例 18】 65 歳男性，2 型糖尿病

SU 薬で治療を受けていたが，HbA1c 8% 台が続き 2 次無効と考えられる．数カ月前よりインスリン治療を勧めていたが，今回診察時インスリン療法を本日から始めたいと申し出られた．

● 評価と介入

典型的な準備期の患者で，「方法を教えられればすぐに始めるつもりがあるという状態」である．インスリン治療の場合，それではどのようなレジメンで始めるかを相談する．この方は，とりあえず 1 回注射法から始めてみたいという希望だったので，経口血糖降下薬はそのままにして，持効型インスリンを 1 回注射するという BOT 法（basal supported oral therapy）で始めることにした．

筆者の施設では，医師の説明で同意が得られれば，糖尿病療養指導士の資格を持つ看護師および臨床検査技師がインスリン自己注射指導や血糖自己測定（SMBG）指導を行うことになっている．その際図 3-9 に示した各ステップを本人が覚えられるスピードで練習している．

このプロセスまで行ってやめるという場合は少ないが，外来の場合，（ご本人は大丈夫と言われるが）本当に確実に打てるか指導者側に不安の残る場合があり，丁寧にフォローするようにしている．その際家人が参加してくれるとかなり心強い．

◀文献▶
1) 林野泰明，石井 均（2008）糖尿病患者の食事療法における利益・不利益についての決断バランスと変化ステージとの関係．プライマリ・ケア 31（3）：151-155

Part 1　糖尿病療養行動を促進する

〈多理論統合モデルを応用する〉

5　行動期

The application of trans-theoretical model to diabetes therapy : Action

---

糖尿病教室でしっかり勉強したので，退院後もこれを続けていきます（行動期）

【症例19】　56歳男性，2型糖尿病

　2年前人間ドックで糖尿病を指摘され，経口血糖降下薬を勧められたが，「(どんな効果が出るか)怖かった」ので飲まないまま放置．

　最近になって疲労感が持続するようになった．「風邪にしてはあまりにだるい」と思い，近医を受診したところ，(空腹時)血糖値が200 mg/dL以上，HbA1c 9.9%で当科への入院を勧められて受診された．身長165 cm，体重58 kg，BMI 21.3．

　これまでの療養については，「糖尿病であることはどこかで気にしていた．食事も控えめにはしていたが，血糖値が200(mg/dL)になるとどうなるかピンと来なかった．酒も飲んでいたし，とくに強く注意していたということはない」ということであった．

　糖尿病教育コースを希望し，奥様とともに受講された．高血糖は少量の経口血糖降下薬で軽快した．合併症は認められなかった．

　受講後の感想は以下のようであった．
- 「なんとなくわかっていたつもりでしたが，知らないことばかりでした」
- 「合併症の話を聞いたときは，やはり怖いというか，重い気分になりましたが，今は知ってよかった．これで治療をする理由がわかったと思います」
- 「定年も遠くないし，将来のことを考えなくては」
- 「仕事上の酒はだめだと思っています．目の前にあるとつい飲んで，食べてしまいます．それをどうしていくか考えなくては」

　また，療養法については「役に立つことがよくわかった」と話され，退院後の自己管理については表3-14のような計画を立てられた．

　最後に不安として一言，「正月が乗り切れるかな」と言われて退院された．

表3-14 療養法の理解と退院後の計画（症例19）

療養法	有効性	実行計画
食事療法	効果のあることがよくわかった．	1日量：1,800 kcal 朝食：プランどおり 昼食：外食だが適切なものを選ぶことができる 夕食：奥様に依頼
運動療法	効果はよくわかった．しなければ血糖が上がることがわかった．	朝夕バス停まで15分歩く（これは入院前から実行）． 昼食後，遠回りして会社へ帰る．
経口薬および尿糖測定	効果がわかった．検査で確かめる．	毎日1回は検尿して効果をみる．

行動期はどんな段階か

1）行動期の定義

> 望ましい行動（基準となる行動）を行っている．ただし，その行動を始めて6カ月以内である．

基準となる行動を開始し，継続している段階と定義される．ここで重要な問題が2つある．

❶望ましい行動"基準となる行動"をどう定義するか

多理論統合モデルは元来"禁煙"をテーマとしてきた．そこでは行動期の定義は明快だった．「タバコを1本も吸わないこと」である．それが行動目標だった．それは男女，年齢，その他の状況などに関係なく一律の目標であった．

しかし，このモデルを糖尿病に適応するとき，"基準となる行動"をどう定義するかが難しい問題となる．

薬物療法では，「設定された回数とタイミングで服薬（注射）すること」が直感的に思い浮かぶが，種類が増えてくるとその判定は簡単ではない．SMBGであれば設定された回数分だけ測定したこととなるだろう．しかし，何回測定するのが"望ましいのか"という基準はない．食事療法や運動療法について，糖尿病治療ガイド[1]によれば，

食事療法
- エネルギー摂取量＝標準体重×身体活動量
- 食品構成バランス：炭水化物，蛋白質，脂質のバランスの適正化
- 3食を規則正しく食べる
- 病態や年齢を考慮する．アルコールや塩分摂取量の規定

運動療法
- 運動強度：最大酸素摂取量の50％の運動
- 運動負荷量：1回15〜30分，1日2回（ほぼ1万歩の歩行，160〜240 kcal相当）
- 運動の頻度：1週間当たり3日以上
- 病態によって程度を規定する

表 3-15 当科で使用している"行動期基準"

療養法	基準	備考
食事療法	医師や栄養士から勧められた食事(望ましいカロリー量と食品バランスで食べること)を摂っている．	飲酒をどう扱うかは患者個々に決めている．一般の食事療法と分けたほうが扱いやすい．
運動療法	糖尿病治療のための運動(例えば，1日60分以上歩くことを週3回以上)をしている．	学会基準に準拠した．従来は1日30分以上，週5回以上としていた．
血糖自己測定	設定した回数の血糖自己測定をしている．	望ましい測定回数についての一般的基準は設けていない．
経口血糖降下薬	設定した種類と回数の服用が時間通りできている．	回数のみではなく，タイミングも重要な要素である．
インスリン自己注射	設定した種類と回数の注射が時間通りまた正しい方法でできている．	他者から打ってもらう場合は，準備期と考えている．

のようになっている．行動目標がいくつかの条件で規定されており，禁煙ほど単純化できない．また，個別的要素もあって(テーラーメイド)，統一的基準は設定しにくい．

これらが，多理論統合モデルを糖尿病治療に適用するときの大きな問題である．

そこで筆者は，行動期の定義として，例えば食事療法の質問表は，

> 糖尿病治療のために，医師や栄養士から勧められた食事(望ましいカロリー量と食品バランスで食べること)をしていますか？

という形にした．これならば，個別化されたプランについてもそれが実行できているかどうかを評価できることになる．

運動療法については比較的単純化できると考え，

> 糖尿病治療のための運動(例えば，1日60分以上歩くことを週3回以上)をされていますか？

と定義した．この定義では運動制限のある人たち，例えば腎症や網膜症の進行した患者は，行動期に入られないことになるが，その場合は医学的な制限があるからという理由を付記する．重篤な合併症が出た段階では，自己管理行動の目標ステージを下げる必要があると解釈する．

このモデルを研究的に用いる場合には，学会で認められた標準的な基準を使用するべきであるとProchaska博士は語っている[2]．

● 当科で使用している"行動期基準"

以上のような配慮が必要であるが，日常臨床で多理論統合モデル(変化ステージモデル)を生かすために，筆者の施設では表3-15のように定義している．

❷失敗(逸脱行為)をどう扱うか

望ましい行為(基準となる行動)ができなかった場合のことである．禁煙であれば，1本吸ってしまうことである．多理論統合モデルの定義上それは後戻り—再発—を意味する．

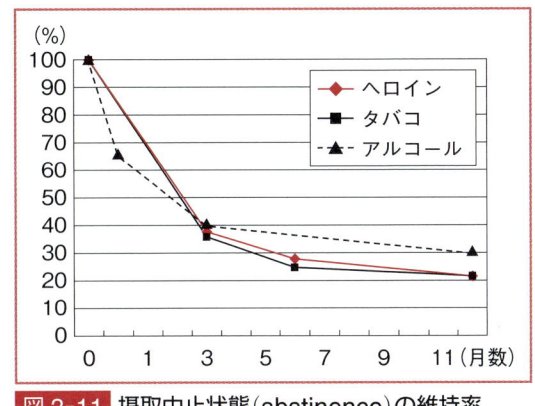

図3-11 摂取中止状態(abstinence)の維持率
〔文献3)より引用〕

しかし，糖尿病の療養行動について考えれば，それは実際的ではないことがわかる．例えば，食事療法に関する行動期基準を例にすると，1回カロリーオーバーすれば行動期から外れることになる．また，どれくらいオーバーすればカロリーオーバーかの定義が必要になる．

したがって，筆者らは少数回の失敗は逸脱(lapse)として扱い，再発(relapse)とは分けて考えることにしている．これは後に(p.166)詳しく述べるが，ある程度の幅を持たせておかなければ，ステージ分類が煩雑になりすぎる．

これをより医学的に定義するためには，どのくらいの失敗までならばHbA1cに影響が出ないかということから規定する必要があるだろうが，その推定は難しい．

これらを含めて，糖尿病療養行動に関する行動期の定義は定まっていないといえる．どのような目的で多理論統合モデルを用いるかによって，個々に定めるのがよいと思われる．

このことについては，Prochaska博士自身もそのように語られている[2]．

2) なぜ6カ月と規定されているのか？

これは，原著にははっきりとした記載が見当たらない．熟考期の定義にある「6カ月以内に始めるつもりはない」の6カ月については，見当(予想)がつく最も長い期間であるからと述べられている．

筆者らは，しかし，この6カ月という定義はとてもすばらしい定義であると考えている．その理由は以下のとおりである．

●嗜癖行為(addiction)の再発に関する研究

図3-11は，ヘロイン，喫煙，飲酒について，それぞれの治療プログラムを受けた人たちが，それらを止めている割合を1年間フォローした成績を示している[3]．1回でもそれらを使用した場合は再発とみなして脱落とカウントしている．この結果は複数の調査を集計し，その平均値を出している．

これを見ると，対象となるものは違っていても，その再発過程はきわめて近似しており，その2/3は90日(3カ月)以内に起こっている．節制(中止)率は6カ月まで低

下を続けるが，その後1年までは低下は緩やかになることがわかる．

> すなわち，新しく獲得した行動が継続するかどうかの目安は6カ月である．

　これらの結果より，再発は依存物質に関係しないところから，その根底に共通のメカニズムがあることが推測される．

❷日本人の生活を考えたとき
　日本人の生活スタイルあるいは季節性を考えたとき，6カ月はとても意味のある長さである．まずもって，夏と冬が6カ月おきに巡ってくる．運動療法の大きい障害となるのが，雨の続く梅雨時から暑い夏および木枯らしや雪の寒い冬である．食事療法においても，お正月と暑い夏は継続の障害となりやすい．

　それらをうまく乗り切れれば，経験的には，次の半年は維持されやすい．したがって，6カ月という定義には意味がある．

3) 行動期にある人はどんな考えを持っているか
　望ましい治療行動が始まりだした時期である．準備期という助走期間を経て，「行動変化への利益」が「不利益」を超え，行動変化への意思を持ち，そのための方法を学習し，技術を習得した段階である．

　一番やる気が高まっている時期ではあるが，同時にやり続けることができるだろうかという不安も高い．

　また，実際に望ましい治療行動を始めた人たちは，それを継続するうえでの新たな障害を経験していくことになる．例えば，実生活では，食べるものがあちこちに溢れている．人から勧められることもあれば，どうしても食べたくなることもある．逆になんらかの病気で食べられなくなることもある．

　時間通りに注射できない状況にも出会うだろうし，仕事のストレスがかかることもある．家族に心配事が生じることもある．

　予期できることもあれば，予期できない出来事もある．それらに対応しながら，治療を継続していくのである．教育コースで学んだことだけでは対処できないこともあるだろう．

　それらを経験しながら，療養が続けられること，それによって良好な血糖コントロールを維持できること，それが自信を育んでいく．

行動期という段階を進めるための援助のしかた

◆ Don't：このステージでしてはいけない関わり方

1) 糖尿病に関して十分な知識を得たと安心しない，知識だけ与える教育をしない
　この段階では，糖尿病とその治療に関して十分な知識を与えることが必要である．しかし，それだけでは療養行動の実行に対する自信は生まれてこない．知識だけの教室に行くと，「理屈はわかったけれども，実際にやれるかどうかわからない．不安になっただけ」とか「食事療法は難しい，結局自分のやり方でやる」とかいう反応となる．

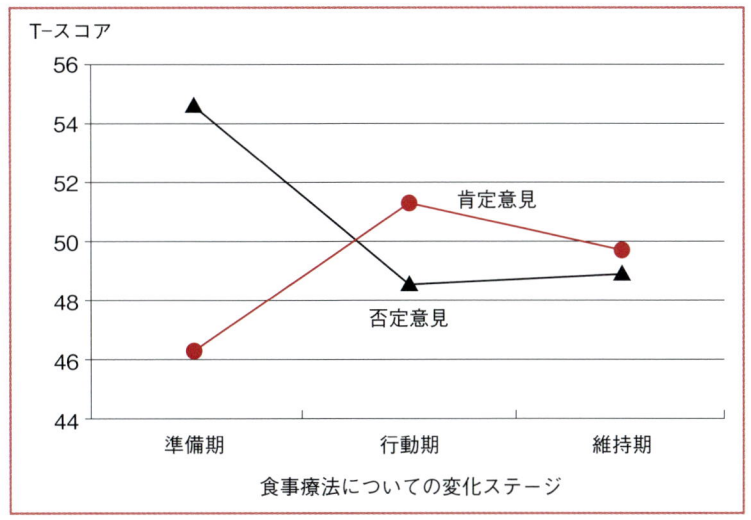

図 3-12 食事療法の肯定意見（プロズ）・否定意見（コンス）の決断バランスと変化ステージとの関係
―は肯定意見（プロズ），―は否定意見（コンス）を示す．●および▲は各々，変化ステージごとのプロズ，コンスについてのT-スコアを示す．

〔文献4）より引用〕

また，一般的な知識だけを与える教育は行動変化につながりにくいことが知られている．実際に食べてみてこそ「このくらい」という感覚がつかめる．議論してみて初めて思い違いに気づく．プランを立て，食べてみて実感がわく．

2）「行動期に入れば大丈夫」と安心しない

患者はわれわれの勧める治療を実行しだすし，続けていけるという信念も高まっている．

しかし実は，

- プロズ－コンスのバランス的には結構危ない

行動変化に対する肯定的意見（プロズ）と否定的意見（コンス）の差はそんなに大きくない．筆者らの成績を示すが（図3-12）[4]，行動期におけるT-スコアの絶対値の差は確かにプロズ側に＋4点であり，行動変化肯定側に傾いている．しかし，実際はプロズ（52点），コンス（48点）であって，それは4点対0点ではない．

つまり，患者の態度として前面に出てきているのは肯定的姿勢であるが，それとほぼ匹敵するくらいの否定的考えもあるということを忘れてはならない[*1]．

[*1] 「こころの中の勝負は51対49のことが多い」：私たちのこのデータに関連して本当に感心してしまうことがある．河合隼雄先生がその著書「こころの処方箋」の中で以下のように述べておられることである．

「こころの中の勝負は51対49のことが多い．本人は2対0，という意識で話されるし，それはまったくそのとおりで，うそはないのだが，受けとめる側としては，できるだけその底にある深い事実の方も見るようにしなくてはならない」　　　　河合隼雄．「こころの処方箋」．（新潮文庫）より

ほんの些細なことでも，それをきっかけに考えがひっくり返る可能性が高いということである．

例えば，いったんインスリン自己注射が始まっても，怖い低血糖体験をすると，インスリン注射が継続できなくなる．経口血糖降下薬でも同じことがある．食事療法も無理な我慢を強いられていたり，止めると誓っていたものを食べたり飲んだりしたことをきっかけに，元の食事療法に戻ってしまうことがある．

このことをしっかりこころに留めておく必要がある．

● **実生活において実行していけるかどうかは未知数である**

環境や対人関係からの刺激に対処していけるかどうかは未知であること．患者によってはいやいやながら食事療法を続けている場合もあれば，ほかにすることがないから運動を行っている場合もある．特に入院している場合にはこのようなことがある．このような人はすぐに後戻りするだろう．

きちんと決心ができている場合でも，実生活に戻れば誘惑が多い．ストレスで療養しようというこころのエネルギーが低下してしまうこともある．

すなわち，

> 望ましい行動（基準となる行動）が始まったこの時期（行動期）こそ，前段階への後戻りが最も起こりやすい時期である．

3）すべての療養行動がいっせいに行動期に入ると思ってはいけない

これも重要である．療養に対する積極的な姿勢が見えれば，症例 19 の 56 歳男性のようにすべてが行動期に入るような錯覚に陥る．しかし必ずしもそうではないことを覚えておく必要がある．通常は，行動 1 つずつを目標とする．

ただし，いくつかの療養行動が同時に行動期に入ることができる人では，もちろん，それを止める必要はない．まさに症例 19 がそうである．ただし，この方が成功したのは，運動療法がすでに準備期にあったことが大きいと思われる．

◆ Do：このステージで勧められる関わり方

1）参加型，実習，生活密着型の糖尿病教育をする

かつて筆者らの施設でも知識教育型の糖尿病教室を行っていた．それが無意味だったとはもちろん思っていない．糖尿病とはどんな病気かを知っていただき，食事療法や運動療法あるいは薬物治療に関して誤った考え方を訂正し，正しい知識や情報を提供できたとは思っていた．

しかしながら，評価が必ずしもよくなかった．「わからない」，「言われるようにはできない」，「現実的ではない」という意見をよく聞いた．結局一番の問題はそれが「実行できる」という自信につながらないことであった．

そこで，2001 年，糖尿病教室の内容を全面的に改定し，いわゆる「お勉強」の部分を減らした．それに変えて，より実際的な内容とした．例えば，食事療法では患者さんの好物（どんなものを食べているか）から話を始めるようにした．また，実際に秤量して食べるという実習，あるいは運動前後での血糖測定実習など，治療法を感覚でと

らえる時間を増やした.
　図3-13に筆者らの施設の糖尿病教室プログラムを示す[5]．

2）フィードバックで行動を強化する

　新しい行動が始まったとき，その結果をフィードバックすることが行動の継続にきわめて重要な役割を果たす．とくに，望ましい行動（基準となる行動）が始まった当初は，それが従来の療養と比べてどのくらいの効果が出るのか，患者さんとしてはとても気になっている．
　これに丁寧に答えていく．そのときに重要なことは,

> 行動そのものを評価すること

である．
　食事療法がどのように行われたか，インスリン治療を日常生活で約束通りに実行できたかどうか，まずそれをしっかりと評価する．それをしっかり聞くこと，あるいはねぎらうことは，とても大きい支援になる．
　結果はその次である．結果が予測通り，あるいは期待通りであれば，それに越したことはない．
　問題は思い通りになってない場合であるが，これが重要であり，治療法の再検討，強化（薬の増量など）あるいは経過観察などを含めて，"見立て"あるいは"見通し"を話し合う必要がある．

> 　もちろん，医療者側からの結論を急がないで，「結果についてどう考えるか（思うか）」を先に尋ねる．

3）問題解決技術の訓練を行う

　実生活で療養をしてみると，予想通り，あるいは予想外の障害に出会うことがある．その対策を立てる．
　具体的には，糖尿病の治療に伴う困難な場面を想定した練習を行う．
　例えば，以下のようなことを議論し，対処法を考えておく．
・学校や職場で血糖自己測定や自己注射を行う場合，どのように周囲に説明すればよいか．
・低血糖が起こったときの対処法およびその準備（ブドウ糖をどのように携帯するか）．誰に話しておくか．
・経口血糖降下薬やインスリン使用者で，時間通りに食べられない場合どうするか．
・逆に，食べ過ぎてしまったらどうするか．
・シックデイ対策：胃腸疾患や感染症にかかって食べられないとき，何を摂ればいいか．経口血糖降下薬やインスリン注射はどうするか．

月(/火) 入院
　　　午後　データベース(栄養評価，問題点を探る)，アンケート
　　　午後　5：30 PM カンファレンス

土〕さらに糖尿病を知る(ビデオ，看護師)
日〕試験外泊

☆基本選択パターン

	水	木	金		月	火	水
9:30	糖尿病とうまくつきあっていくために [DM教室導入] (医師) ☆	なぜこわいのか糖尿病 [合併症一般，腎と眼] (医師) ☆	大切な合併症の薬 [神経・腎症・網膜症・高血圧・高脂血症] (薬剤師) ☆	9:30	糖尿病と目は関係あるの? [眼科医による網膜症講義] (医師) ☆	運動で血糖を下げてみよう!② [歩く，室内でできる運動] (看護師) ☆	個人特別レッスン [個人栄養指導] ☆ (栄養士)
10:00	わかるぞ尿糖 [尿糖測定の実際デモ] (検査技師)	のみ薬はいつ飲むの? [SU剤とアルコール] (薬剤師) ☆	塩のうまい話 [減塩食品，減塩の工夫 意外に多く含まれる食品，工夫したものを試す] (栄養士) ☆	10:00	健康食への虎の巻～ジャンプ編 [食品交換表，ヨシケイ・タイヘイ，カロリーブック，レトルト食品，カロリー計算どうする? 食事記録，外食] (栄養士)☆	足はなぜ大切か? [フットケアの意味 爪きり，靴の選び方] (看護師)	
10:30	わかるぞ血糖 [血糖測定，SMBG実施] ☆ (検査技師)	インスリンのお話 [インスリンについて] ☆ (薬剤師)	何を食べましょうか? ☆ [入院前の食事の選び方 バランスの話，主菜・副菜食品の仲間分け](栄養士)	10:30		こんな時どうする? [シックデイ，行動目標からはずれそうになった時] (看護師)	退院後はどうする? [評価，治療目標，プラン] (主治医と時間設定) ☆
11:00		口の中の衛生(歯科衛生士) ☆					
12:00			みんなで昼食 ☆ [盛り付け，いろいろなもの] (栄養士・看護師・医師)	12:00	みんなで昼食 ☆ [盛り付け，自分の食事] (栄養士・看護師・医師)		
12:30	運動で血糖を☆ 下げてみよう! ①						
13:30	[歩く，前後の血糖測定] (看護師) 運動すると食べられる? [消費と食べ物のカロリー]	アルコールは飲んでいいの?! [アルコールは何を飲んでも同じ] (栄養士)	本音で語ろう! 糖尿病① [不安，孤独，あせり] (臨床心理士＋看護師)	13:30	本音で語ろう! 糖尿病② [対人関係，ストレス] (臨床心理士＋看護師)	個人特別レッスン [個人栄養指導，1人30分] (栄養士) ☆	
14:00	どれだけ食べましょうか? [一日に必要なカロリー] ～ホップ編 (栄養士)☆	間食は食べていいの? [ご飯とおまんじゅうの違い 成分表示を見よう] (栄養士) ☆		14:00		歯を大切に! [歯科衛生，ブラッシング指導 義歯の取り扱い注意] (歯科衛生士)☆	
14:30		わかるぞ グリコ☆ [グリコの意味，検査方法] わかるぞ合併症検査 [検査，血圧] (検査技師)	健康食 何でも相談 [民間療法のいろいろ] (薬剤師) ☆	14:30	元気が出るミニミニドラマ [ロールプレイ，状況想定] (看護師，約1時間)	(カンファレンス)	

図 3-13 糖尿病教室スケジュールファイル

〔文献5〕より改変

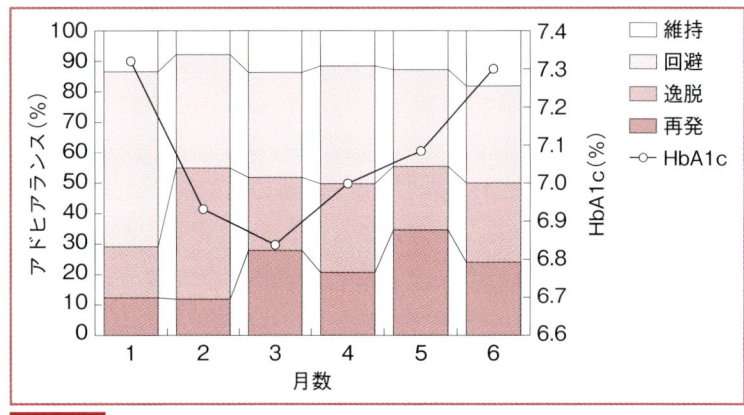

図 3-14 退院後の食事アドヒアランスと HbA1c の経過
維持：高危険度状況に遭遇せず． 回避：遭遇したが適切な対処ができた．
逸脱：遭遇し不適切な食事をした． 再発：不適切な食事が持続した．

〔文献6)より引用〕

4) 再発過程を教育し，再発予防訓練を行う

● 食事療法の再発過程

食事療法が行動期に入った患者はその後どういう経過をたどるかが問題である．

筆者らは，天理よろづ相談所病院内分泌内科糖尿病教育入院コースを受講し，「適切な食事療法を継続する」と決断した患者のうち，調査研究への参加に同意した2型糖尿病患者128人を対象として，その後の経過を前向きに観察した[5]．

一度でも約束したエネルギー量以上に食べたり，不適切な物を食べたと患者が判断した場合を逸脱(lapse)，これが習慣化して次回の調査面接時(1カ月後)まで続いた場合を再発(relapse)とした．

図 3-14 に示すように退院1カ月後の逸脱は17.1%，再発は12.2%に認められた[6]．2カ月目には逸脱が43.1%と有意に増加したが，再発は11.8%と増加は認めなかった．しかし，3カ月目には，逸脱は24.1%と減少したが，再発は27.6%と有意($p<0.01$)に増加した．

逸脱は以後約25%で推移した．再発は4カ月目以降，20.6%，34.2%，23.7%と増減を繰り返したが，ほぼこのレベルで定常化した．

すなわち，

食事療法の後戻りは，開始決断後3カ月以内が最も多く，その後は安定化する

ことがわかった．

繰り返しになるが，これは望ましい(基準となる)行動が始まって6カ月以内—すなわち行動期—において，後戻り対策に力を注がねばならないことを示している．

● 再発予防訓練

逸脱およびそれに続く再発には，引き金や手がかりがある．それらの要因については実践編「7. 再発を予防するために」の項(p.159)で詳しく解説するが，この行動期

には再発しやすい状況とその予防策を学習する．

望ましい療養を失敗しやすい(逸脱)状況を高危険度状況(high risk situation)と呼ぶ．

例えば食事療法においては，半数が「外的誘惑に負ける」であり，「内的な渇望(どうしても欲しくなる)」や「他者が食べるのを見て」がこれに続く[5]．

これらの資料をみて，患者自身の高危険度状況を想定する．その対策を自らが考え，討論する．こうすることによってその対策が現実的かどうかを検討できる．

また，失敗してしまったとき(逸脱)，どのように考えればずるずる再発につながらなくてすむか，その考え方を見つける訓練をする．詳細は次項以後に解説する．

筆者らの施設の糖尿病教室のなかでは，"元気が出るミニミニドラマ"の時間に，上司から飲酒を勧められたとき，あるいは友人からお菓子を勧められたとき，どのように断ればいいか，というロールプレイを行っている[5](p.184，表3-20 参照)．

このような模擬体験は実生活で案外(！)役に立つというのが，退院後の患者さんたちの感想である．

5) 家族(あるいは重要な他者)の理解と応援

患者を最も近くで支援できるのは家族である．家族の役割はどの段階においても重要であるが，とくにこの時期，現実社会との適応にエネルギーを注いでいる患者を暖かく支援して欲しいと願う．

「よくやってる(わ)ね」，「できることがあったら言ってよ」の一言は，患者にとって何よりものねぎらいになるであろう．

症例19について：行動期とは

糖尿病教室を受講し，知識の獲得や再構築，食事や運動に関しての実体験と効果の確認および実行の決心をされた．そのプロセスで，振り返りや将来の自己像などの評価もされている．今後についての対策を立てるとともに，若干まだ不安があることを語っておられる．

退院後，実社会で1つひとつの困難な状況を経験していくことによって，本当の自信がついていく．行動期とはそんな段階である．

◀文献▶
1) 日本糖尿病学会編(2008)糖尿病治療ガイド08-09，文光堂，東京
2) Prochaska JO，石井 均，津田 彰(2007)医療者にとって「多理論統合モデル(変化ステージモデル)」とは何か—Prochaska JO 先生(ロードアイランド大学教授)に聞く．糖尿病診療マスター 5：181-192
3) Hunt WA, Barnett LW, Branch LG(1971)Relapse rates in addiction programs. J Clin Psychol 27：455-456
4) 林野泰明，石井 均(2008)糖尿病患者の食事療法における利益・不利益についての決断バランスと変化ステージとの関係．プライマリ・ケア 31(3)：151-155
5) 石井 均，辻井 悟編(2004)ホップ・ステップ！ 糖尿病教室．南江堂，東京
6) 山本壽一，石井 均，古家美幸，他(2000)糖尿病教育後患者における食事療法妨害要因の解析．糖尿病 43：293-299

Part 1 糖尿病療養行動を促進する

6 〈多理論統合モデルを応用する〉
維持期と再発
The application of trans-theoretical model to diabetes therapy : Maintenance & Relapse

6カ月経ったときに……

> 【症例20】 74歳女性，2型糖尿病
> 　発症後6カ月．食事療法．HbA1c 6.5%．
> 　6カ月目の診察時に上記のような状態であったため，「食事療法でよくコントロールされていますね」と話しかけたところ，以下のような返事が返ってきた．
> **患者**　入院して，栄養指導を受けてから食事を変えました．6カ月経ちましたが体重も減りました．食べることを減らして，運動することに時間を費やしていますが……残された時間も少ないのだから，もっと好きなものを食べて……．
>
> 【症例21】 68歳男性，2型糖尿病→症例10(p.83)に同じ
> 　発症後27年．身長163 cm，体重56 kg．1年前より頻回注射療法(毎食前速効型および眠前中間型インスリン)となっている．HbA1c 6%台，尿中CPR 21.8 μg/日．HbA1c は良好であるが，食後高血糖，食前低血糖がコントロールできず超速効型インスリンの使用を希望される．
> 　変更後HbA1cは不変であったが，食後血糖値は安定し，低血糖は減少した．血糖コントロールの改善のほかに食直前に打てるようになった効果として，「会合に参加しやすくなった」，「『食事ができましたよ』と言ってもらってから打つことができるので，温かい料理が食べられる」，「インスリンを打っていけるという希望と安心感が得られた」などの感想を述べられた．その後も超速効型インスリンの継続使用を希望された．

　ここに紹介した症例は，療養行動を長く続ける際，何が問題になるかを語ってくれる症例である．症例20のその後の展開については後に紹介する．

維持期はどんな段階か

1) 維持期の定義

> 望ましい行動(基準となる行動)を行っている．その行動が始まってから6カ月を

超えている．

2) 維持期にある人はどんな考えをもっているか

(1) 1つ（いくつか）の療養行動がライフスタイルに織り込まれ，ほぼ習慣化してきた段階である．あまり考えなくても自動的に物事が進んでいく状態である．

食事でいえば，ほぼ1日に食べる量や種類などが決まっており，あまりあれこれ思案しなくてもやっていける．秤量しなくてもほぼ正確に食べることができる．

運動も同様である．1日のある決まった時間に，決まった量と強さの運動ができる．天候の変化に対しても，それに対応する経験が積まれつつある．特別な用事でそれが妨げられるときには，むしろフラストレーションが溜まるくらいである．

もちろん，それを支えているのは「良好な血糖コントロールを保ちたい」，「食事や運動はそのことにとって有用である」という動機であるが，ときにはそれを忘れるくらい，よい食習慣を続けること，あるいは運動習慣を続けることそのものが目的になっていることもある．

つまり，そのことを続けることが「楽しい」のである．

(2) 1つ（いくつか）の療養行動を続けられるという自信が高まっている．

食事に関していえば，その量とバランス，時間で食べてこられたことが自信になっている．外食，宴会，旅行，各種イベントなどをある程度経験し，その際の対処法も学習している．また，食べたいという誘惑も少なくなっている．

運動については，ほぼ同じようにやっていける習慣が身につき，時間がないときや，天候が悪いときなどもある程度対処できるようになっている．

すなわち，自信や自己効力感が高まっている．

(3) **しかし，維持期は固定した状態ではない**．1つ（いくつか）の療養行動について後戻り（失敗や再発）しないように戦い続けている．

このことが重要である．一見安定した療養行動が身についたかにみえるこの段階においても，人々は失敗や再発と戦いながら，得られた効果や習慣を確実なものにしようと毎日挑戦している．

食事療法を考えればわかりやすいが，毎日同じエネルギーとバランスの食事を続けることは容易ではない．食事は他者との関係のなかで行われることが多く，自分が考えているとおりにはいかない．また，思いがけない誘惑に出会うこともあるだろう．極論すれば，毎食毎食で失敗や逸脱が起こりうる．

> 維持期においても動的過程が繰り返される＝Maintenance is not a static stage

毎日毎日同じことを続けるのは退屈である．また，血糖コントロールも同程度の良好さが続けば，それが当たり前になり，そのことによって行動が強化されにくくなる（ご褒美＝rewardと思えなくなる）．

したがって，「このあたりでもう一度気持ちを盛り上がらせる（booster）必要がある」人も出てくる．

維持期という段階での援助のしかた

◆維持期を理解するための心理社会的要因

　　第2章「4. 糖尿病療養行動（自己管理行動）に影響する心理社会的要因」の項で取り上げた，図2-14をもう1度みていただきたい（p.28）．この要因のなかで，とくに維持期にあって重要なのは，結果要因（強化要因）である．行動期以後，望ましい療養行動は始まっている．自信（自己効力感）も育ってきている．したがって，とくに維持期においては，症状や身体機能，血糖値やHbA1c，周囲の反応や協力や援助，そしてQOLが重要な役割を果たす．

◆ Don't：このステージでしてはいけない関わり方

1）維持期に入れば大丈夫と安心しない／マンネリ化しない

　かつて維持期は安定期であると考えられてきた．しかしその実態は，絶えず失敗や逸脱を経験しながらも，望ましい行動を取り戻すという動的な過程であることがわかった．

　「半年続けば1年は続く」——それが糖尿病臨床と変化ステージモデルから得られた経験則（行動面も血糖コントロールも）であるが，それはその後を保証するものではない．1年経ってから再発したとすれば，その芽はこの維持期に出始めている．

　患者さんによっては，「同じことを続けるのは退屈である，飽きてきた」と語る方もいる．SMBGについても同じような結果を同じように書き続けてこられて，血糖コントロールに反映されない方を見受けることがある．

　このようなときは目先を変えてみることが役に立つ．気分が新しくなり興味がわく．「マンネリに陥らない」を心がける必要がある．

2）HbA1cや血糖値の結果だけで安心や批判をしない

　HbA1cは必ずしもすべての療養行動の程度を反映しない．ましてや，療養行動に対する感情面を直接語る指標でもない．したがって，療養行動が継続するかどうかを予測する因子でもない．しかしながら，食事療法が乱れてくるとHbA1cは悪化していく．したがって，診療時にはやはり療養行動について尋ねたい．

　HbA1cが改善していても，単に増量した薬物の効果かもしれない．食事や運動のしかたが改善していなければ，やがて効かなくなる．HbA1cが悪化している場合も，重大な出来事，重大なストレス，そのほかの止むを得ぬ理由があるかもしれない．そこを無視して，「悪いですね」では，治療関係が育たない．

3）ほかの療養行動について見過ごさない

　1つの行動について維持期に入ることは，ほかの療養についても維持期に入るということを意味しない．ある行動が安定すれば，次の課題にチャレンジするチャンスも生まれるだろう．語り合うことを忘れない．

◆ Do：このステージで勧められる関わり方

1) 行動期で行われていたことを継続する
❶ フィードバックで行動を強化する
❷ 問題解決技術の訓練を行う
❸ 再発過程を教育し，再発予防訓練を行う

　行動期との違いは，望ましい行動への抵抗（コンス：Cons）と望ましくない行動の誘惑の減少，および経験による技術の蓄積である．一方で，望ましい行動への肯定的意見（Pros：プロズ）は不変か減少する（p. 143，図 3-12 参照）．
　これはとても重要な観察であり，

> 維持期は，それを続けることに「抵抗がない」から続いている．

ともいえる．それが習慣化することの本態かもしれない．つまり，積極的に続けようとしているわけではなく，「積極的に止める理由もない」から続いているという状態であるとも解釈される．
　そこで必要なことは，行動とその結果を結び付けておく作業である．

> ・「今回 HbA1c は○％でしたが，何がこの結果を生んでいると思いますか？」
> ・「この 1 年間を振り返って，ご自身の糖尿病コントロールについてどのように思われますか？」
> ・「血糖のほか，体重，血圧などについてはどう思われますか？」
> ・「眼科は定期的に受診され，○○という報告をいただいていますね．腎臓については……の状態です」
> ・「血糖コントロールについては良好ですが，○○について少し心配しています」
> ・「次にどのような目標を持っておられますか？」

などの質問や情報交換を続けておきたい．
　再発予防については次項以降で詳しく解説する．

2) ライフイベントへの対応/ストレス対処

　p. 70〜77 で自己管理に影響を与える要素として，「ストレスとその評価，そして対応」について解説した．維持期においては，このストレスの影響に注意を払う必要がある．その中で，Severe personal stressor event（SPS：個人にとって重大なストレスとなる出来事）が血糖コントロールを悪化させることを紹介した．SPS とは日常出来事（Life event）および長期にわたる困難事（Long-term difficulty）のうち，重大な（著しい，あるいはかなりの脅威となる）対人間葛藤，行動上の混乱，あるいは近親者の死などを指す．
　望ましい行動が 6 カ月を超え，血糖コントロールも安定している状態で，急にそれらが乱れることがある．その引き金となるのが，ライフイベント，あるいはそのなかでも SPS である．
　対処法については，p. 75〜76 を参照していただきたいが，再発予防に関連してま

た後に触れる．

3) 家族(あるいは重要な他者)の理解と応援

療養行動が継続できるかどうかについて，家族はきわめて重要な役割を果たしている．患者が糖尿病と付き合う期間とほぼ同じ長さで患者と付き合うことができるのはやはり家族である．家族に励まされ，家族に賞賛され，家族の協力を得ていくことが療養の継続にとって重要なポイントであると思われるが，長期的な観察研究はほとんど見当たらない．

また，患者友の会の活動や，サポートグループなどの集まりも有効である．筆者らは，再発予防のために患者同士で療養について話し合い，継続のための対策を立てるディスカッショングループを作り，その効果をみるという試みをしてみた．その結果，ディスカッショングループ群は1年間良好な血糖コントロールを維持できた．詳しい内容と結果については次項で紹介する．

4) QOL(Quality of life)に関する質問をする

行動を促進する要素としてのQOLについては，p.31で解説した．また，糖尿病治療におけるQOLの役割や，薬物療法における意義については，第2章「11. 糖尿病薬物治療とQOL」の項(p.78)を参照いただきたい．

図2-37(p.86)をもう一度見ていただきたい．この図はQOLと治療実行度とHbA1cの関係を示すが[1]，QOLという概念は日々の生活の質を表現し，日常生活における負担の少なさを表す．そのこと自体重要であるが，それがさらに重要なのは，QOLが良好なことが治療の実行度を高め，よりよい血糖コントロールをもたらすことである．

また，QOLの構成要素である精神的要素のなかには，「楽しい」ということがある．運動療法について語られることが多いが，やって楽しいというのは継続の力となる．辛いことは続きにくい．

このように，治療が継続されるためにはQOLが妨げられていないことが必要である．症例21はこれが改善したため，生きる希望が出たとまで発言しているが，症例20はこの点においてとても心配な発言をしている．

【症例20】 74歳女性，2型糖尿病
発症後6カ月．食事療法．HbA1c 6.5%．
6カ月目の診察時に上記のような状態であったため，「食事療法でよくコントロールされていますね」と話しかけたところ，以下のような返事が返ってきた．
患者 入院して，栄養指導を受けてから食事を変えました．6カ月経ちましたが体重も減りました．食べることを減らして，運動することに時間を費やしていますが……残された時間も少ないのだから，もっと好きなものを食べて……．
医師 どんなものが食べたいのですか？
患者 とくに何が食べたいということはありません．
……．

> 医師　では，どんなことができないのがつらいのですか？
> 患者　海外旅行を年1回したいのです．そのときカロリーの高いものもありますし……．
> 医師　今のコントロールならできますよ．
> 患者　ああよかった．それができればいいです．

話の展開が予想外だったのでとても印象に残っている症例である．6カ月間望ましい食事療法を継続され，体重もコントロール，血糖もコントロールできてきた方である．

そこで，つい「うまくコントロールされていますね」と先取りしてしまった．すると，「残された時間も少ないのだから，もっと好きなものを食べて……」と話された（よくぞ"はい"で終わらなかったものである）．

筆者は瞬間的に，「何が食べたいですか」と尋ねたが，「とくにない」とおっしゃる．そこでもう少し幅を広げて，「ではどんなことが」と尋ねたところ，「海外旅行」という答えであった．

「それくらいならば」と即答したが，彼女はおそらくたくさん目の前に出てもきちんと選んで食べられるだろうという信頼感に基づくものである．

「旅行にいける」もQOLを規定する要素である．そのことを話し合うことができて筆者にとっても，「ああよかった」という場面であった．その後も彼女は食事療法を継続されている．

5) 他疾患の合併（悪性腫瘍など）に注意する

これは臨床的に重要なことであるが，維持期において急に血糖コントロールが悪化した場合，他疾患の合併を疑ってみる必要がある．糖尿病は非糖尿病者に比べて癌の発症率が高い（図3-15）．とくに高齢者にあっては悪性腫瘍の合併を除外する必要がある．

再発（Relapse）

多理論統合モデル（変化ステージモデル）では，再発は変化ステージの後戻り（逆行）と定義されている．したがって，再発は前熟考期以外のどのステージでも起こりうる．変化ステージと変化プロセスとの適切なマッチングが行われなければ，再発する可能性が高いというわけである．

すべての変化ステージのなかで，とくに望ましい行動が始まった行動期は後戻りが起こりやすいことは，先に述べたとおりである．

再発は事象であってステージではない．また，変化プロセスのような心理学的方法でもない．多理論統合モデルにおいて再発は詳しく扱われていない．しかしながら，実臨床上は大変重要な事象である．これについては次項で述べる．

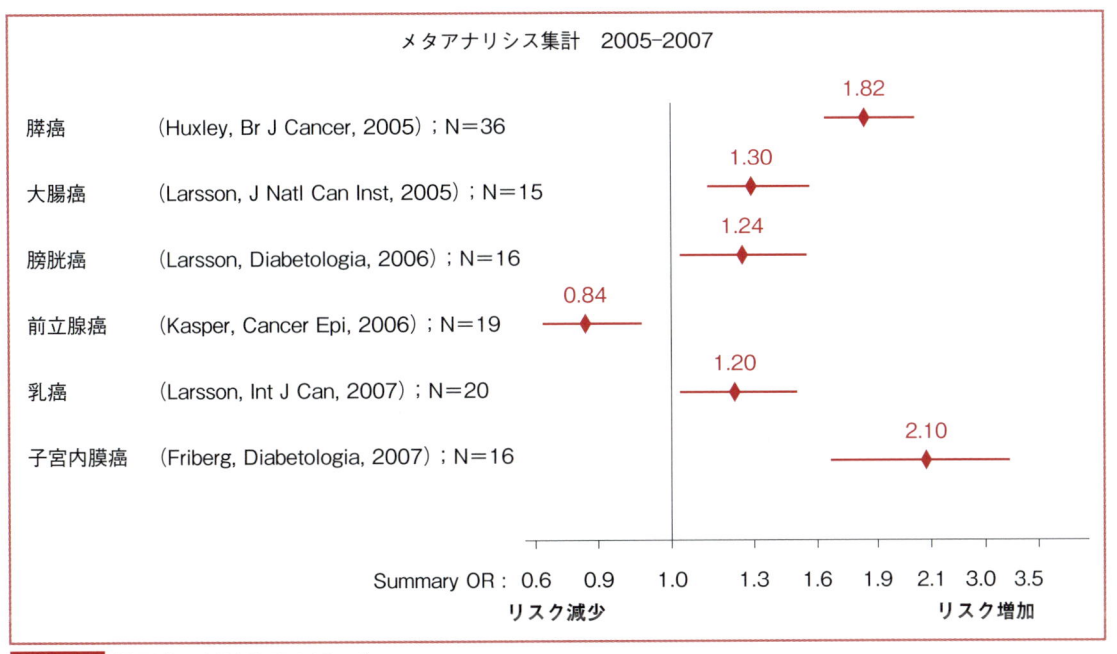

図3-15 糖尿病における癌のリスク

〔Johnson, Antidiabetic Agents and Cancer Risk ; 45th EASD〕

多理論統合モデル（変化ステージモデル）：全体のまとめ

　本章では糖尿病療養行動を促進する方法として，多理論統合モデルの糖尿病治療への応用を解説してきた．多理論統合モデルは4つの要素から構成されていた．
　①変化ステージ（Stages of change）
　②変化プロセス（Process of change）
　③決断バランス（decisional balance : Pros and Cons）
　④自己効力感（self-efficacy）
　これらの関係を概念図に表すと，図3-16のようになる．私たちは変化プロセスを用いて，決断バランスを変化させながら，自己効力感を増強させていくことにより，変化ステージを1つずつ進めていくことを援助する．
　これを糖尿病療養に応用して総合的にまとめたものが図3-17である．ここには変化プロセスを当てはめている．ただし，糖尿病療養に当てはまりにくい要素（問題の社会的影響）は除いた．具体的に私たちが何をすべきかについては中段（「介入法Do」）に示した．これはここまで『Do：このステージで勧められる関わり方』として解説したものである．

1）変化プロセスについて

　変化プロセス（表3-16）に関する研究は少ない．筆者が糖尿病療養に関して，準備期まですべての人に必要と思うのは，Self-reevaluation（問題と自分との関係を見

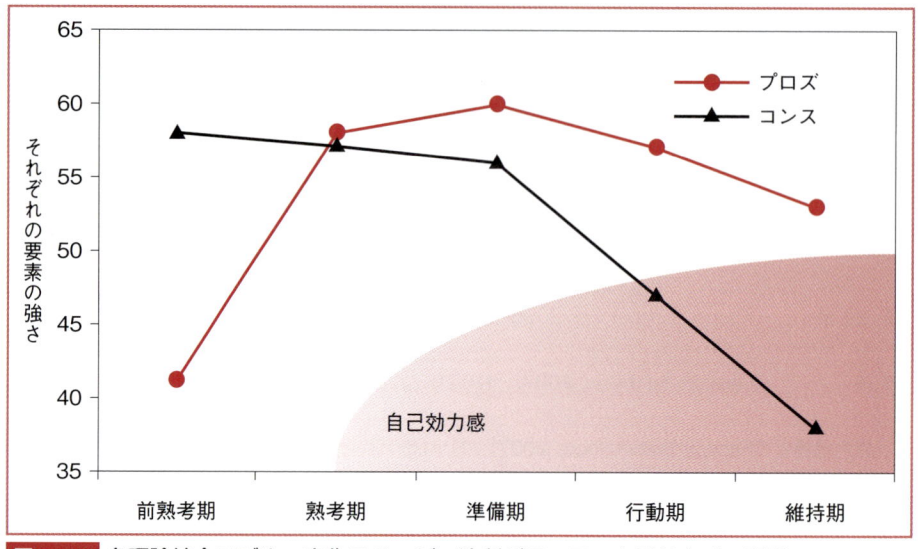

図 3-16 多理論統合モデル：変化ステージ，決断バランス，自己効力感の関係

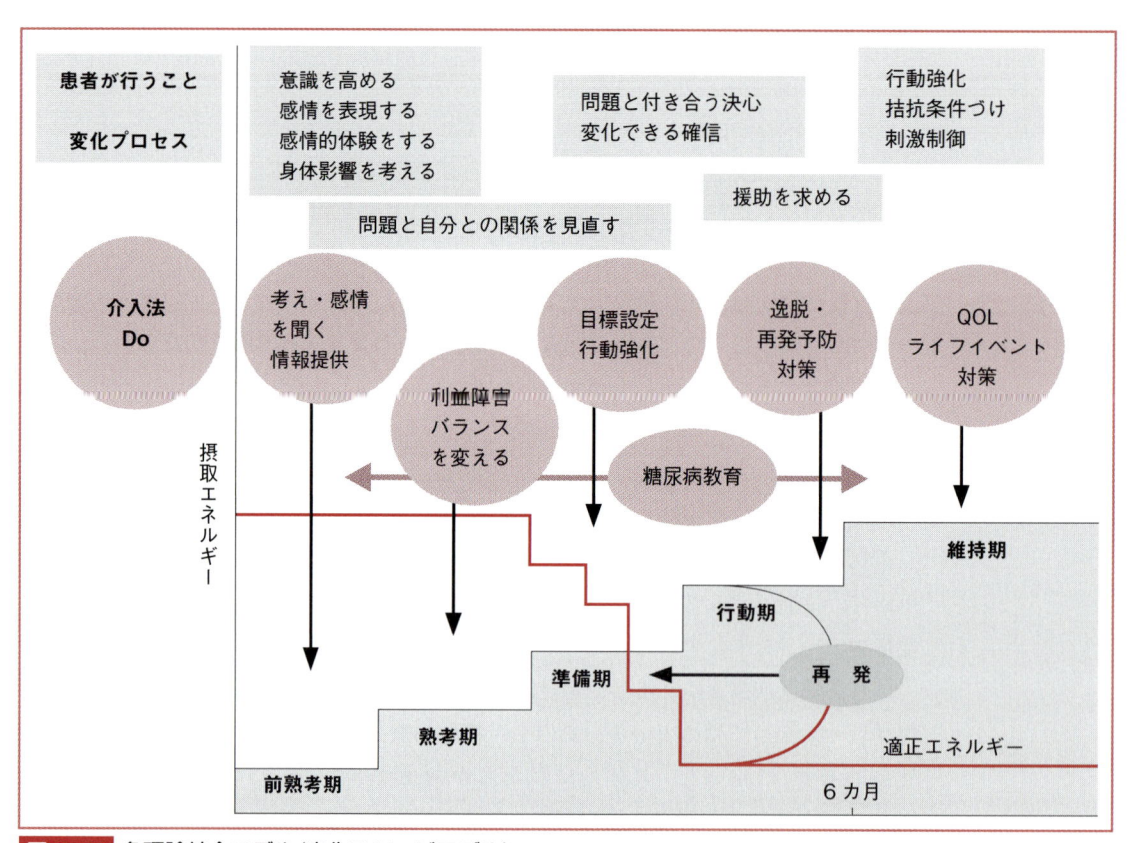

図 3-17 多理論統合モデル（変化ステージモデル）

表 3-16 変化プロセス

1.	Consciousness raising	問題を意識化すること，意識を高めること
2.	Dramatic relief	問題についての感情を明らかにする，体験する
3.	Environmental reevaluation	問題が環境に与える影響を考える
4.	Self-reevaluation	問題と自分との関係を見直す
5.	Self-liberation	変化を決断する
6.	Counterconditioning	問題行動に替わる健康行動や考え方をとる
7.	Stimulus control	問題行動の引き金を避ける
8.	Reinforcement management	行動できたことに報酬を与える
9.	Helping relationships	他者の力を借りる
10.	Social liberation	問題行動についての社会的基準を認識する

直す)というプロセスであり，糖尿病であることを認め，糖尿病であることの意味を考え，糖尿病であることと実生活をどのように調和させていくかしっかり考えること，これがその後の変化ステージの進展に大きい意味を持つ．

また，行動期に入ってからは，すべての行動学的方法が役立つが，とくに再発予防とHelping relationships(他者の力を借りる)が重要と考えている．

2) ツールについて

各ステージで有用なツールはそれぞれの項で紹介してきた(表 3-17)．

◀文献▶
1) Ishii H, Anderson JH Jr, Yamamura A, et al(2008)Improvement of glycemic control and quality-of-life by insulin lispro therapy : Assessing benefits by ITR-QOL questionnaires. Diabetes Res Clin Pract 81 : 169-178

◀参考文献▶
1) 日本糖尿病学会編(2009)糖尿病患者の心理的問題．糖尿病専門医研修ガイドブック．診断と治療社，東京
2) 日本糖尿病療養指導士認定機構編(2009)日本糖尿病療養指導士受験ガイドブック．メディカルレビュー社，東京
3) 日本糖尿病学会編(2006)糖尿病治療のてびき．南江堂，東京

表 3-17 多理論統合モデル：全体のまとめ

ステージ	定義	Don't：このステージでしてはいけない関わり方	Do：このステージで勧められる関わり方
前熟考期	1) 6カ月以内に行動変化を考えていない． 2) （勧められる療養を）始めるつもりはない．できない．	1) 患者が治療に取り組むのは当然だと思い込んではいけない．力で説得しよう（変えよう）としてはいけない． 2) 知識や警告が自動的に行動変化を生むと思ってはいけない． 3) 糖尿病への感情面での不適応を無視してはいけない． 4) 問題への直面化を焦ってはならない．	1) 患者の考え方や感情を理解する． 2) 問題への気づきを援助し，関心を高める． 3) 感情的体験をした機会を見逃さない． 4) 治療の必要性と有効性に関する情報を提供する． 【ツール】 ・DMビリーフ質問表（p.109, 表3-8） ・新患への4つの質問（p.110）
熟考期	1) 6カ月以内に行動を変化するつもりがある． 2) （勧められる療養を）していないが，始めようかとは考えている．まだ迷っている．	1) 患者のアンビバレンスに警告を発したり，批判を加えたり，無視してはいけない． 2) 合併症の怖さを強調し，"脅し"てはいけない． 3) "Yes but syndrome"に巻き込まれない．	1) 迷いだしたことを評価する． 2) 価値と障害を明確にする→決断バランスシートを作成する． 3) 個人に即した情報を提供する． 4) 家族や他の患者の影響力． 5) とにかく見て（参加して）みる． 【ツール】 ・決断バランスシート（p.121, 表3-10）
準備期	1) 1カ月以内に行動を変化する（基準となる行動を始める）つもりがある． 2) （基準となる行動を）していないが，すぐに始めるつもりがある． 2') （基準となる行動を）していないが，少しずつ近づけていくつもりがある．	1) 決断を無理強いしない． 2) 小さな行動変化を不十分だと言わない． 3) 非現実的な目標を立てない． 4) 大まかな行動目標を提示しない． 5) 行動を促進する手段としての「罰」は原則として用いない．	1) 決断を援助する． 2) 糖尿病教室に入る/糖尿病教育を行う． 3) 段階的に目標設定する，達成感を味わってもらう． 4) いつから開始するか決める． 【ツール】 ・決断バランスシート（p.121, 表3-10） ・インスリン治療のコンス質問表（p.131, 表3-13） ・インスリン自己注射指導パス（p.133, 図3-9）
行動期	望ましい行動（基準となる行動を）を行っている．ただし，その行動を始めて6カ月以内である．	1) 糖尿病に関して十分な知識を得たと安心しない．知識だけ与える教育をしない． 2) 行動期に入れば大丈夫と安心しない． 3) すべての療養行動がいっせいに行動期に入ると思ってはいけない．	1) 参加型，実習，生活密着型の糖尿病教育をする． 2) フィードバックで行動を強化する． 3) 問題解決技術の訓練を行う． 4) 再発過程を教育し，再発予防訓練を行う． 【ツール】 ・高危険度状況対処能力テスト（p.184, 表3-20）
維持期	望ましい行動（基準となる行動を）を行っている．その行動が始まってから6カ月を超えている．	1) 維持期に入れば大丈夫と安心しない/マンネリ化しない． 2) HbA1cや血糖値の結果だけで安心や批判をしない． 3) ほかの療養行動について見過ごさない．	1) 行動期で行われていたことを継続する． 2) ライフイベントへの対応/ストレス対処． 3) 家族（あるいは重要な他者）の理解と応援． 4) QOL（Quality of life）に関する質問をする． 【ツール】 ・QOL質問紙（p.80），PAID（p.64〜65，表2-7）など

Part 1　糖尿病療養行動を促進する

7　再発を予防するために

Relapse prevention—what is relapse prevention

【症例22】　50歳代女性，2型糖尿病
　9カ月前，血糖コントロール不良〔HbA1c 9.6%〕のため，糖尿病の学習を兼ねて教育入院をした．合併症なし．入院時には持効型インスリンを少量(6 U)使用し，血糖コントロールは改善した．その後3カ月間はインスリン注射を行っていたが，HbA1c 6.4%となったため中止，以後は食事療法のみで経過をみており，HbA1cが6.4%を上回ることはなかった．
　今回の外来受診時に，HbA1cがほんの少し上昇〔HbA1c 6.6%〕していたためその理由をお伺いしたところ，以下のようなお返事であった．
　「最近カロリーを考えないで食べています．たまに3時頃お饅頭を食べます．入院前よりは控えています．でも血糖値が上がらないのでいいだろうと安心してカロリーのことは忘れています．今回は，途中で血糖センサーがなくなって，最近血糖値を測っていません．だから今日のHbA1cは少し心配でした」

　第2章基礎編の「2. 血糖コントロールは時間経過とともに変動する」において糖尿病教育入院患者の退院後の血糖コントロール(HbA1c)の経過に関する調査結果を紹介した(p.12)．
　その際，HbA1cの経過をパターン化して解析したところ，以下に示すようないくつかの重要な所見が得られた．

1) 入院治療および教育は一定の効果を有する．全症例の1年後の平均HbA1cは前値に比べ有意に低値である(10.0%→8.1%)．また，一時的にせよ前値の10%以上改善した割合は72.2%を占める．
2) しかしながら，1年間であってもその効果を維持することは容易ではない．改善維持型：改善再発型＝53.4%：46.6%，すなわちいったん改善した患者の約半数に1年以内の悪化傾向を認める．
3) HbA1cの改善を維持できた群と，維持できず再上昇していった群で，HbA1cに有意差が認められたのは6カ月後であった(p.14，図2-6参照)．
4) 少数ではあるが入院治療および教育によっても悪化する群がある．その原因としては，インスリン治療拒否，食事療法の継続困難などがあった．

5) 少数ではあるが改善と悪化の間を大きく揺れる群がある．ある時期はとても一生懸命自己管理できるが，ある時点で急に嫌になるとか，放棄してしまうという型である．

このデータを作成してから10年以上が経過しようとしている．それから長い年数が経過し，糖尿病医療を取り囲む環境にも大きな進歩がみられた．したがって，データそのものは変わっている可能性がある．しかし，これらの事象こそが糖尿病医療学を考え続ける筆者らの原点である．

すなわち，「人はなぜ，どのように糖尿病治療に取り組むのか」，そして「人はなぜ逆戻りをしてしまうのか」ということである．

HbA1cが時間とともに悪化する理由のいろいろ

図2-6(p.14参照)にみられるような治療後のHbA1cの悪化については3つの理由が考えられる．

① 内因性インスリン分泌の減少，あるいは抵抗性の増加
② 薬物治療の実行度の低下
③ 食事療法や運動療法の実行度の低下

①に関してはUKPDSの結果(p.14，図2-7参照)がある[1]．すなわち，各種薬物治療および非薬物治療を行っていても，平均HbA1cは年々上昇していく．その理由の1つとして，図3-18に示すように内因性インスリン分泌能が年々低下していくことが挙げられている[2]．

②に関しては，薬物治療の実行度も年々低下していくことが知られている．また，

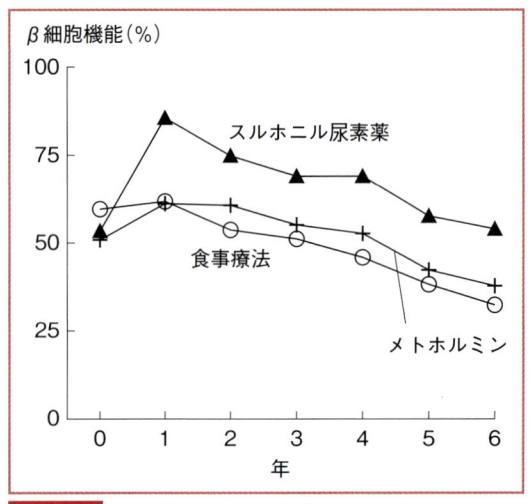

図3-18 2型糖尿病，6年経過後の治療の変化
〔文献2)より引用〕

経口血糖降下薬とインスリン注射とを問わず，昼食前服用の実行度が低くなっていることはよく経験される．

次に③に関してであるが，臨床的にはこれらの非薬物療法—とくに食事療法—の実行度が低下してくるためにHbA1cが悪化してくる例が多い．

治療後の血糖コントロールの悪化の過程

症例22が典型的なケースである．教育入院をして糖尿病の本態とその治療の意義を知り，それを管理していくための知識と技術を獲得し，絶対に食事療法を続けていこうと決心する．その甲斐があって3カ月でインスリン治療から離脱することができた．

その後，経過とともに，だんだんと食事療法に対する関心が低くなり，あまりエネルギー量を気にしない生活に戻ってきている．少し食べても血糖値が変わらないという安心感から，血糖測定も以前ほどには気にならない．その結果といえるかどうかは確かではないが，今回は少しHbA1cが上昇していた．ここが彼女にとっての分かれ目である．

> 【症例23】 30歳代男性，2型糖尿病
> 経口血糖降下薬で治療中であるが，2年以上HbA1cは7%未満を維持してきた．今回急にHbA1cが8%まで上昇していたため，考えられる理由がないか尋ねたところ以下のように話された．
> 「4月から職場が変わり，体を使うようになりました．汗をかくことも多く，つい自販機でジュースを飲むようになりました．最初は，仲間が飲んでいるのを見て誘惑に負けたのです．とてもおいしかったし，後悔はしませんでした．しばらくは恐る恐る飲んでいましたが，血糖が上がらないので飲み続けました．『まあいいか』，『結果オーライ』が続いたということです．そのうち血糖も測定しなくなっていました．
> 『ぬるま湯に浸かった蛙』というやつです．だんだん湯が熱くなっていたのですが，徐々に上がっていたのでわかりませんでした」

彼が逆戻りしていった過程について後ほど詳しく解説するが，典型的な経過である．

そういう経過を辿った人たちが再入院という形で帰ってくる．1～2年で半数の人が元に戻るとすれば，糖尿病教育とは何なのだろう．これでは「賽の河原ではないか」—筆者はそう考えた．同じことを繰り返していてはいけない．

この問題に取り組むための出発点は，「逆戻りがある」という事実を認めることである．それは事実だったのであるが，当時なかなかその事実を容認していただけなかった．「逆戻りなどあるはずがない（例：糖尿病患者は禁酒を続けているはずである），失敗などあってはいけない（例：飲酒の議論をすること自体が問題である）」という考

え方（あるいは moral）である．

　筆者は，逆戻りに関する研究が Addiction（依存症）治療の領域で精力的に研究されていることを知った．そのなかでもとくに注目したのは Marlatt（G. Alan Marlatt）の再発予防理論である[3]．

Marlatt の再発予防プログラム（Relapse Prevention）

再発予防とは何か？
　薬物依存治療は，薬物を完全に止めるか，あるいは調節して管理することを目標としている．再発予防とは，問題となっている習慣を変えようとする過程において，「よい習慣の維持が促進される」ための自己管理プログラムのことをいう[3]．
　再発予防の目標は，行動を変えようとしている人に，「再発をいかに予期し，いかに対処するかを教えること」である．
　一般的には，再発（逆戻り）とは「ある行動を変える試みが頓挫するか失敗すること」を意味する．社会学習理論（social-learning theory）[*1] の原則によれば，再発予防は，
　・行動技術訓練（behavioral skill training）
　・認知面への介入（cognitive intervention）
　・生活習慣変更法（lifestyle change procedure）
が組み合わされた自己管理プログラム（self-control program）である．
　再発予防法は，よい行動習慣の維持を目指すプログラムと生活習慣全体に関わるプログラムから構成される．
①行動変化に取り組み始めたときから，再発を予期して，それを予防すること
②失敗や違反が起こったとき，それが完全な再発になる前に処理する（消し止める）こと
③問題となる行動が起こりやすくなるような生活習慣を変えていくこと

1）理論開発の経緯

　この理論の基礎は，「依存症は学習によって獲得された習慣である」という見解にある．これは，「依存症はモラルの問題である」とか，「依存症は疾患（病気）である」という見解と立場を異にしている．依存症の結果は身体疾患（病気）であるが，依存症そのものは行動の問題であると考えるのである．

[*1]　**社会学習理論**（social learning theory）：発端は，人がある**刺激**（あるいはストレス）に**反応**して何らかの**行動**を起こすとき，他者からの**強化**（reinforcement）あるいは**報酬**（reward）があれば再現されやすくなるという理論．
　その後，行動の結果に対する**期待**，**価値観**，**Locus of control**（コントロールの所在場所），その行動を遂行できるという**自信（自己効力感）**などの認知要素も行動の起こしやすさを説明する要因（determinants）として重要視されるようになった（p.55 参照）．

したがって，その習慣が獲得された過程に焦点を当てる．すなわち，その行動習慣（習慣飲酒，喫煙など）の決定要因（determinants）を探ることから研究が始まった[3]．

①環境（あるいは状況）の先行要因
②期待・信念・価値観などの認知的要素
③家族歴や生育環境における経験
④行動の結果，他者からの影響

などが飲酒，喫煙習慣の形成にどの程度寄与しているかを調査したのである．

具体的な例で説明する．ストレスが強い生活を続けていると，息抜きやほっとする瞬間が欲しくなる．そういう状況下で，喫煙，飲酒，あるいは飲食（甘いものなど）などをすると，たちまち満足感が得られ，ストレスを一瞬忘れることができる（即時的満足：immediate gratification）．これがときどきであるとか制御できている間はよいのであるが，過剰になってくるとストレスに対する誤った適応（maladaptation）となる．それが習慣化したものが依存であるという考え方である．

上記の依存行動の成立に影響を与える要因については，p.27で紹介した，「糖尿病療養行動に影響する心理社会的要因」と同じ分類法であり，簡略化すると**図 3-19**のようになる．

したがって，依存行動からの脱却には，依存行動を作り出してしまう要因を探り，それを排除するか，修正することが必要であり，望ましい行動が持続するためには，これらの要因に対して予防的対策を立てておく必要があるということである．

治療に当たって重要な点は，「依存症」は行動の問題であって，人格とか人間性などは関係がないという感覚を育てることである．

再発予防理論は，習慣飲酒や喫煙のほか，麻薬中毒，過食症，ギャンブル中毒などにも応用できることが実証されている．糖尿病治療に関する望ましくない行動の多くは，「依存症」のレベルではないが，新たに獲得されたよい習慣（食事，運動，その他）をどのように維持できるかに関して，再発予防理論は重要な示唆を与えるものと考えられる．

2) 維持期という段階の見方

維持期という段階は2つの解釈の仕方がある[3]．

①維持期は治療に引き続く一時期で，**治療効果が時間とともに薄れていく段階である**——この解釈が正しいとすれば，再発は時間とともに増加し，再治療をしなければ最終的には100%に近くなる．

②維持期は**新しい学習が起こる機会である**——古い習慣を解除し，新しい適応行動が古い問題行動にとって代わる時期であると考える．ストレスに対する誤った反応（例：飲酒）を新しい健康的な行動（例：散歩）に変える学習を徐々に行っている段階である．試行錯誤の段階である．

治療者や患者が維持期を上記のどちらととらえるかによって，治療後の経過に影響を与える可能性がある．

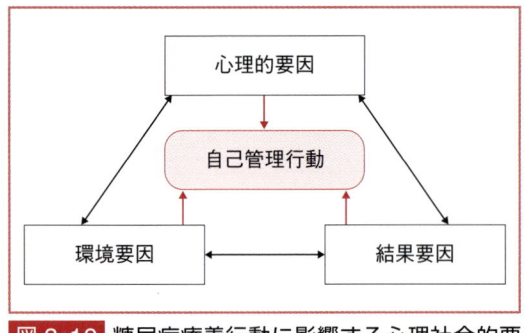

図 3-19　糖尿病療養行動に影響する心理社会的要因

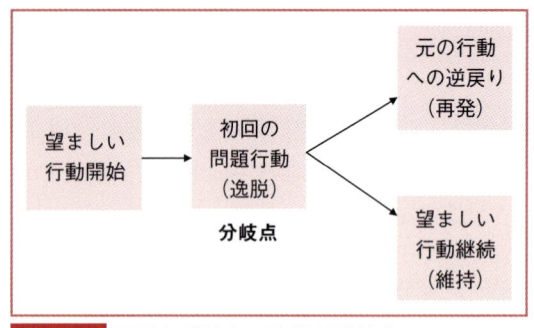

図 3-20　再発か維持か――逸脱が分岐点

再発に関する定義

　再発(逆戻り)とは「ある行動を変える試みが頓挫するか失敗すること」であるというのが一般的な意味であると述べたが，再発研究を進めるうえで，学問的に定義しておく必要がある．Marlatt は，彼のモデルにおいて再発を以下のように定義した[3]．

> 　逸脱(lapse)：問題行動が 1 回起こること(例：中止した後に，1 本喫煙すること，1 回飲酒すること)
> 　再発(relapse)：問題行動が元のレベルに戻ってしまうこと

　再発予防モデルにおいては，逸脱の起こったときが分かれ目(分岐点)である．一方は元の習慣への逆戻り(再発)へと繋がり，もう一方は，この失敗からの学習による望ましい習慣の獲得(維持)へと繋がっている(図 3-20)．

> 　すると我我も創痍を負わずに人生の競技場を出られる筈はない．
> 　成程世人は云うかも知れない．「前人の跡を見るが好い．あそこに君たちの手本がある」と．しかし，百の游泳者や千のランナアを眺めたにしろ，忽ち游泳を覚えたり，ランニングに通じたりするものではない．のみならずその游泳者は悉く水を飲んでおり，その又ランナアは一人残らず競技場の土にまみれている．
> 　　　　　　　　　　　　　　――「人生」(『侏儒の言葉』芥川龍之介)より

症例の再発過程を考える

　症例 22 の 50 歳代女性は，「最近カロリーを考えないで食べています．たまに 3 時頃お饅頭を食べます．入院前よりは控えています．でも血糖値が上がらないのでいいだろうと安心してカロリーのことは忘れています」と語っている．おそらく，食べたときには「おいしい」という満足感が得られるのだろう(即時的満足感)．しかし，その

後血糖値はそんなに上がっていなかった．すなわち，ネガティブな結果が出なかった．そこで安心してしまった．フィードバックがかからなかった．この症例はすでに再発が起こっている．しかし，入院前のレベルまでは逆戻りしていない．つまり完全な逆戻りではない．

今回，HbA1cは少し上がっていた．これをきっかけに食事療法の再出発ができるかどうか．今後の経過を決める大切な分岐点にいる．そのためには，食事療法が乱れだしたきっかけ，引き金，要因を明らかにし，対策を立てる必要がある．

症例23，30歳代男性．この症例では不適切な食習慣の再発に至る過程が詳しく語られている．身体的な状況(口渇)が根底にあり，これに環境要因(自販機が身近にあった)および他者の影響が揃って，誘惑に負けた．飲んでみるとおいしかった(即時的満足感)．これが最初の逸脱(lapse)である．

ここが分岐点であった．しかし，飲んだ満足感で後悔はせず，止める対策も立てられず，一方で，「まあいいか」，「結果オーライ」という正当化を続けるうちに習慣化し，再発(relapse)してしまった．

2例をみていると，その再発過程には，個別の条件はあるものの共通のプロセスがあることがわかる．そのプロセスはどのような要因で始まるのか，分岐点に立ったとき，どのような条件で行く手が分かれていくのか，それを防止するにはどのような対策があるのか，それらを次項から解説する．

◀文献▶
1) UK Prospective Diabetes Study (UKPDS) Group (1998) Intensive blood-glucose control with sulphonylureas or insulin compared with conventional treatment and risk of complications in patients with type 2 diabetes (UKPDS 33). Lancet 352：837-853
2) U.K. Prospective Diabetes Study Group (1995) U.K. prospective diabetes study 16. Overview of 6 years' therapy of type II diabetes：a progressive disease. Diabetes 44：1249-1258
3) Marlatt GA (1985) Relapse prevention：Theoretical rationale and overview of the model. In：Marlatt GA, Gordon JR, editors. Relapse Prevention, Guilford Press, New York, pp 3-70

Part 1　糖尿病療養行動を促進する

8　再発に至る過程を詳細に分析する
高危険度状況
Relapse prevention—high risk situation

再発に至る道

【症例24】　50歳代男性，2型糖尿病：再発への道
「おばさん，生ビール大ね，まず塩辛とポテトサラダ」
（略）
　期間の長短はあれ，だれでも一度は優等生の時期があるのだ．しかし，突然襲う精神的不安要因をきっかけに，人は自ら積極的に食ってしまうのだ．なぜなら食うことによってまずは気持ちが落ち着き，不安定さから逃避できるからである．
「飲まないあなたより，飲むあなたのほうがずっといい，ずっと面白い」
「フーン，なるほどね」
考えているうちにもう一杯．
「三次会，カラオケ，行きましょう，行きましょう」
でやってしまう．こうなると馬鹿な自分の全面復活．
（略）
帰路反省が始まる．（略）しばらくは，また抑制生活に戻る．
　どっちつかずの狭間の中で，仕事の方はあれこれ忙しくなる．夜の会食も増える．

鴨志田恵一，「糖尿列島」（情報センター出版局）より

　前項で，再発という事象に対するMarlatt再発予防理論[1]の立場からの定義について説明した．もう一度重要な点をまとめると，

①再発は，「移行していく過程（transitional process）」である．すなわち，1回の出来事（lapse）の一連のつながりであり，それが全くのベースライン（元の習慣）に戻ってしまうことを再発と定義する．
②1回の出来事（lapse）が分岐点となる．一方の道は元の問題行動へとつながっており，一方の道はそれを学習の機会として行動変化の成功へとつながっている．

　そこで問題となるのは，1回の失敗（逸脱）を学習の機会とできるか，再発に対する"予防接種（ワクチン投与）"は可能なのかということである．

そのために必要なことは，何に対するワクチンを作ればよいのかということである．そこで，再発の過程(長い鎖-連鎖)をより詳細に分析する必要がある．つまり再発過程における，引き金，環境，その場面に至る状況，考え方，対処の有無などを個々のケースで調べるのである．再発過程を細かく調べることによって，私たちは古い格言(maxim)がいっているように，

失敗から多くを学ぶことができる．

再発の時間的経過

依存症の領域では再発がかなり多いことが知られていた．1971年にHunt WAによって発表された再発(彼らの定義は，禁煙，禁酒およびヘロインを止めるプログラムを終了後に1回でもそれを使用したこと)の時間的経過を図3-11に示した(p. 141)．図3-11はいくつかのプログラムの結果を集計したものである[2]．

図3-11をみると，依存の対象物は，酒，タバコ，ヘロインと異なっていても，その経過はきわめてよく似ていることがわかる．

すなわち，再発の2/3は90日以内に起こっている．また，6カ月を過ぎると1年までは再発が少ない．

なぜ対象物は異なるのに，再発は同じような経過をたどるのか．Marlattらは，最初の失敗(再発予防ではこれを"lapse：逸脱"と定義している)が起こるとき，同じような認知(考え方)や感情を抱き，同じような行動がとられるからだという仮説を立てた．

混乱がないように，ここでもう一度Marlatt再発予防理論における，再発(relapse)と逸脱(lapse)の定義を示す．

逸脱(lapse)：問題行動が1回起こること〔例：中止した後に，1本喫煙すること，1回飲酒すること，決まったエネルギー(カロリー)量以上に食べること〕．
再発(relapse)：問題行動が元のレベルに戻ってしまうこと．

再発に関与する認知行動的要素

再発に至る過程では，いくつかの共通した認知(考え方)，感情あるいは行動がみられる．それらの要素を以下に解説する[1]．

1) 自己効力感(セルフエフィカシー)あるいはコントロールできているという自覚 (perceived control)

禁酒や禁煙など目標とする行動が続くと，それを継続できるという自信が芽生えてくる．期間が長いほど，自信は大きくなる．しかし，その自信を脅かす場面に出くわ

すことがある．それが高危険度状況(high-risk situation)である．

2) 高危険度状況(high-risk situation)

高危険度状況とは，よい行動を続ける自信を脅かし，逸脱の可能性が高まる場面のことをいう．各種の問題行動の再発過程の研究から高危険度状況には以下の3状況があることが明らかとなった．

❶陰性的な感情状態(negative emotional states)

陰性的な感情(不愉快である)を持っている状態．不満，怒り，不安，憂うつ，退屈など，このような気分状態にあることが逸脱を起こす要因となる．例えば，何かに失敗してイライラしているときに，ついやめていたタバコを吸ってしまう(酒を飲んでしまう)というようなことである．

❷対人間の葛藤(interpersonal conflict)

人間関係に関する葛藤状態にあること．比較的最近の，家族関係，夫婦関係，友人，上司，仕事上の相手との関係など，これらへの不満や怒りなどが逸脱の引き金となる．

❸社会的圧力(social pressure)

他者や集団からの影響によって望ましい行動の継続が破られる．そのなかには，直接的に勧められる場合と，他者がその行為を行っているのを見てそれを行ってしまう間接的な場合がある．

3) 再発における高危険度状況の割合

Marlattらは，❶を個人内決定要因(intrapersonal determinants)，❷，❸を対人的決定要因(interpersonal determinants)と呼んでいる．

飲酒，喫煙，ヘロイン使用，過食などいくつかの依存症の再発過程を調査した結果，再発の高危険度状況は，個人内要因56%(うち陰性感情35%)，対人要因44%(うち対人間葛藤16%，社会的圧力20%)と報告している．

4) 高危険度状況に出会ったときが逸脱するかどうかの分岐点―再発過程の認知行動モデル

Marlattらの提唱する再発過程の認知行動モデルを図3-21に示す．高危険度状況に出会ったとき(分岐点)，どのように考え，どのように対処(行動)するかによって再発しやすさが決まるというものである[1]．

❶対処ができた場合

例えば社会的圧力がかかった場合，「1本くらい，いいだろう」と勧められたとき，「今はやめている」とか，「医師から禁止されている」などきちんと断ることができれば，逸脱の可能性は少なくなる．

さらにこのような経験をすることによって，(少なくともこのような状況に出会っても)適切な行動を維持できるという自信が育つ．すなわち，自己効力感やコントロールできるという感覚を持つことができる．

つまり，高危険度状況に出会ったとき，効果的な対処行動ができれば，「維持することができる」という気持ちが強くなる．

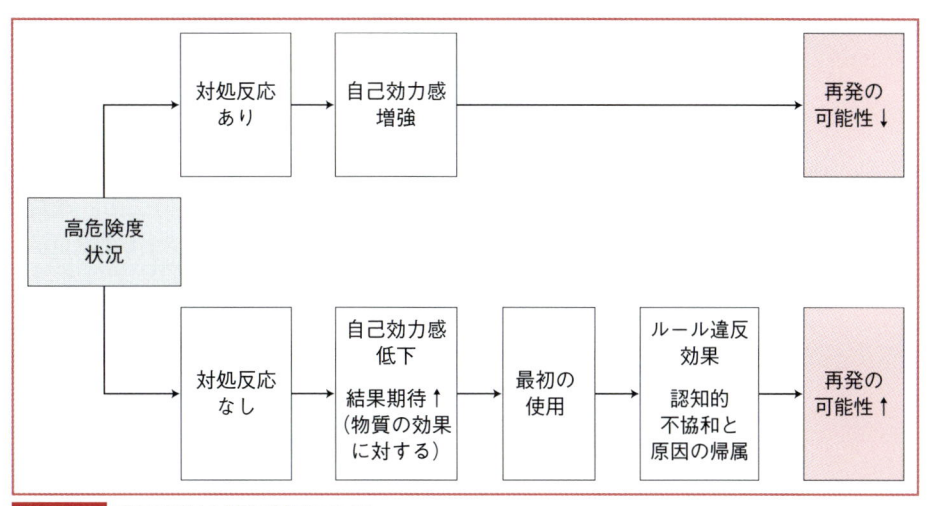

図 3-21 再発過程の認知行動モデル

❷対処ができなかった場合

一方,対処する方法がわからないとか,気がついたときにはもう遅かったという場合には,その場を凌ぎきることができるという気持ちが弱くなる.「ダメだ,もうどうしようもない」ということになる(**自己効力感の低下**).

また,同時に1本吸えば,少し飲めば,その状況を作り出したストレスを解消できるという誘惑に駆られる.喫煙,飲酒,薬物使用など,その対象物を使用することに対する**結果の期待**(**outcome expectancy**)が発生する(p.56 参照).禁止を破ることによる不都合を抑圧し,望ましい結果(ストレスが消える,イライラがなくなる,気分がよくなる,楽しくなる)のほうを考えるようになる.

> 結果の期待(値)(outcome expectancy)の増大は逸脱,再発の主要な決定要因である.

❸最初の逸脱の原因をどう考えるかがその後を決める—abstinence violation effect（ルール違反効果）

このような状況で最初の失敗(逸脱)が起こる.これが全面的な再発につながるかどうかを決めるのは,その原因をどう考え,どう反応(対処)するかにかかっている.逸脱に対する多様な反応形式を Marlatt らは,「**ルール違反効果**(**abstinence violation effect**)」と名づけた.

「一度失敗したら,やってきたことがすべて無になる(水泡に帰す)」という考え方を持つ人にとっては,逸脱は取り返しのつかない失敗ということになる.しかし,それは不可抗力であって,次回からは対処できるよう対策を立てておこうと考える人にとっては学習の機会となる.

ルール違反効果に影響を与える心理的要因として,以下の2要因を挙げている.

● 認知的不協和(cognitive dissonance)

認知的不協和とは，個人の考え方や信念と異なる行動をした場合，その不協和は葛藤を生じさせるが，それを軽減する方法として，違反した行動を継続（あるいは正当化）することをいう．例えば，禁酒を続けてきたが1杯飲んでしまった，それによって生じた罪悪感を振り払うために飲酒を続けるということ．または，「飲酒をしているほうが自分らしい」というように信念を変えるという方法が用いられる場合もある．

> 【症例25】 2型糖尿病，48歳女性：ルールを破ったとき
> 　普段きちんと計算して食べて，それ以外を我慢していると，ちょっと余分に食べたことが罪悪感になって，「だだだっと」食べてしまうことがあった．そうするとまた後悔が強くなって，それを紛らわすために食べ続けた．

● 原因の帰属(self-attribution effect)

これはp.55で説明したLocus of control（コントロールの所在場所）理論に通じる．出来事の原因をどこに求めるかによってその後の行動（行動様式）が変わるというものである．逸脱の原因を，「自分固有の（性格的な）弱さ」に求める人は，有効な対処手段を考えることすら諦め，降参してしまうだろう．よく聞かれる患者さんの語りに「もともと意志が弱いほうで」というのがある．これは完全な再発につながる可能性が高い．

一方，「今回は状況的にやむを得なかった」と考えられれば，そのような圧力にどう対応するかという問題に組み替えることができる．

❹ 最終的な要因―対象物の効果

逸脱を繰り返してしまう最終的な要因は，そのものの効果である．飲酒や喫煙あるいは過食のもたらす効果が快適なものであれば，それを続ける可能性が高くなる．

隠された先行要因―バランスの悪いライフスタイル

再発への引き金として高危険度状況が重要な役割をしていることを説明した．通常，患者はその状況に偶然出会ってしまう．しかし，それは本当に偶然かどうかが検討された．高危険度状況に至る連鎖の研究から，Marlattは図3-22のような仮説を立てている．すなわち，基本にはバランスの悪いライフスタイルがある[1]．

ここでいうバランスとは，「するべきこと（仕事，課題，煩わしいこと：should）」と「したいこと（レジャー，食事，楽しいこと：wants）」の釣り合いのことである．それが不均衡を起こしていると，何かすぐに満足感を得られるものが欲しくなる．「1杯の酒は自分へのご褒美だ」という考えである．

本当に欲しくなることと，それを合理化するとか，無意識にそれに近づくように行動する（1杯飲み屋のある帰り道を選ぶ，など）ことが，高危険度状況を呼び込むと考えている．

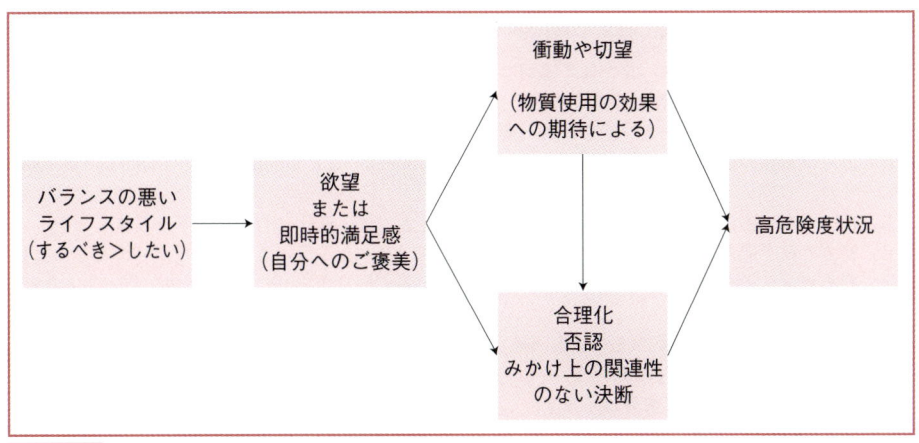

図 3-22 再発場面の隠された先行要因

〔文献 1〕より引用〕

糖尿病療養行動の維持と再発―食事療法維持を脅かす高危険度状況

筆者らは糖尿病教育入院をした患者さんのうち，退院時に食事療法について行動期に入った（望ましい食事療法を続ける決断をされた）方を対象として，退院後の再発過程に関する観察研究を行った[3]．

退院後 6 カ月まで，毎月食事療法の継続，逸脱，再発について聞き取り調査を行った．その内容は，逸脱してしまった場合，①逸脱の具体的な内容，②理由，③先行感情，④先行状況，⑤結果感情，⑥結果状況，⑦逸脱か再発か，⑧再発回避手段とした．具体的な質問事項を表 3-18 に示す．

逸脱がなかった場合は，逸脱回避手段，セルフエフィカシーの程度などを尋ねた．

定義は，一度でも指定カロリー以上に食べた場合や，不適切な物を食べたと患者が判断した場合を逸脱（lapse），これが習慣化して次回の面接時まで続いた場合を再発（relapse）とした．

1）糖尿病食事療法継続にとっての高危険度状況

食事療法の維持を妨害する高危険度状況について要因別に分類した．個人内因子が 36.0%，環境因子 37.9%，対人関係因子 24.7%，分類不能 1.4% であった（図 3-23，表 3-19）．男女間に有意差は認めなかった．

個人内要因の内訳は陰性感情状態が 7.0%，陰性身体状態 3.9%，単純な空腹感 10.4%，陽性感情状態 2.0%，陽性身体状態 0.4%，自分のコントロール能力を試す 0.2%，外的手掛かりのない誘惑 12.2% であった．

環境要因の外的手掛かりのある誘惑は 37.9% であった．対人関係因子では対人間葛藤が 1.1%，直接的社会的圧力（勧められた）5.6%，間接的社会的圧力（見た）16.1%，陽性感情高揚 1.7% であった．

表 3-18 食事療法の再発に関する質問表

1) 初めて食べ過ぎたとき，または不適切なものを食べたときの状況を教えて下さい(何を，いつ).
2) 初めて食べ過ぎた(または不適切なものを食べた)とき，その理由は何でしたか(なぜ食べ過ぎましたか).
3) どんなことがあったとき，初めて食べ過ぎ(または不適切なものを食べ)ましたか.
4) どんな気分のとき(イライラ，悲しい，うれしい，退屈…など)，初めて食べ過ぎ(または不適切なものを食べ)ましたか.
5) 初めて食べ過ぎ(または不適切なものを食べ)たとき，体に変化(何か症状)がありましたか.
6) 初めて食べ過ぎ(または不適切なものを食べ)た後，どんなふうに感じましたか．またどんな気持ちがしましたか.
7) 初めて食べ過ぎ(または不適切なものを食べ)たとき，周りの人(夫，妻，子供，親，友人など)の反応はどうでしたか.
8) 食べ過ぎ(または不適切なものを食べる)は1回でやめましたか．またはずるずると続きましたか.
   (1回でやめた．ずるずる続いた)
9) 1回でやめられた方にお尋ねします．
   a) どんなふうに考えることによって，1回でやめられましたか.
   b) 食べ過ぎ(または不適切なものを食べる)につながる状況(条件)を避けるために何か工夫をしましたか.
   c) 1回でやめることができたことについて，どのように感じましたか.
   d) 1回でやめて，また食事療法を守ったことについて周りの方は何か言われましたか.
10) 食べ過ぎ(または不適切なものを食べる)がずるずると続いた方にお尋ねします．
    a) つぎに食べ過ぎたとき，または不適切なものを食べたときの状況を教えて下さい(何を，いつ).
    b) つぎに食べ過ぎた(または不適切なものを食べた)とき，その理由は何でしたか(なぜ，どのように考えて食べましたか).
    c) どんなことがあったとき，食べ過ぎ(または不適切なものを食べ)ましたか.
    d) どんな気分のとき(イライラ，悲しい，うれしい，退屈…など)，食べ過ぎ(または不適切なものを食べ)ましたか.
    e) つぎに食べ過ぎ(または不適切なものを食べ)たとき，体に変化(何か症状)がありましたか.
    f) つぎに食べ過ぎ(または不適切なものを食べ)た後，1回でやめられなかったことについて，どんなふうに感じましたか．またどんな気持ちがしましたか.
    g) つぎに食べ過ぎ(または不適切なものを食べ)たとき，周りの人(夫，妻，子供，親，友人など)の反応はどうでしたか.
    h) 食べ過ぎ(または不適切なものを食べる)につながる状況(条件)を避けるために何か工夫をしましたか.

> すなわち，逸脱のきっかけとなる出来事を頻度順に並べると，
> ①外的な手掛かりのある誘惑(37.9%)：食べ物を見た，出されたなど
> ②間接的社会的圧力(16.1%)：他者が食べるのを見た
> ③外的手掛かりのない誘惑(12.2%)：欲しくなる，ご褒美としてなど
> ④単純な空腹感(10.4%)：空腹感が強い
> となっていた．
> これらで全体の3/4を占めた．

これらは，先に示したMarlattらの依存症再発の高危険度状況(陰性的感情状態や対人葛藤が多い)とはかなり異なっていた．糖尿病食事療法においては，食べ物や食べ物の情報が日常的に溢れており，それに接することが高危険度状況となることがわかった．

【症例26】 50歳代女性，2型糖尿病：目につくとだめ，目につかないと探す
硝子体手術のために入院．入院中は病院食以外には一切手をつけなかった．外来

遭遇率(%)

[棒グラフ: Aa≈7, Ab①≈4, Ab②≈10, Ac≈2, Ad≈0.5, Ae≈0.5, Af≈12, B≈38, Ca≈1.5, Cb①≈6, Cb②≈16, Cc≈2, D≈2]

A．個人内要因によるもの
　a．否定的感情への対処として
　b．陰性的な身体的状態
　　①痛み，疲労，その他の身体的症状
　　②空腹感
　c．陽性感情があるときや高めたいとき
　d．陽性的な身体的状態を得るために
　e．自分のコントロール能力を試す
　f．誘惑に負ける(引き金となる外的な手掛かりがない)
B．環境要因によるもの
　　誘惑に負ける(引き金となる外的な手掛かりがある)
C．対人関係要因によるもの
　a．対人間の葛藤の処理法として
　b．社会的圧力
　　①直接的圧力；勧められる．断れなかった
　　②間接的圧力；誰かが食べたり飲んだりしているのを見た
　c．陽性感情を高めるために
D．分類不能

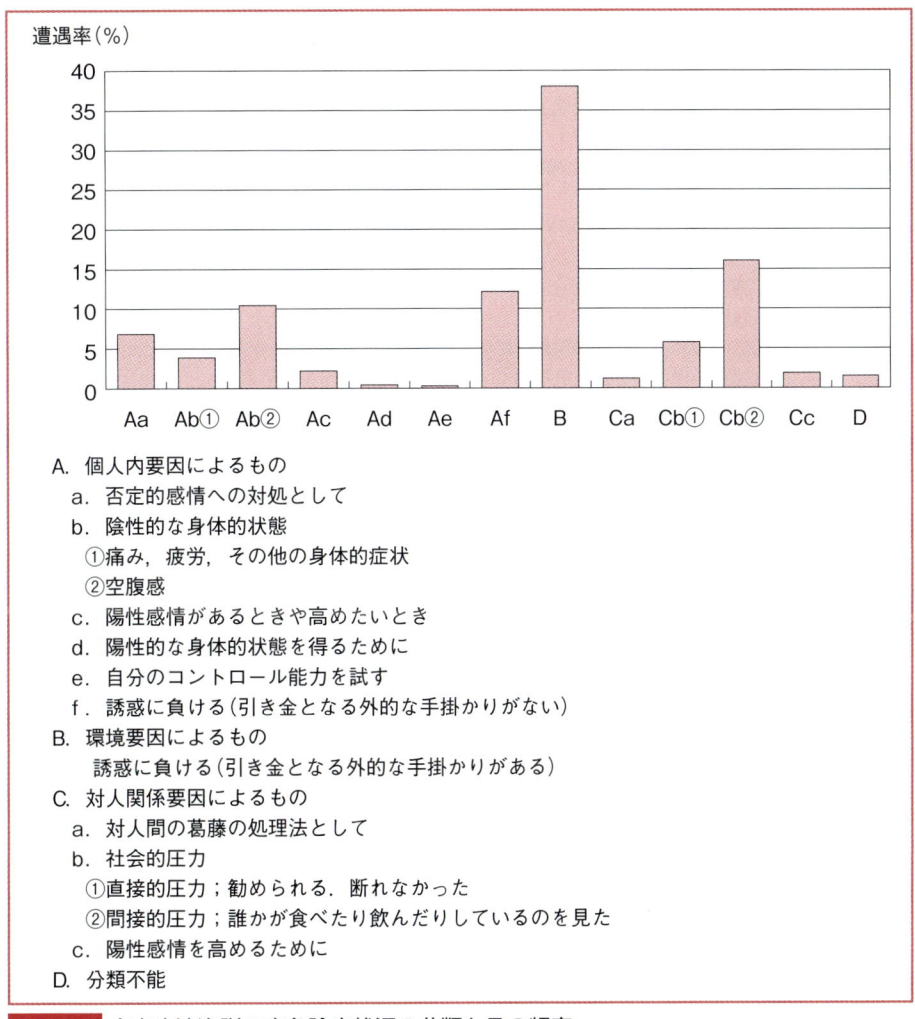

図 3-23 食事療法逸脱の高危険度状況の分類とその頻度

でその後の経過を伺うと以下のように語られた．
　「元来食べることが好き．ケーキや饅頭など1個くらい食べても食べた気がしない．最初はダメダメと思っているけれど，家にはそこら中にたくさんある．お客さんのために買ってある．それで，饅頭，ケーキ，クッキー，おかき，それぞれ1つずつ食べる．手元になければ探すとどこかにある．
　2, 3日食べないこともある．それに気がつくと余計に欲しくなる．いつの間にか食べている．気がついたら口に入っている．目についたら入っている．空腹感で食べるわけではない」

2）高危険度状況と逸脱率，食事の3場面での比較

　高危険度状況に出会ったとき，食べてしまった(逸脱)と答えた方が約67%，食べずに済んだ(回避)と答えた方が約33%であった(図 3-24)．これを食事を3つの場

表 3-19 逸脱（再発）の分類基準 1：食事療法および飲酒

A. 個人内要因によるもの

a. 否定的感情への対処として；自分自身あるいは他者の関与しない環境に対して
　① 怒り（腹が立つ）あるいは葛藤（したいことができない）．
　② それ以外の感情；恐怖，不安，緊張，憂うつ，寂しい，退屈，悲嘆反応（不幸，事故，発病に伴う感情），評価されることのストレス（試験など）．
　③ それ以外の感情および身体的因子の混合；気力が出ない，元気が出ない．
b. 陰性的な身体的状態
　① 禁断症状を伴う渇望．
　② その他の症状に伴う渇望．
　　痛み，疲労，その他の身体的症状によって引き起こされたもの．
　③ 単純な空腹感（他項目の要因を含まないこと）．
c. 陽性感情があるときや高めたいとき
　気分がハイになる．うれしいとき（仕事がうまくいったなど）．自分を喜ばせるとか，より陽気になるため（他人がいるときは B 項目）．
d. 陽性的な身体的状態を得るために
e. 自分のコントロール能力を試す
f. 誘惑に負ける（引き金となる外的な手がかりがない）
　自分で許してしまう．ご褒美としてなど．わざわざ探す，買いに行く，急に欲しくなる．

B. 環境要因によるもの

誘惑に負ける（引き金となる外的な手がかりがある）．
見た，店の前を通った，いい匂いがした，暑かった，出された，量が多いと知りつつ食べた．

C. 対人関係要因によるもの

a. 対人間の葛藤の処理法として
　① 怒り（腹が立つ）あるいは葛藤（したいことができない）が対人関係から生じているとき．
　② それ以外の感情；恐怖，不安，緊張，憂うつ，寂しい，評価されることのストレス（特定の他人から）．
b. 社会的圧力
　① 直接的圧力；勧められる．断れなかった．
　② 間接的圧力；誰かが食べたり飲んだりしているのを見た．
c. 陽性感情を高めるために
　他人と一緒の状況で，より陽気になるために用いる（「他人が食べたり飲んだりしているのを見て」は，上の項目）

D. 分類不能

面，(1) 日常的な場面，(2) 冠婚葬祭や宴会などの特別な機会（イベント機会），(3) イベント機会以外の外食時の場面に分けて逸脱危険度を分析した．各状況での逸脱率は特別な機会（イベント機会）で 83.6％，それ以外の外食場面 75.0％，日常的生活場面 54.7％と 3 状況間に有意差（$p<0.002$）を認め，特別な出来事の際に回避することが難しいことがわかった（図 3-25）．

3）逸脱と再発の関係

1 回の逸脱がすぐに再発につながるのか，それとも逸脱を繰り返すうちに再発してしまうのかを検討した結果を図 3-26 に示す．何回か逸脱を繰り返して全面再発に至るタイプが 75％，1 回の逸脱だけで歯止めがかからず全面的に再発につながるタイプが 25％であった．すなわち，再発の多くは，何回かの逸脱を繰り返すうちに，自己コントロール感が減少し，食べることの魅力に屈し，そして重大なことは起こらない

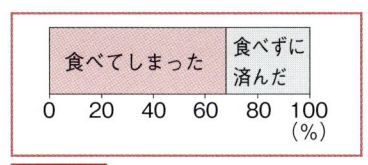

図 3-24 高危険度状況に出会ったとき

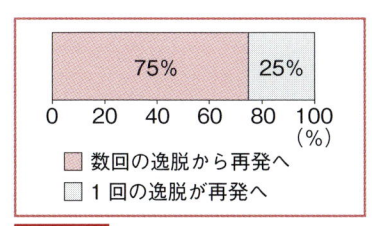

図 3-26 逸脱から再発へ

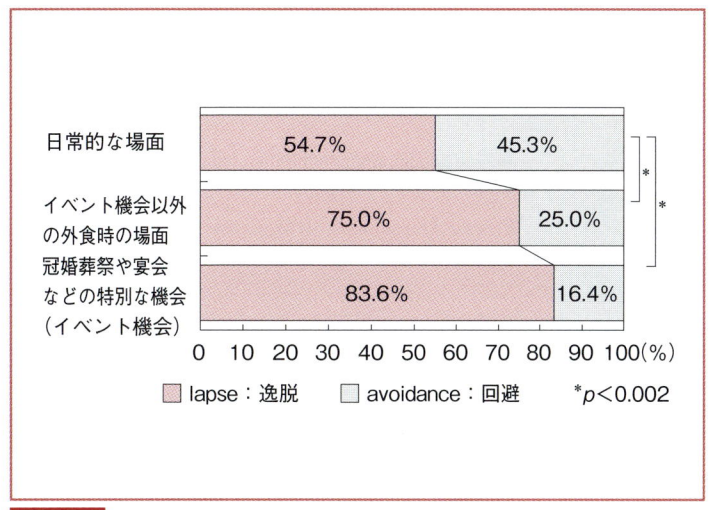

図 3-25 食事の3場面における逸脱と回避の頻度

のだと正当化していく過程が想定される．

◀文献▶

1) Marlatt GA (1985) Relapse prevention : Theoretical rationale and overview of the model. In : Marlatt GA, Gordon JR, eds. Relapse Prevention, Guilford Press, New York, pp 3-70
2) Hunt WA, Barnett LW, Branch LG (1971) Relapse rates in addiction programs. J Clin Psychol 27 : 455-456
3) 山本壽一, 石井 均, 古家美幸, 他 (2000) 糖尿病教育後患者における食事療法妨害要因の解析. 糖尿病 43 : 293-299

Part 1　糖尿病療養行動を促進する

9　再発予防プログラム
Relapse prevention—relapse prevention program

糖尿病食事療法の再発の時間的経過

前項で依存症再発の時間的経過の法則について述べた．それは，

> 再発の2/3は90日(3カ月)以内に起こっている．また，6カ月を過ぎると1年までは再発が少ない．

というものであった．それでは糖尿病食事療法における再発経過はどのようなものか（図3-27）．筆者らの施設で糖尿病教育コース終了後，食事療法を継続することを決心した患者を対象に追跡調査を行ったが，その結果を紹介する[1]．

1）糖尿病食事療法逸脱・再発の時間的推移

退院1カ月後の逸脱者は17.1%，再発は12.2%に認められた．2カ月後には逸脱が43.1%と有意（$p<0.01$）に増加したが，再発は11.8%と明らかな増加は認めなかった．

3カ月後には，逸脱は24.1%と有意（$p<0.05$）に減少したが，再発は27.6%と有意（$p<0.01$）に増加した．逸脱については以後約25%で推移した．再発については4カ

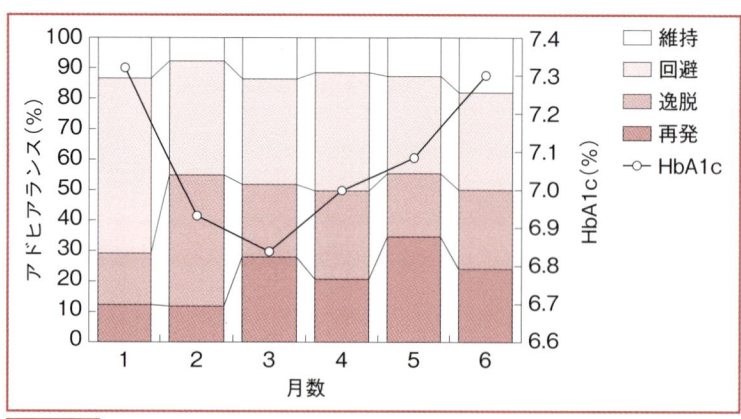

図3-27 糖尿病教育コース終了後の食事療法アドヒアランスの時間的経過

維持：高危険度状況に遭遇せず．　　　回避：遭遇したが適切な対処ができた．
逸脱：遭遇し不適切な食事をした．　　再発：不適切な食事が持続した．

〔文献1）より引用〕

月目以降，20.6%，34.2%，23.7% と増減を繰り返したが，ほぼこのレベルで定常化した．

> 糖尿病食事療法の再発率は最高 30% 程度である．3 カ月でピークとなり，以後定常状態となる．

2）高危険度状況遭遇率

継続受診の 73 人中，6 カ月間に 1 度も高危険度状況に遭遇しなかった患者は 3 人であった（4.1%）．すなわち 96% の患者が高危険度状況に遭遇していた．

> ほとんどすべての患者が高危険度状況に遭遇する．

3）逸脱と再発の関係

1 度でも高危険度状況に遭遇して逸脱した患者は 70 人中 57 人（81.4%）いた．その逸脱経験者のうちでたった 1 度の初めての逸脱が再発につながった患者は 19 人（33.3%）であった．

> 逸脱はよくみられるが，それが 1 度で直接再発につながる率は低い．逸脱を何度か繰り返すうちに再発に至る．

4）再発からの復帰率

継続受診の 73 人中，1 度でも再発した患者は 40 人（54.8%）で，そのうち再発が 2 カ月以上続いたものは 24 人（60.0%）であった．全体の復帰率は 52.5% であった．

再発から 1 カ月で復帰した患者は 40 人中 16 人（40.0%），2 カ月以上経過後に復帰した患者は 24 人中 5 人（20.8%）であった．

> 半数の患者が再発を経験する．復帰の多くは 1 カ月以内に起こり，時間が経過すると減少した．

5）HbA1c 値の推移

教育コース開始前の HbA1c は 9.6±2.2% であった．退院後 1 カ月目 7.3±1.1%，2 カ月目 6.9±1.1%，3 カ月目 6.8±0.9% と有意に改善した．これを最低値として，その後 4 カ月目 7.0±1.1%，5 カ月目 7.1±1.3% と上昇し，6 カ月目には 7.3±1.3% と有意な悪化がみられた．

> 再発が最も多くなる 3 カ月目には，まだ HbA1c は改善（減少）している．このことが（まだ大丈夫という）誤った安心感を与える可能性がある．食事療法の経過は HbA1c だけで判断してはいけない．

再発予防：その介入法の概要

1）再発過程の要点

再発過程については前項で解説したがその要点をもう一度概説する．

❶**高危険度状況に出会ったとき有効な対処ができないと再発しやすい**

有効な対処ができないと，次のような連鎖が起こる（p.169，図 3-21 参照）．

・自己効力感（self-efficacy）が低下する：その場面を乗り切れる自信がなくなる．「ダメだ，抵抗できない」という気持ちになる．

・結果の価値（outcome expectancy）が発生する：食べると（喫煙，飲酒，薬物使用すると），ストレスが解消される，イライラが消える，気分がよくなると思うようになる．

・ルール違反効果（AVE：abstinence violation effect）が生じる：「一度失敗したら，やってきたことがすべて無になる（水泡に帰す）」という考え方を持つ人にとっては，逸脱は取り返しのつかない失敗ということになり，再発につながりやすい．

❷**生活スタイルのバランスの悪さが高危険度状況を招く**

・lifestyle imbalance が潜んでいる：高危険度状況を呼び込んでしまう生活スタイルが特定されている．義務（shoulds）が欲求（wants）を上回る生活であり，そのストレスを解消するために意識的あるいは無意識的に再発高危険度状況に近づいていく（p.171，図 3-22 参照）．

2）再発予防介入法

Marlatt らはこの再発過程の認知行動モデルから，いくつかの段階に分けて再発予防介入法を提案している．まず，治療者と患者の関わり方の原則を次のように述べている[2]．

> **関わり方の原則**
> 　患者は協力して問題を解決していくパートナーである．したがって，治療プランを立てるとき，プランを決定するとき，積極的に参加するように促す．
> 　最終目標は，患者が自らの行動に気づき，選択する機会を増やしていくことであり，対処技術や自己管理の訓練を通して，自分の生活や人生に自信や熟練感（sense of mastery）を持てるようになることである．

この原則にのっとり介入を進めていくわけであるが，再発予防介入には大きく分けて2つの方法がある．

1）再発予防特有（固有）の介入戦略，
2）一般的なセルフコントロール戦略，

である．

前者は「高危険度状況に出会い有効な対処ができなかった場合」に起こる再発への連鎖をどう断ち切るかという対策と訓練法であり，前述❶に対応する．

後者は,「高危険度状況に巻き込まれやすいライフスタイル」をどう修正するかという考え方と訓練法であり,前述❷に対応する.

再発予防特有(固有)の介入戦略(図3-28)

1) 高危険度状況であることを認識できるようになる

「再発の引き金となる状況に巻き込まれている」と患者が認識できるように訓練をしておくということである.それを放置すると再発の連鎖が始まり,「逸脱」あるいは「再発」に至ることに気づく必要がある.

再発の連鎖に巻き込まれそうな状況であることに早く気づくことができれば,その「きっかけ」を"警告サイン"として覚えておくことができる.

個人にとっての個別的な高危険度状況を知るための方法としては以下のようなものがある.

● セルフモニタリング

問題行動の記録をとる.たとえば,食事行動についていえば,過食した時間,内容,そのときの状況,その前後の気分などの記録をとることである.また,そのときどう対処したかを記録しておくことも有用である.

前項で示した,『食事療法の再発に関する質問表』がそれに当たる(p.172,表3-18参照).これを用いた調査から,個人的な高危険度状況やその対策の有効性が同定された.

喫煙などの習慣的行動は,自動的(意識に上らない)に行われていることが多く,こ

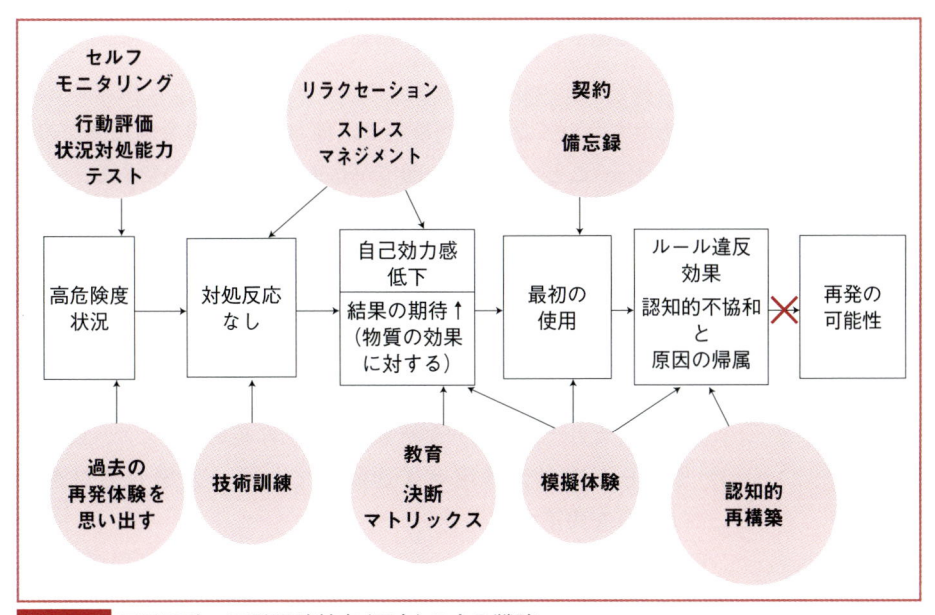

図3-28 再発予防:再発予防特有(固有)の介入戦略

〔文献2〕より引用,改変〕

のような記録をとることによって，1つひとつの行動を意識のレベルでとらえることができ，習慣から抜け出す効果を持つ．

- Self-efficacy rating（自己効力評価）

患者に種々の高危険度状況を提示して，それを乗り越えられる自信がどの程度あるか回答してもらう．これによって，最も注意すべき状況やきっかけを発見することができる．

- Situational Competency Test（SCT：状況対処能力検査）

各種の高危険度状況の例を示し，そのような状況に出会った場合，どのように対応するかを記入してもらう．筆者らが実際に開発使用したものを p.184 で紹介する．

- 再発エピソードを思い出す/想像する

2) 対処法の訓練をする（skill-training procedures）

再発へ至る可能性が高い状況を同定できれば，その対策として最も簡単なことはその場を避けることである．しかし，そうできないことが多いので（たとえば，運動中断の高危険度状況である悪天候は避けることはできない），対策を立て訓練を行う．

- 問題解決技術の訓練

方法を提示する，他者の方法や行動を見て学ぶ（モデリング），リハーサルを行う，治療者がフィードバックする，自分に囁きかける（できる，やめられる，などの自己教示）．

- ストレスマネジメント，リラクセーション

筋肉弛緩法，瞑想，軽い運動，など種々のリラクセーションは有用．その他ストレスマネジメント（p.76参照）．少し気分を楽にすることでその場をコントロールできるという気持ちが生まれる．

- 問題行動の利益と損失の教育

再発においては中止あるいは節制している物質（アルコール，タバコ，食べ物）に対する結果の期待（outcome expectancy）が高まることが重大な要因であった．その物質を使用すればイライラが解消し，簡単に短時間で満足感が得られる（immediate gratification）こと（のみ）への期待が高まってしまうのである．

そこで，これに備えるために物質の使用に伴う，短期的な効果（即時的満足感）とその後に訪れる効果（健康被害）について教育を行っておく．

- 決断マトリックス

これは p.121（変化ステージモデル，熟考期，表3-10 参照）で紹介した，決断バランスシートである．「望ましい行動を続けること」と「問題行動を再開すること（逸脱）」に分けて，それぞれ短期的な結果，長期的な結果を考えて，表形式にする．

3) それらが有効に作用せず逸脱してしまった場合の対策—ルール違反効果（AVE）を修正する

「再発過程の認知行動モデル」の各ポイントにおける対策を示してきた．しかし，それらの対抗策にもかかわらず問題行動が発生（逸脱）した場合，ルール違反効果（AVE）が起こることも説明してきた．

9. 再発予防プログラム

繰り返すと，「一度失敗したら，やってきたことがすべて無になる(水泡に帰す)」という考え方を持つ人にとっては，逸脱は取り返しのつかない失敗ということになる．一方，「それは不可抗力であって，次回からは対処できるよう対策を立てておこう」と考える人にとっては学習の機会となる．

すなわち，失敗したときにどう考えるかによって，再発するか予防できるかの大きい分岐点になるということである．

● 認知的再構築(cognitive restructuring)

したがって，訓練しておく必要があるのは，

> 失敗したときその理由を，弱さであるとか，欠陥であるとか，罪であるというような個人の性格や特性に求めない

ことである．

そうではなくて，

> 今回の出来事は，ただ1回の連続性のない失敗であって，やり直すことのできないような大失敗ではない

と，ものの見方を変えることである．これを認知的再構築法(cognitive restructuring)と呼んでいる．

このように，失敗の意味を変えることによって，それではそうならないために何を準備すればよいかをもう一度考えられるようになる．

● 思い出すためのカード(reminder card)

失敗したときの対策を思い出すためのカード(備忘録)を作っておく．

一般的なセルフコントロール戦略(図3-29)

望ましくない行動をしてしまう呼び水となる状況(高危険度状況)に巻き込まれやすい人は，生活上のバランスの悪さがある．それがフラストレーションを募らせ，それを解消するためにほぼ自働的(無意識的)に逸脱につながる状況に近づいていく．

生活上のバランスの悪さとは，「しなければならないこと—義務(shoulds)」が「したいこと—欲求(wants)」を上回る生活である．

したがって，逸脱，再発を防止するためにはより一般的に生活全般におけるセルフコントロールを考える必要がある．

● よいことの中毒になる

"からだ時間"を作る．水泳，ジョギング，瞑想，リラクセーション，サイクリング，何でもよい．時間ややり方にこだわらず楽しむ．

● 代替物(行為)で楽しむ

買い物をする，マッサージに行く，ご馳走を食べる，など．これらは生活のなかの義務感からの解放を目的としている．

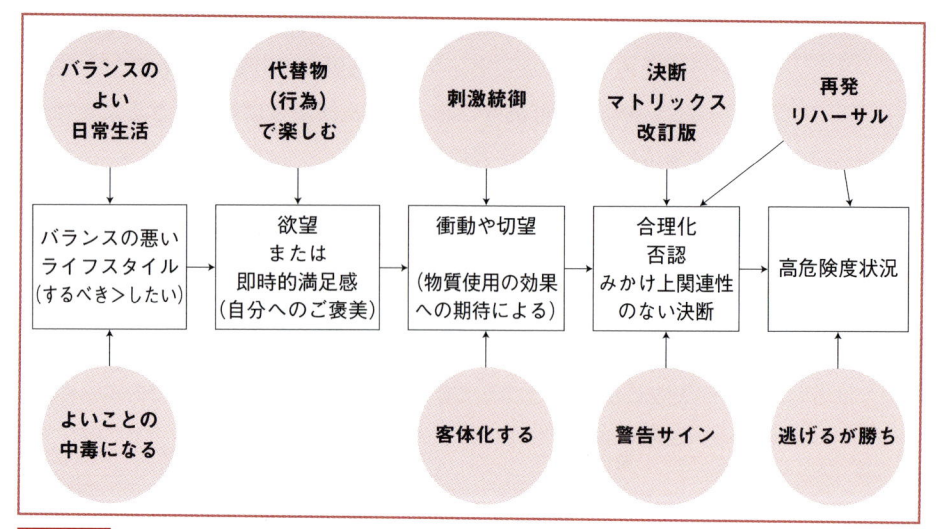

図 3-29 再発予防：一般的なセルフコントロール戦略

〔文献2）より引用，改変〕

- 刺激統御（stimulus control）する，対処できているところを心に描く

どうしても欲しくなる（渇望）の誘因は，見た，匂いがした，などの感覚的刺激が多い．したがって，単純に目の前からなくすという方法は極めて有効である．ことわざにも，「去るものは日々に疎し/見えないものは忘れられていく（Out of sight, out of mind）」と表現されている．

- 客体化する，外から観察したように表現する（detachment, labeling）

「どうしても酒が飲みたい」と表現するのではなく，「今，酒が飲みたいと思う自分がいる」と表現する．そうすることで，抗し難いという思いから少し解放される．

イチロー選手が2009年のワールド・ベースボール・クラシック大会において，極度の緊張感に襲われたとき，アナウンサーになったつもりで自分の動きを語ることによって緊張から解放されたという話があった．この方法を自ら発見したのであろう．

- "最後の砦"あるいは"土壇場の方法"

その場を去る，何としても避けるという方法を教えておくということである．確かに，「逃げるが勝ち」，「三十六計逃げるに如かず」など状況が悪いときにはさっさと退散するのが最もよい方法であることを古い兵法も教えている．

- より深いレベルでの生活習慣の修正

より深い心理療法として，1日の生活の行動記録をとり，行動連鎖や感情の変化を調べ，どこを変えていくか，誰の協力を得るかなど，時間をかけた修正を行う．

糖尿病教室における再発予防プログラム

筆者の施設では糖尿病教室において，再発予防プログラムを実施していた．これは，Marlattの再発予防理論を糖尿病に応用したものである．このプログラムは，

①糖尿病教育入院中の「再発」学習,
②退院後のフォローアッププログラム,
から構成されている．

再発予防プログラム
①糖尿病教育入院中の「再発」学習
・グループディスカッション
　－予想される高危険度状況への対処法
・セルフエフィカシーを確認する
②退院後のフォローアッププログラム
・退院後の継続状況質問表の郵送
・退院後のグループミーティング
　－遭遇した高危険度状況と対処法
・定期的ミーティングを繰り返す

◆**再発予防プログラムの実際**

1) 教育入院中

コース終了前に"食事療法の再発とその予防"をテーマとする学習ならびに訓練を行った．教室参加人数は5人を上限とし，1人の専任看護師が教育コースの開始から終了まで担当した．

❶**再発予防グループ討論の目的**

・高危険度状況とは何かを知る
・患者自身の高危険度状況の順位を知る
・過去および現在の対策を検討する
・退院後の個人的な対策を語る

❷**グループ討論の時間表**

0〜5(分)：グループ討論の趣旨説明
5〜10：高危険度状況の定義と説明
10〜20：自由討論；*Brainstorming*
20〜30：再発調査からの具体的状況の提示
30〜40：患者が予想する危険状況と対策
40〜60：患者の個別的な対策と決断を聞く

❸**グループディスカッションの進め方**

グループディスカッションは患者主導とする．リーダー(看護師)は会のスムーズな進行を見守る補佐的な役割をする．患者が問題点とその解決法を見出していくことを目的としており，決して答えを先に与えないことを原則とした．

表 3-20 食事療法高危険度状況対処能力テスト

質問1	昼の定食を注文しました．しかしすべて食べると指示カロリーをオーバーします．そのときあなたは，どうされますか．
質問2	レストランの前を通るとおいしそうな匂いがしました．そのときあなたならどのように思われますか，またどのように行動されますか．
質問3	忘年会，または結婚式に出席しました．隣の上司，または親類からカロリーの高そうな物を勧められました．あなたならどうされますか．
質問4	友人，または家族が焼き肉パーティーをしています．みんなおいしそうに食べています．制限のあるあなたはどうされますか．
質問5	仕事などでうまくいかずイライラし，何か食べたくなりました．どうされますか．
質問6	おなかが空いて空いてたまらないとき，あなたならどうされますか．
質問7	病院の診察時，予想以上にグリコヘモグロビンがよく，先生からほめられました．その夜，家族から今日ぐらいおいしい物を食べようと誘われました．どうされますか．

（1998年，山本壽一作成のものを一部改変）

❹ それぞれのプログラムの要点

● 高危険度状況の定義と説明

高危険度状況について医師が以下の項目について解説する．

a）退院後の食事療法へのアドヒアランスの時間的経過—その要点
- 退院後3カ月以内に逸脱，再発が起こりやすいこと
- HbA1cがその時点では必ずしも悪化しないので誤った安心感を持ちやすいこと
- 逸脱が必ずしも再発につながらないこと
- 逸脱や再発があってもまたやり直している人が多いこと

b）食事療法の高危険度状況—その要点
- 失敗しやすい状況にはどんなものがあるか
- 失敗しやすい状況は個人によって異なること，クセがあること
- 自分が失敗しやすい状況を類推し，その対策を立てておくこと
- 一度失敗しても，すぐにやり直せばよいこと

● 自由討論

- 教育で得られたもののレビュー
- 教育の効果を長続きさせるという決心

自由討論では，食事療法を続けることにどのような意義があるか，またどうすれば長続きできるか，続けていきたいという決心などが語られた．

● 再発調査からの具体的状況の提示：想定問題の演習

Situational Competency Test（SCT：状況対処能力検査）を施設独自で作成した（表3-20）．逸脱しやすい状況を具体的に示し，参加者に考えていただく時間とした．目的は以下のとおりである．

- 一般的な問題を考えることによって実際の状況をイメージする
- いろいろな対処法があることに気づく

回答はどちらかというと模範的なものが多く，筆記式のこのようなテストの限界と思われたが，その後個人的な場面を考えるときのヒントにはなるようであった．これはグループ討論の時間中あるいは終了後に行った．

● **患者が予想する危険状況と対策**

逸脱が予想される状況としては，「宴会や外食」が選ばれることが多く，全員で考えた対策としては，「いろいろ考えると，何もできない（参加できない）ということになるが」との前置きのうえで，

・糖尿病であることを公表しよう
・他人の前でインスリンを打とう
・自分の量だけ選ぼう

などが提案された．

対策として話し合われた例
・カロリーの少ないものを食べる
・イライラしたら運動する
・宴会に行かないか，減らす
・みんなに糖尿病であることを話し，協力してもらう
・結果を考える
・守れたら欲しい服を買う
・失敗したとき「だめだ」と思わず，すぐに正しい食事に戻す

● **患者の個別的な対策と決断を聞く**

個別的対策としては，「行きつけの店にあらかじめ知らせて内容を指定しておく」のように，いつ，どこで，何を，どのように，を具体的に設定することが提案され，約束として設定された．

● **記録して手渡す**

・自己管理の個別的目標
・逸脱高危険度状況の個別的予想と対策
・再発予防グループディスカッションのスケジュール

これらを退院時に備忘録として手渡した．

2）退院後フォローアッププログラム

・退院後の継続状況質問表の郵送
・退院後のグループミーティング
　－遭遇した高危険度状況と対処法
・定期的ミーティングを繰り返す

● **退院後の継続状況質問表の郵送（フォローアップレター）**

グループミーティングに先立って図 3-30 のようなフォローアップレターをお送り

○○　　様へ

糖尿病教育入院を終えられて○カ月が経ちましたが，いかがお過ごしでしょうか．入院中に学んだり練習していただいたことがお役に立っているでしょうか．

来る○月○日は来院していただくお約束になっております．ここ1カ月ほどの間に，食事療法について失敗しそうになったことや，失敗してしまった経験談があればお聞かせください．

前回(/入院中)，あなたが想定される危険な状況についてどう対処するかをお聞かせいただきました．下記のとおりですが，その後この対策はいかがでしたか．もしお時間が許せば，この用紙にもお書きいただけると幸いです．

　　　　　　　　　　　　　　　　　　　　　　　　　　　　　　平成○年○月○日
　　　　　　　　　　　　　　　　　　　　　　　　　　　　　　　　○○○病院
　　　　　　　　　　　　　　　　　　　　　　　　　　　　　　Tel・・・・・・・
　　　　　　　　　　　　　　　　　　　　　　　　　　　○○○病棟看護師　○○○

あなたにとっての危険な状況	あなたの予想対策

●実際にこのような危険な状況に出会いましたか．対策どおり乗り切れましたか．経験談をお書きください．

図 3-30　フォローアップレター

し，当日持参していただいた．

● グループディスカッション

以下のスケジュールで行った．

> 0〜15(分)：過去1カ月間の食事療法の実施状態
> 15〜30：予想した高危険度状況との遭遇と対処
> 30〜45：予想しなかった高危険度状況との遭遇と対処
> 45〜60：患者の個別的な対策と決断を聞く

リーダーである看護師の役割は教育コース時と同じであるが，とくに話題が食事療法から離れてしまわないようにすることに留意した．

● 退院後討論の実際

筆者たちにとっても最初の経験であったが，個人的な高危険度状況の推定とその対策は思ったより効果があった．

一方，予測しない状況では逸脱してしまうことが多く，全員で新しい対策を立てることや，一気に崩れないための考え方などを話し合った(図 3-31)．

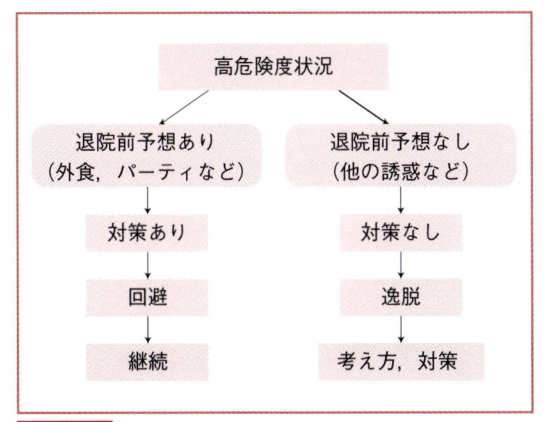

図 3-31　再発防止グループ討論の効果

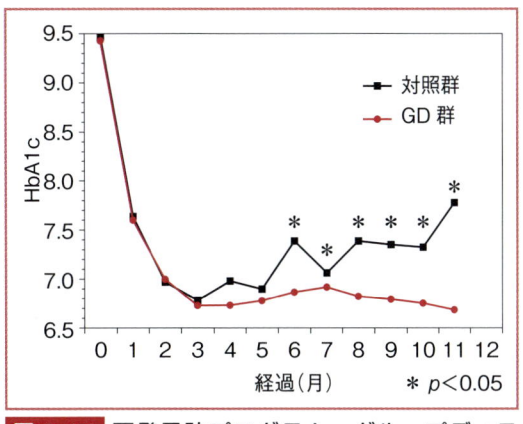

図 3-32　再発予防プログラム―グループディスカッション(GD)の効果

- 予期し対策を立てていた状況
  - 「意外と自分の対策どおり行えると実感した」．
  - 自己効力感が高まる．
- 予期しなかった状況
  - 対応に迷いや失敗（逸脱）．
  - 失敗を繰り返さない考え方を探す．
  - 新しい対策を立てる．

● 再発予防プログラムの血糖コントロールへの影響

図 3-32 に，このような再発予防プログラムを行った群(1, 3, 5 カ月目で退院後プログラム実施)と通常診察のみでフォローした群（ランダム化割り付け）の血糖コントロール経過を示す．

その結果，HbA1c は 6 カ月目から有意差が認められ，再発予防プログラムを行った群ではほぼ 1 年間にわたり HbA1c 7.0% 未満を維持できた．

● 再発防止グループの意義

筆者らが想定した意義は以下のとおりである．

- 患者自身が問題と解決法を見出し実行する（治療の主体となる）．
- 治療継続の意欲が維持される．
- 他者が(の)モデルとなる．
- 孤立感がなくなる，不安が減少する，などメンタルヘルスへの好影響．
- 良好な血糖コントロールの維持．
- スタッフ自身の成長，興味と責任の持続．

一方，再発予防に参加した患者からは，以下のような肯定的な意見があった．

- 他の人と課題について議論できる．
- 見習える．
- 考えや思いを表現できる，気が楽になる．
- 自分の管理を反省し，再評価できる．
- がんばろうと思う，意欲がわく．

これらを総合して筆者は，再発予防プログラム―グループディスカッションの意義を以下のようにまとめている．

患者個々の力を引き出すために有効な方法であり，治療への不安や陰性的な感情を鎮めるとともに，真に本人にとってどのような選択が有効かを考える機会を与える．それは，良好なHbA1cの維持を生む可能性がある．

◀文献▶
1) 山本壽一，石井　均，古家美幸，他(2000)糖尿病教育後患者における食事療法妨害要因の解析．糖尿病 43：293-299
2) Marlatt GA (1985) Relapse prevention: Theoretical rationale and overview of the model. In: Marlatt GA and Gordon JR, eds. Relapse Prevention, Guilford Press, New York, pp 3-70

column　不確実な人生を生きる

■エビデンスのレベル：よい結果が得られる確率が高いということ

　2008 年，糖尿病治療と合併症の関係についていくつかの大規模臨床試験の結果が発表された．その中にはきわめて衝撃的なものがあったこと，しかし 30 年という年月をかけた試験（UKPDS）は，早期から積極的治療をすることによって最終的にはその努力が報われる可能性が高いことを証明したこと，などを p. 88 のコラムで紹介した．

　その後，それらの大規模臨床試験のメタアナリシスが発表され，何万例の結果をまとめると，細小血管症はもちろんのこと，心筋梗塞についても積極的治療群に軍配が上がること，死亡率には差がないことなどが報告された．

　一応，騒動に決着がついたようにもみえるが，この結果をみつめているとそうでもないという気もする．積極的治療群と通常治療群でそれほど差がないということが気になる．死亡率に至っては有意差がないのである．UKPDS では有意に積極治療群で死亡率が低かったが，差はそれほど顕著なものではない．

　もちろんそれらは，積極的治療と通常治療を比較したものであり，治療を受けない群との比較ではない．治療を受けない群との比較であればもっと差が広がるものと推定される．

　これを一人ひとりの糖尿病患者の人生に重ねると，その人がどの程度の合併症を持つかについての予測はそれほど確実ではないということになる．寿命に関してはもっと不確実である．

■個人のレベル：その不確定性

　個人のレベルにおいては，ある合併症に関して，「起こった」か，「起こらなかった」か，がすべての結果である．それは 0 か 1 か，全か無か，である．医学的にはそれらが多数集積されてどのくらいの確率で起こるかという数値に変換される．

　医療者は 0 と 1 との間の確からしさで語ろうとするが，個人のレベルでは，なるのかならないのか，助かるのか助からないのか，治るのか治らないのか，それが知りたい．しかし，医療者は個人の確かな将来を語れるようなデータを持ち合わせていない．

　現在得られているエビデンスに基づく医療は，全体としてみればよりよい結果を何十年か先に残すだろう．しかし，目の前のひとりの患者さんの将来はどうなのかについて，確実な予測をすることはできない．自分の勧めた治療法でその患者さんが健康に関して満足度の高い人生を送ることができるかどうか，それは不確定である．

　とすれば，治療法に頼り切った方針の決定というのは危ういということになる．この治療法は確実にあなたの将来の健康を約束してくれますとは言い切れない．

　例えば，合併症が起こるか起こらないかは 0 か 1 かであり（大血管症—心筋梗塞や脳梗塞—はこう認識されやすい．細小血管症は進行段階があり，強い機能障害を起こしたときそう認識される），良好な血糖コントロールを保っていても 1 になるときはある．このような将来の不確定性はその患者さんとその医師の両者がともに引き受けていかねばならない．その時点，その時点でよく状況と情報をお伝えし，患者さんが納得する方針を選択実行していくことが必要であろう．

　このように考えてくると，糖尿病治療は単に医学的視野から組み立てるだけでは不十分であることがわかる．それは患者さんの人生—どう生きるかという視点を取り込む必要がある．

■**糖尿病をどう生きるのか**
　糖尿病をどう生きるのかということは，糖尿病を持ちながら生きていく"自分"をどう形作っていくかということではないだろうか．糖尿病を持って生きることが，0（全くつまらない/全く不安）でも1（全く楽しい/全く安心）でもなく，その間を揺れ動きながらも，バランスを取って生きていく，そういう自分をみつける旅ではないだろうか．
　そのプロセスを楽しむことが，あるいは熟達することが，その人の「生活の質」を上げるものであればいいと思う．まさにそれは糖尿病を「愛づる」ということであろう．
　私たちはそのプロセスに，気長く付き合いたいと思っている．将来は不確実だけれど，今私の目の前にいるあなたは糖尿病を生きている確実な存在としてのあなたである．

Part 2　糖尿病療養行動を援助する

10　動機づけ面接法
Motivational interviewing

動機づけ面接（Motivational interviewing）法の歴史

　本章 Part 1 において，Prochaska らが発展させた多理論統合モデル（変化ステージモデル）と，Marlatt らの再発予防モデルを紹介した．Prochaska や Marlatt はもともと Addiction（依存症）治療の専門家であった．すなわち，喫煙，飲酒（アルコール依存症），ヘロイン中毒の治療経験から生まれてきたのがこれらの行動変化・維持理論であった．

　この領域から生まれたもう1つの重要な行動変化援助法が，Miller（William R. Miller）と Rollnick（Stephan Rollnick）による「動機づけ面接（Motivational interviewing）法」である．彼らはアルコール依存症患者への治療的介入の経験を中心にしてこの方法を誕生させた[1]．

　アルコール依存症の治療においては，歴史的に，徹底的かつ攻撃的な直面化戦略および指示的治療がとられてきた．「あなたはアルコール依存症です．そのことをしっかりと認めなさい．そのうえであなたがすべきことは○○です．そうしなければあなたの将来はありません」というやり方であった．この方法しか有効なやり方はないと一般的にも考えられていた．

　しかしながら，1970年代になってこのようなアプローチ法による治療行為は　アルコール離脱の失敗につながりやすいことが認識されるようになった．とくに自尊感情の低い症例にあっては，むしろ害になることもわかってきた．

　一方，このような態度（敵意に満ちた直面化：hostile confrontation）と全く正反対の"正しい共感（accurate empathy）"をもって治療者が接することが成功につながることもわかってきた．

　　現在の飲酒習慣を止めることへの抵抗がみられる場合，その原因を個人の性格や特質に求めるのではなく，それは多くの人に認められる事実であると考える．「あなたはアルコール依存症であることを認めなさい」と言われれば，否認し，合理化するのは当然であると考える．そのうえで，プロフェッショナルとしてこの万人にみられるこころの働き方を処理していく．その際に最も重要なのは，患者-治療者間の人間的な温かい関係である．

これが，動機づけ面接法の基本理念となった[1].

動機づけ面接法の基本的立場

動機づけ面接法には，Rogers（Carl Rogers）の非指示的アプローチ法が取り入れられている．例えば，"共感的に言葉を返す方法（Empathic reflection）"である．また，動機づけ面接法は患者中心療法であることは間違いない．つまり，相談者（患者）が相談内容を決定するし，患者が方針決定の主役である．

しかしながら，動機づけ面接法は指示的（directive）である．治療者は，禁酒や節酒などの明確な目標をもっている．この目標を達成するために体系的な方略を用いる．治療者はフィードバックやアドバイスを与えるし，"共感的に言葉を返す方法"は，ある点を強化し，ある点には重きを置かないように行う．

すなわち，患者の自主性を尊重しながらも，ある意味誘導的であるといえる．それが依存症治療における動機づけ面接法のあり方である[1].

動機づけ面接法におけるいくつかの重要概念

1）動機（Motivation）とは

> 動機とは，行動変化への準備状態あるいは意欲の程度を表す．それは時間や状況によって変動する．

これは変化への意欲がその人の特性（性格）で変わりがたいものであるという見解への挑戦状である．動機づけ面接法における"動機"とは，その人の今の状態であって，それは介入によって変化する可能性がある．そのことの傍証として，Miller らは「多理論統合モデル（変化ステージモデル）」を用いている（p.99，図 3-2 参照，変化ステージの進み方：行動変化はらせん状に進行する）．すなわち，何度も段階を踏みながら適切な行動変化が起こるというわけである．治療者の用いる技法が患者の行動ステージにあっていないとき，患者に変化への動機が生じず，抵抗状態のままにとどまる．

> 動機とは，ある人が特定の行動変化プログラムに入り，継続する可能性を言う．

これが，動機づけ面接法における"動機"の第 2 の定義である．この定義によれば，"動機"は状況（特定されたプログラム）によって変わるということである．この定義により動機は，つけられているもの（motivated）から，つけるもの（motivate）となり，それが治療者の責任となる[1].

2）Ambivalence とは

依存症の患者がカウンセリングを受けようとするとき，その動機は動揺しつつ葛藤している．

> 「したいが，したくない」．この状態を Ambivalence（両面性，両面感情，両面価値，アンビバレンス/アンビバレンツ）と呼んでいる．

通常，依存症患者は自分の置かれた状況をどうするべきかについての確固たる考えがない．つまり，飲みたいし，飲みたくない．変えたいし，変えたくない[1]．

このような状態を，患者の性格に帰するとか，変えるべきだと説得することは，おおよそ非生産的である．患者は変えなくていい理由を探そうとするだろう．迫られれば逃れようとこころが動く（confrontation-denial trap）．

> Ambivalence を悪い徴候とみて，考えを変えるように説得するのではなく，それは，正常な徴候であって，納得できる，理解できるこころの働きととらえて対処していくほうがずっと生産的である[1]．

動機づけ面接法では，この Ambivalence の扱い方が 1 つの中心的課題となる．

動機づけ面接法の実際：5 つの基本原則

1）動機づけ面接の対象者

動機づけ面接の対象者は，例えば飲酒に関する問題をもった患者である．ただし，本人がそれを問題ととらえていないか，問題と思っているが行動を変える決断ができない状態にある人である．したがって，変化ステージモデルでいえば，前熟考期，熟考期（あるいは準備期）にある人である．

2）動機づけ面接の 5 つの基本原則

動機づけ面接法は，この状態にある人を援助する方法の基本 5 原則を提示している[1]．

❶ 共感を表現する

> 「温かく共感する（empathic warmth）」こと，そして「言葉をあるがままに聞き，返す（reflective listening）」こと，この 2 つのスタイルは動機づけ面接を支えるきわめて重要な技術である．

共感するという原則の基礎となる態度は"受容"とよばれる．患者の感情や考え方を判断，批評，非難せずに理解する姿勢である．

> しかし，受容するということは，必ずしも賛同あるいは是認するということではないということに注意する必要がある．

大切なことは，患者の考え方を理解したいという思いのもとに患者の話を真摯な態度で聴くことである．逆説的ではあるが，"あるがままのあなた"を知りたいという態度が，変化の引き金になる[1]．

> **原則1：共感を表現する**
> ・受容は変化を促進する
> ・熟達された「言葉をそのまま返すように聞く(reflective listening)」技術は必須である
> ・アンビバレンスは正常である

❷ 不一致を広げる

患者の考え方を理解することは重要な基本であるが，"あるがままのあなたでいい"と言っているわけではない．動機づけ面接法の目標は，ある意味，患者が「問題と直面化」することである．本人が問題に気づく（不愉快な現実を認める）ところから解決への取り組みが始まるからである．ただし，先に述べたように，動機づけ面接法では，直面化を，行動変化を迫る手段としては使わない．

それではどうすればいいのか．本人が抵抗なく問題の存在に気づいていく方法とは何か．動機づけ面接法では，今の自分とあるべき自分との不一致あるいは葛藤を広げていくことだと考えている．

> 現在の行動が生む損失への気づき，目標行動がもたらす利益へ気づき，その差が広がるほど変化への動機が形成される．

それを外圧ではなく，患者自身が振り返るように援助する．

> **原則2：不一致を広げる**
> ・結果に気づくことは重要である
> ・現在の行動と重要な目標との不一致が変化への動機となる
> ・患者は変化への議論を始める必要がある

❸ 議論を避ける

動機づけ面接法の3番目の原則は，患者と議論（言い合い）を避けること，直接対決を避けることである．

最も悪いシナリオは，治療者が問題点とその改善を迫り，患者がそれを否定するというものである．この状態は反治療的と言える．動機づけ面接法では，どこであれ患者が今いるところから始めて，その考えが変わるように援助していくことである．

> **原則3：議論を避ける**
> ・議論は非生産的
> ・ちょっとした守りが堅い防衛を生む
> ・抵抗がみられたら戦略を変える
> ・レッテルを貼ることは不要

❹抵抗を転がす

議論をせずに，正面対決をせずにどのように抵抗感を減らすことができるのか．動機づけ面接法では，この方法を"心理的柔道：psychological judo"と呼んでいる．患者の考え方に対抗するのではなく，その力を原動力として，これに治療者が推進力を加えて着地点を変えるということである．

患者の語りに少しひねりを加える，あるいは見直すことによって変化への新しい力が生まれる．

> **原則4：抵抗を転がす**
> ・推進力は味方にすることができる
> ・考え方は変えられる
> ・新しい考え方を強制するのではなく，呼び込む
> ・患者が問題解決の重要な源である

❺自己効力感を支える

自己効力感とは，特定の課題に取り組み継続できるという能力に対する自分の信念のことである．動機づけ面接法では患者のなかにこの力が育つことを目標としている．動機づけ面接法のメッセージは，「あなたが望むなら，変化のお手伝いができる」ということである．

> **原則5：自己効力感を支える**
> ・変えられそうだという思いは重要な動機である
> ・変化を選択し，実行するのは患者の責任である
> ・いろいろなアプローチができるところに希望がある

ここでは原則のみ紹介したが，その実際例が原著に提示されている[1]．それをぜひご覧いただきたい．

◆動機づけ面接を始める──変化への動機を構築する

1）導入期（初期）における5つの戦略

患者は熟考期，準備期，あるいは前熟考期にいる．そしてAmbivalentな状態にある．この段階の目標は動機を形づくることである．この時期に有用な関わり方の5戦略を解説する[1]．

❶開かれた質問をする

> 初期には，受容と信頼の雰囲気に満ちた場を作ることが重要で，そのなかで患者は自らの問題について探索することができる．

患者が語りの中心になることが目標となるが，そのためには短くてどういうふうにも答えられるような質問の仕方（開かれた質問）が勧められる．

例：相談事があってここに来られたと思いますが，どんなことから話したいですか？

たくさん語られる場合もあれば、ほとんど語られない場合もある。いずれにせよ、動機づけ面接の扉が開かれたのである。

❷ 言葉をあるがままに聞く（Listen reflectively）

> "Reflective listening" は動機づけ面接法において最も challenging（能力が試される、困難だがやりがいがある）な技術である。

Miller と Rollnick はそう記載している[1]。この宣言はきわめて重く受け止める必要がある。

> 聴くということは、黙って他人の語りに耳を傾けることであるが、"Reflective listening" の最も重要な部分は、患者の語りに対して治療者がどう応えるかというところにある。

以下に列挙するような応答は、患者の語りを Reflective listening していることにならない。

> Reflective listening を妨げる 12 の障害
> 命令する、警告する、アドバイスする、説得する、説教する、批判する、賛同する、馬鹿にする、分析する、保証する、疑問視する、話題を変える。

例）患者：ときどき度を越して飲んでしまうので困っています。
　　治療者①：過度の飲酒はあなただけでなく、家族も…．（説教する）
　　治療者②：何度も繰り返していますね…．（批判する）
　　治療者③：今日は血糖値の話をしましょう。（話題を変える）
　　治療者④：減らすとか、止めるとかできますかね。（疑問視する）

> Reflective listening という反応の本質は、患者が本当に言いたいことを推量していくことにある。

患者は、面接時に伝えたいことがある。それを言葉で記号化する。その言葉を聴いて治療者は元の思いを解読する。しかしながら、そのどの段階にも不十分さが潜んでおり、解読されたものは患者がもともと伝えたかったことと隔たりがある。

> それを確認していく作業が、Reflective listening に含まれている。すなわち、解読した内容を声明形式で返していく。
> 例）
> 治療者：あなたは不愉快だと思っている。（語尾は下がる。上がらない。）

治療者の解読したもの（声明）が、患者の記号化したものと同一とは限らない。この声明に対する患者の反応を Reflective listening することを繰り返す。つまり、Reflective listening は患者の思いを明らかにしていく共同作業過程であり、治療者には think reflectively するためのトレーニングが必要である。

> Reflective listening は，治療者が患者の意味するところがわかったかどうか推定する過程ではなく，チェックする過程である．

Reflective listening の例として，Miller らは以下のような場面を提示している[1]．

> 例）
> 患者　ときどき度を越して飲んでしまうので困っています．
> 治療者　かなり飲まれるのですね．
> 患者　そんなに多いと思わないのですが，たくさん飲めてしまう．
> 治療者　他人より多い．
> 　　　　　　　　　　（中略）
> 患者　どうしたいかよくわからないのです．
> 治療者　ここまでの話で私が理解したように思うこと．あなたはたくさん飲酒してきた．それが健康に害を与えている．でも，それを変えたいかどうかはよくわからない．
> 患者　意味が通りますか？
> 治療者　あなたがどんなに混乱されているかわかりました．

Reflective listening は受身的ではない．何を反射し，何を通してしまうか，何を強調し，何を強調しないか，意味を明確化するためにどのような言葉を返すか，治療者は決断し続けねばならない[1]．

Reflective listening がいかに中核的な役割を担っているかは，この技術に託された役割が，「動機づけ面接法の基本的立場」として紹介した内容と重なっていることをみれば理解できる．

それをマスターするためには相当の訓練が必要である．筆者は，このような深い意味をもった Reflective listening をどう翻訳すべきか考えあぐねている．その源が Rogers であるならば，それは"傾聴"という言葉があてがわれているのではないかと思う．

しかし，ここで用いられている多くの意味を"傾聴"という一単語に託すことはできない．問題は，「Reflective」という修飾である．それは，患者を映す反射板であると同時に治療者を映す鏡である．自分の言葉が相手の反射作用を受けて返ってくること，少しずつ変化する言葉のやり取りを通して自分を確かめていくプロセスを指すものと思われる．

❸ 肯定する

Reflective listening そのものが肯定的態度を示しているが，ときおりより直接的に肯定することは有益である[1]．

　例）この件に関して何か始めようという気持ちになられたのはすごいことだと思います．

❹ **小総括する**

そこまでの話をまとめていくことである．正しく理解できているかを確認し，そこから再び相談を進める．

❺ **自己動機づけ声明を引き出す**（Elicit self-motivational statement）

> 動機づけ面接法で，変化についての議論を始めるのは患者である．

ここまでの4つの方法は動機づけ面接の基礎である．それだけならば，アンビバレントな状態で立ち止まってしまう患者も出る．そこを抜け出す手助けをする戦略が必要であり，それが「自己動機づけ声明を引き出す」である．

> 自己動機づけ声明の4段階
> 1. 問題を認識する．
> 2. 問題に関する心配や関心を表明する．
> 3. 変化への意志をにおわせる．
> 4. うまく変化できそうという言葉が出る．

これらの段階が進むような質問をする．それぞれの段階に対応する質問例を挙げる．

「どんなことでこれが問題と思うようになったのでしょうか」．
「飲酒のどこが心配ですか」．
「どんなことで今の習慣を変えなくてはと思ったのですか」．
「変える決心をしたとして，何が役に立つと思いますか」．

これらに対する患者の答えに対して，それを強化し，励ますようにする．「決断バランス」（バランスシート：p. 118参照）を尋ねることは有用である．

動機づけ面接を展開する─変化への約束を強化する

変化ステージモデルで言えば，患者は準備期（，熟考期）にいる．適切な行動が始まる一歩手前である．そのことは，
・抵抗が弱まる
・問題に関する質問が減る
・自己動機づけ声明が出る
・どうすればよいか具体的な質問が出る

などによって察知することができる．しかし，まだアンビバレントであることを忘れてはいけない．そして，次のような手順で変化への方向づけを強化する．

> 1. 要約を反復する
> 2. どうしたいのかを質問する
> 3. 情報やアドバイスを提供する

4. 計画を協議する
   - 目標を決める
   - 選択肢を考える
   - 実際の計画にたどり着く
5. 約束を引き出す

そして，行動期(Action stage)へと移っていく．

動機づけ面接法について

「万人に通用する方法はない．動機づけ面接法は依存症患者へのアプローチ法として有用かつ強力であるとは思うが，この方法がすべてではない．これを用いる治療者はその方法の面白さに魅了されてはいけない．この方法の有効性を引き出すのは患者であることを忘れてはいけない」[1]．これは Miller と Rollnick の言葉である．

動機づけ面接法の概略を彼らの著書に沿って解説したが，著書を貫く思想は，「患者が薬物依存から脱却し，新しい人生を送れるように援助する—その役に立つ」ことに尽きる．非常に謙虚で慎重な姿勢が全編を貫いている．それは「治療者としての自己研鑽をおろそかにしない，思い上がらない」という言葉で表されるように思う．

特に，"Listen reflectively"に関する記述は心理療法家としての深い内省に裏付けられている．そこには，治療関係における人と人との関わり方，言葉の重みについての深い経験に基づいた配慮がちりばめられている．

この方法は依存症以外の治療にも適応できることが証明されているが，よくよく訓練を繰り返しながら習熟していきたいものである．

◀文献▶
1) Miller WR, Rollnick S (1991) Motivational interviewing : preparing people to change addictive behavior. The Guilford Press, New York

Part 2　糖尿病療養行動を援助する

11　医療者のための新しい健康行動援助法
Health behavior change—a guide for practitioners

　古代ギリシアの時代から，医療は3つの基本的道具を用いてきた．"薬（herb）"と"メス（knife）"と"言葉（word）"である[1]．

　今さらではあるが，もう1度思い起こしたいことがある．それは，糖尿病の治療結果には，患者の生活様式が大きく影響するということである．食事，運動はその2大要素であるが，それらを糖尿病治療の方向へ向けて行うかどうかは全くその人の価値観や判断に委ねられている．

　判断や価値観は心に所属し，形のないものではあるが，それは確実に彼らの所有物である．糖尿病治療として有益な食事をするのも，そうでない食事を選択するのも彼らの自由である．

　一方，糖尿病治療に関わる医療者は，糖尿病コントロールをよくするような手伝いをしたいと考えている．その思いが患者の考えと同じ方向のときは，診察室での葛藤は少ない．しかしながら，そうでない場合は，対立や葛藤が生じる．患者は自由や選択権を侵害されているという感覚をもつだろうし，医療者はなぜ自分の健康を守ろうとしないのだという非難あるいは不満の感情が起こる．

　多くの場合，このような状況では糖尿病治療はうまくいかない．この状況での問題は，患者の気持ちと，治療者の考えの相違にある．したがって，この状態を改善できるのは，"薬（herb）"でも"メス（knife）"でもない．

　薬やメスによってそれぞれの役割を分けるのではなく，医療者と患者のこころの間をつなぐことが必要で，それを結ぶのは"言葉（word）"である．

アドバイスの必然性と効果

　従来，医療の現場において最もよく使われてきた"言葉"はアドバイスという形式である．特に，糖尿病のように，疾患に患者の生活様式が深く関わり，それを改善していくことが治療的に求められる場合にはそうである．

【現場の会話例】
「検査の結果，あなたは糖尿病です．糖尿病の血糖値が高い状態が慢性的に続くと血管合併症が起こります．眼，腎臓，神経，心臓，脳などが侵されるのです．そ

> れを予防するためには食事療法と運動療法を基本とした治療が必要です．食事療法としては，食べる全体量のコントロールと偏りのない食品選択が基本となります．それと日々の定期的な運動です．これらがあなたを多くの合併症から守ることが証明されています」．

　アドバイスという形式は，医療者に的確で，"患者にとって"有益な情報をコンパクトに限られた時間（短時間）に伝える優れた方法であった．しかもそれが実際に有効な症例がある．上記のような説明で，再受診時に驚くほど代謝指標が改善している患者がいる．また，医師による短時間のアドバイスが禁煙導入に有効であったという報告もある．

　一方で，医療者はアドバイスだけでは望ましい行動が始まらないこともよく経験している．「禁煙と，カロリー制限と，適度な運動があなたに必要です」という方法の一番の問題点は，

> 患者のこころのなかに（治療者の言葉に対する）抵抗が生まれる．

ということである．その結果として，以下のような返答が返ってくる．

> 【現場の会話例における"アドバイス"に対する抵抗】
> ・糖尿病とおっしゃいましたが確かでしょうか．
> ・そうだとしても，症状もないので大丈夫でしょう．
> ・薬で何とかなりませんか．
> ・先のことはわからないでしょう．
> ・食事は気をつけているんですがねぇ．
> ・妻がいうほど飲んでいません．
> ・今の仕事の状態でそれができるとは思えません．

　アドバイスを過小評価，割引，否定している．要するに，新しい取り組みはしたくないということである．「あなたの考えと私の考えは違っている．あなたは私の考えを尊重していない」——その思いが抵抗を生む（p.24）．動機づけ面接法（p.191）でも紹介したように，自律的な行動変化を導くためには抵抗はできるだけ減らす必要がある．

　さらに，これも重要なポイントであるが，

> 糖尿病治療においては，患者が能動的かつ中心的役割を果たす必要がある．

　患者が能動的かつ中心的であるということは，患者が治療行動の種類や内容や量を決める自由と責任を持つということである．そうであるとすれば，医療者からのアドバイスは患者の考えや準備状態と一致して初めて意味があるということになる．

　ここまでの議論が実際の診療実態を反映しているとすれば，次のように要約される．

> 糖尿病の治療においては，患者がその日常生活における食事や運動の仕方を変える（健康行動の獲得）必要がある．そのために医療者ができることは，"言葉（word）"による治療である．従来，医療の現場では，これはアドバイスあるいは説得という形式でなされてきた．それはある程度有効であったが，逆に，有害と考えられる点もあった．したがって，医療者は現状に即したより有効な"言葉の治療法"を開発する必要がある．

この結論に沿って，Rollnickらは医療者のための"新しい方法"を作り出した[2]．

動機づけ面接法ではいけないのか

それでは，なぜ新しい方法が必要なのだろうか．今まで解説した方法，例えば前述の動機づけ面接法ではダメなのだろうか．

Rollnickは動機づけ面接法を作り上げた1人であるが，動機づけ面接法を"医療者"が"実際の医療場面（特に診察室）"で使える方法とは考えなかった．

その理由は以下のごとくである[1]．
1) 動機づけ面接法は，かなり深い心理療法であり，その習得には相当のトレーニングが必要である．特に，中心的な技法である"Reflective listening"はかなり訓練を積まないと習得できない高度な技術である．
2) 動機づけ面接法はかなり深い心理療法であり，（医療場面に比べて）長い治療時間が必要である．医療者には他に優先順位の高い仕事がたくさんあり，そんな時間をもてない．

つまり，医療者は動機づけ面接法の考え方を取り入れることはできるが，それを使った（依存症）カウンセリングができるのは心理専門家であるというのである．

この考えは，医療者にとって否定的あるいは排他的に聞こえるかもしれないが，彼の真意はそうではなく，「医療者はそこまで心理専門家にならなくとも十分有用な方法を作りましょう―動機づけ面接法の精神に沿って」ということである．

医療者のための新しい方法

アドバイス法に変わる，あるいは補填する"新しい方法"の精神とは，以下のようなものである．

> 強制や早々と解決法を与えることはないという雰囲気のなかで，患者が行動変化について語り，考える自由を最大にするような会話法を構築する．

心理療法にはたくさんの技法（戦略）がある．この"新しい方法"はそれらの使い方に道筋をつけようとするものである．それがなければ，その地点で行ったり来たりを繰り返すことになりかねない．

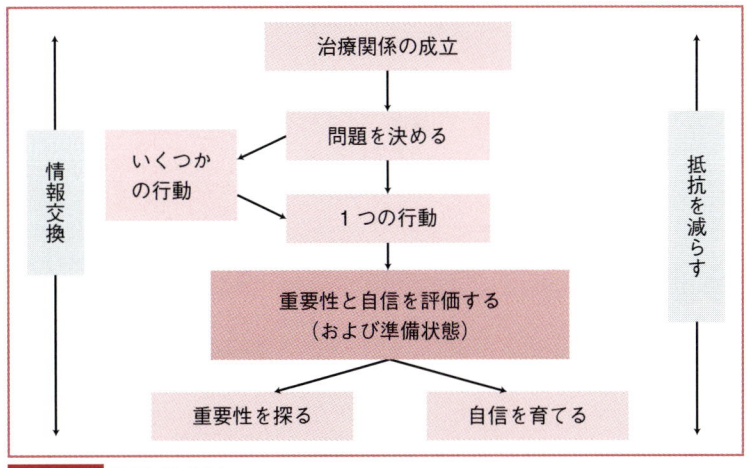

図3-33 RIC法とは

> 何を伝えたかと同じくらい，どのように伝えたかが重要である．

　これが，この"新しい方法"を貫く基本思想である．また，この方法は変化ステージモデル，動機づけ面接法，患者中心療法などの概念から構成されている．

　ただ，この新しい方法には名前がつけられていない．著者らはあえてつけなかったと述べており，その理由としては，この方法は全く新しく開発されたものではなく，いくつかの理論の寄せ集めであり，それらを整理して医療の現場で使いやすくしたものだからと説明している[2]．

　しかし，どうも"この方法"では話が進めにくいので，ここでは，次に述べる3つの理論的基盤の頭文字をとって"RIC法"と仮に呼ぶことにする（図3-33）．彼らの提唱した名前はないので，この項だけの使用とさせていただきたい．

"RIC法"の理論的基盤

　新しい方法は，患者中心（patient-centered）であり，かつ指示的（directive）である．これは前項の「動機づけ面接法」で説明したが，患者の自主性を尊重しながらも，ある面では誘導的である（治療者には患者が課題に取り組むようになるという目標がある）．

　RIC法には3つの理論的基礎がある[2]．

> 1) 準備状態（**r**eadiness）
> 2) 重要性（**i**mportance）
> 3) 自信（**c**onfidence）

1) 準備状態（readiness）

　行動変化に対する揺れ動く心の状態をいう．これは，Prochaskaらによって確立された変化ステージモデル（多理論統合モデル）を取り入れている．これについては

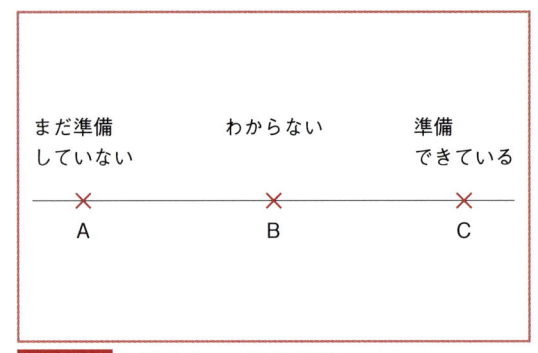

図 3-34 行動変化への準備状態

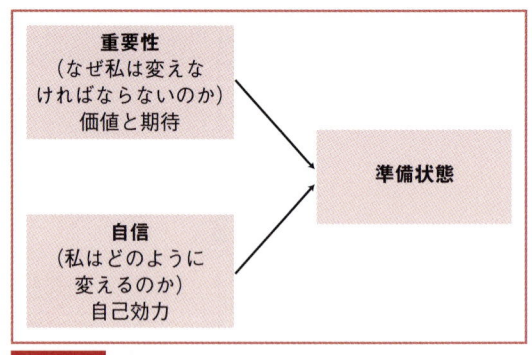

図 3-35 重要性-自信-準備状態の関係

　Part 1で詳しく説明した．RIC法では，「準備期まで（まだ考えている：A or B）なのか行動期（やり始める：C）に入っているのか，そのくらいの鑑別をして，何をすべきか（聴き続けるのか：A or B，計画を話し合うのか：C）を決める（図 3-34）」，程度の使い方を要求している．

　"全般的な態度（やる気がみられる，やる気がみられない）"ではなく，"ある特定行動"についてどうか（例：脂肪摂取を減らすなど）を判断し，患者が示すステージに合わせた援助をすることが重要である．

2）重要性（importance）

　多くの行動変化理論で用いられている概念である．変化ステージモデルでは"Pros（プロズ）と Cons（コンス）"，ヘルス・ビリーフ・モデルでは"cost（損失）と benefit（利益）"というバランスの概念が用いられている．

　しかし，RIC法ではより単純化して，「目的とする行動変化があなたにとってどれくらい重要であるか」に絞っている[2]．

3）自信（confidence）

　この概念は Bandura の自己効力（self-efficacy）に基づいている．自己効力は，"ある特定の行動変化を起こす能力に対する自信の程度"をいう．したがって，同じ行動であっても状況によって変わるわけで，自宅で食事計画が実行できる自信があることと外食時にそれができることには自己効力の差があるということが起こる．

　自信という言葉を選んだのはより単純化するためであり，能力という要素を排除したかったからである．技術的な問題ではなく，こころの状態に焦点を当てたためと説明されている[2]．

4）重要性-自信-準備状態の関係

　この3者は関連している．重要性の認識が高くなるほど，自信の程度が強くなるほど，行動変化への準備状態は整えられ，進んでいく（図 3-35）．

5）動機と抵抗

　動機（motivation）と抵抗（resistance）については，前項で述べた動機づけ面接法と同一である．

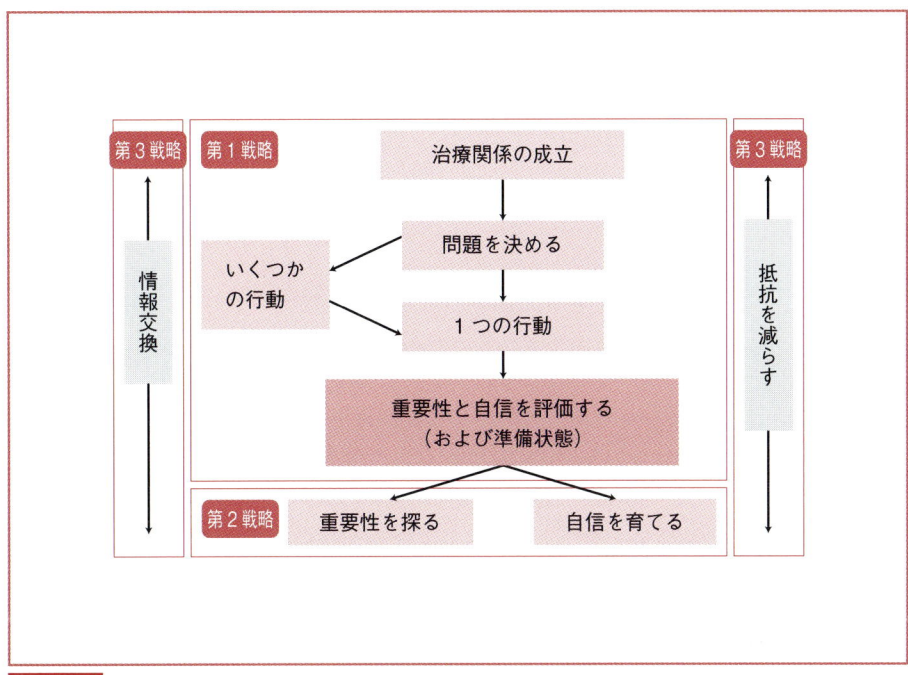

図 3-36 RIC 法の戦略

RIC 法を開始する（図 3-36—第 1 戦略）

この段階での課題は以下の 3 点である[2]．

1) 話し合える関係を築く
2) 話し合いのテーマを設定する
3) 重要性，自信，準備状態を評価する

1) 話し合える関係を築く

話し合える関係を作るためには，患者のことを理解しようとする質問をする．「現状をどう感じているか」，「どう思っているか」である．

「あなたの典型的な 1 日の様子を教えてください（A Typical Day）」という質問はとても有効である．

2) 話し合いのテーマ（検討課題/議題：agenda）を設定する

この段階では，患者が話の方向を決める主導権をとるべきである．

● いくつかのテーマがある場合

RIC 法をはじめとする健康行動変化援助法は，いろいろな行動に適応できるが，援助するときは 1 つの特定された目標に限定する．変化ステージモデルを学んだ人は，糖尿病患者での行動目標は多種類であり，それぞれ準備状態が異なっていることに気づいておられるだろう．同じ食事療法のなかでも，「3 食の仕方は変えていこうと思うが，間食については変えるつもりはない」，「甘いものは考えるが，酒を減らすつも

りはない」というようなことがある．

● テーマを絞る

したがって，援助するときには具体的な1つの行動目標に絞る必要がある．その方法であるが，治療者も，患者も正直にそれを語り，かつ患者の語ることに興味があるという姿勢で臨む．

> さて，細かい話し合いに入る前に，今日あなたがどんな話を望んでおられるか聞かせてください．食事の仕方を変えていくことか，運動量を増やしていくことか，それとも他の今気になっておられることでしょうか[2]．

「話し合いテーマ設定カード（agenda-setting chart）」も有用である．これは，食事，運動などいくつかの代表的なテーマを描いた図であり，そのなかから患者が選ぶ．

「この図は一般的に健康に影響する事柄を挙げています．このなかにあなたがやってみようと思うものがありますか．空白はこの図以外にあなたが相談したいと思っていることを入れます．やってみようと思っているものがありますか」．

● ストレスについて話し合う

特定する前に，一般的な導入として患者のことを知るために有用なテーマである．

> どちらにしても，あまり語りたがらなかったり，興味を示さない場合は，「今決める必要はありません．今日は少しあなたのことがわかりました」程度で収める．

❷ テーマが1つの場合

進む方向が明白（例えば禁煙）と思いがちであるが，こんなときこそ信頼関係が十分できているか注意が必要である．患者-医療者がともに同じ側にいて，健康行動へと変化させ，維持していく気持ちになっているかどうかである．

そうであれば，より直接的な質問ができる．

「運動を増やせば糖尿病のコントロールがよくなるということを考えたことはありますか」，「食事の内容によって血糖値が変わることを体験したことはありますか」などである．

3）重要性，自信，準備状態を評価する

この評価にあたっても，何度も繰り返し強調されていることは，先取りしない，プレッシャーを与えないことである．

> 「何々をしようと早々と話を限定して，あなたにプレッシャーを与えたくありません．他に話し合っておくべきことはありませんか」．

❶ 重要性を評価する

最も直接的な尋ね方は次のようなものである[2]．

> 現時点で〇〇（テーマ/課題）についてどのように思っておられますか．あなたにとってそれはどのくらい大切なことですか．全く重要でないなら0点，とっても重

要であれば10点をつけるとして，あなたはそのことが何点くらい大切だと思われますか．

点数をつけられずに，単に「とても大切」のような答えであっても，次のプロセスに進んでよい．

❷自信を評価する

最も直接的な尋ね方は次のようなものである[2]．

現時点で○○(テーマ/課題)をすることにしたとして，あなたはどれくらいそれに成功する自信がありますか．全く自信がないなら0点，とても自信があれば10点をつけるとして，あなたは何点くらい自信がありますか．

スコアを取ってからの進め方は以下のようである．

・重要性が低ければそちらから関わる．
・両者に差があれば，低いほうから始める．
・同じなら重要性から始める．
・どちらも低ければ，行動変化の話を始めるかどうかのスタートに戻る．

❸準備状態を評価する

患者にどの状態にあるか(p.103～参照)を表現してもらう．

覚えておくべきことは，患者によるステージ分類が状況(場面)によって，あるいは，誰がどのように尋ねたかによって，たった数分の経過であっても違う答えになることがあるという事実である．

したがって，この患者はこのステージであると固定的に考えるのではなく，「連続する線のなかのある位置あたりにいる」という考えで臨むのがよい(図3-34のイメージ)とRIC法では考えている．したがって，以下のような尋ね方もできる[2]．

現時点で○○(テーマ/課題)をすることについて，あなたはどれくらい心の準備ができていますか．全く準備できていないなら0点，準備ができていれば10点をつけるとして，あなたは何点くらいですか．

なお，○○に入れるテーマは"できるだけ特定化されたもの"であることが望ましい．

重要性を探り，自信を育てる(図3-36―第2戦略)

重要性を探るための戦略を以下に説明する[2]．

【重要性を探るための5つの戦略】
1) それ以上しない(それ以上進まない)

> 2) 評価点数について質問する
> 3) プロズとコンスを調べる
> 4) 現在の行動への心配/不安を探る
> 5) 仮定の話をする―仮に変わるとしたら

1) それ以上しない(それ以上進まない)

重要性や自信が全く低く，その時点で他の用件に優先性があるような場合，いったん行動変化に関する相談をいったん中断するということである．先に含みを残すのはもちろんである．

行動相談としては中断がいい場合もあるが，医療的にはそうはいかない．そこを間違えないように．「診察には忘れずに続けてお越しください」ということである．

2) 評価点数について質問する

重要性尺度がわかったら，まず医療者が尋ねたいことは，「なぜ○点なのか」ということである．「この点数をつけた理由を教えてください」と尋ねる．

2～3点程度であれば「何が嫌ですか」，5～6点であれば「どんなことが心配ですか」，7～8点以上なら「どこが難しいですか」，「どんなことがあれば点数が上がる(重要性が高くなる)と思いますか」などと尋ねる．

3) プロズとコンスを調べる

バランスシートを作成する(p.118参照)．重要度が5点付近で迷っている(アンビバレントな状態にある)患者に有効である．

4) 現在の行動への心配/不安を探る

現在の行動や状態が続くことによる損失を尋ねている．もちろん変化に対する心配/不安を尋ねてもよい．

5) 仮定の話をする―仮に変わるとしたら

"仮に"という調子が大切である．そうでなければ，3)，4)の繰り返しになる．仮に変わるとしたら何が必要かという文脈は，次のプロセスである"情報交換"に通じていく．

自信を育てるための戦略を以下に説明する[2]．

> 【自信を育てるための5つの戦略】
> 1) それ以上しない(それ以上進まない)
> 2) 評価点数について質問する
> 3) いろいろな案を思いつく
> 4) 過去の取り組み―成功と失敗
> 5) 自信の程度を再評価する

【解説】

3) いろいろな案を思いつく（brainstorming solutions）

「アドバイスする」のではなく，最終目標を達成するためにどのような具体的行動法があるかを患者が主体となってあげるということであり，それを援助する．

「○○を変えるとして，実際的にはどんなやり方があるでしょうか」．

4) 過去の取り組み―成功と失敗

「こういう方法なら自信があると思いつくものはありますか」．過去の失敗から，将来の成功の鍵をみつけだすプロセスの援助には，かなりな熟練を必要とすることを覚えておくこと．

情報を交換し，抵抗を減らす―継続する2つの過程（図3-36―第3戦略）

1) 情報を交換する

医療者はすべての診療場面において情報を提供している．患者もまた同様であり，症状をはじめとして個人的な情報を医療者に提供している．しかしながら，多くの場合それは医学的あるいは身体的情報であって，行動変化につながる情報交換がどれくらいできているかは疑問である．

情報交換が医療者からの一方的なものであれば患者は単に受身的な役割しかしなくなる．しかし，うまく両方向性になれば両者の知恵を望ましい治療の方向に向けることができる．そのための枠組みが必要である．

❶一般的情報交換法

嫌な情報，怖い情報を好んで聞きたい人はいない．また，それが持続する行動変化に結びつくことも少ない．したがって，患者が知りたいと質問することから話していくのが安全である．

・準備や関心を引き出す：「○○をどの程度ご存知ですか」，「○○についてもっと知りたいですか」．
・中立的な言い方でフィードバックする：「～ということになる人もいます」．
・患者がどのように思ったかを尋ねる：「このことについてどのように判断されますか」．

❷固有情報を収集する：典型的な1日法（A Typical Day）

通常どのように生活しているのか，運動は，食事は，などについて患者が語ることを注意深く聞く．

2) 抵抗を減らす

これは動機づけ面接法の，"議論を避ける"，"抵抗を転がす"という考えを持ち込んでいる．患者側からの抵抗に間違った対処法は，コントロールしよう（説得しきる）と力で対決することである．

> 抵抗を減らす3方法
> 1) あなたが選ぶ，あなたが決める―それを強調する
> 2) 準備状態，重要性，自信を再評価する
> 3) いったん引いて，患者の傍に行く

RIC法が語るところ

　RIC法はできるだけ医療現場にいる人たちが，少ない訓練時間と少ない面接時間で，その限られた環境のなかで，医学的(身体的)なことと同時に行動変化への関わりができるように，その道筋を構造化したものである．ただ，創案者たちも述べているように，これは1つの試みであって，完成されたものではない．

　例えば情報提供に関して，医師の立場から見ると，医療の倫理や法的な面に関わるコミュニケーションについては，まだ不十分と思われる．だからこそ，いくつかの方法を参考にしながら，真に(日本の)診療場面で使える方法を構築していく必要がある．

アキュチェックインタビュー

　動機づけ面接法が医療現場用に改良されたRIC法であっても，やはり臨床現場における時間不足は大きい壁である．そこで，医療現場における診察時間の短さを補い，行動変化に必要な患者側情報が診察時に1枚のシートとなって医療者の手元に届くように開発されたソフトがある．これはPAID(糖尿病問題領域質問表)の臨床応用などに貢献したGarry Welch博士が作成したものであるが，筆者らはこれの日本語版を作成した．それが，糖尿病患者心理・行動状態診断用ソフトウェア―アキュチェックインタビュー(ACCU-CHEK® Interview)である．

　患者がこのソフトの各質問に回答していくと，糖尿病治療に対して抱いている関心や問題点が明らかになるように作られている．回答にかかる時間は平均15分程度であり，結果が1枚のレポートに印刷される(図3-37)．問題点は交通信号で表示される．

　質問項目としては，全般的情報，関心のある自己管理領域，変化することの重要性と自信の程度，変化への障害3項目，PAID(糖尿病問題領域質問表)，DSM-Ⅳなどが設定されており，その結果が表示される．

　待ち時間などを利用して，アキュチェックインタビューに答えておいていただくと，その日に患者が相談したいと思っている，自己管理行動に関するテーマ(関心領域)，それに関する変化の重要性，変化の自信，困難点が診察時点で手元にデータとして準備されているということである．すなわち，行動変化への相談(RIC法など)を始めるための材料が整っていることになる．

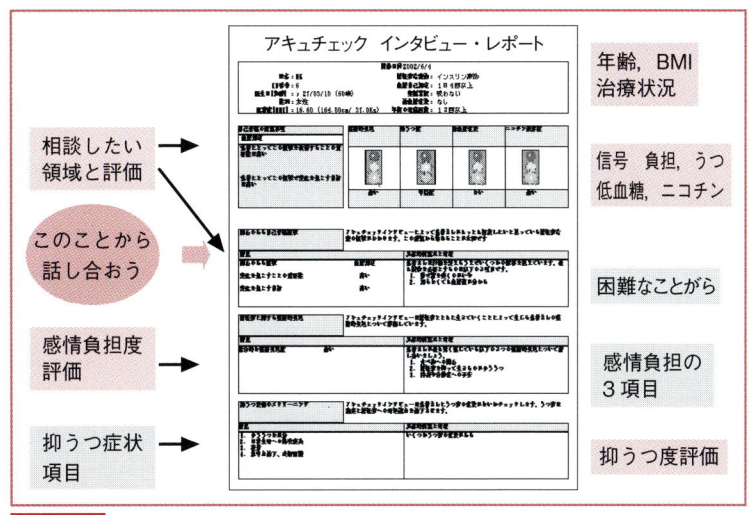

図3-37 アキュチェックインタビュー・レポート

【アキュチェックインタビュー質問例】
・糖尿病治療に関して今日あなたが話したいと思うことがらを1つ選んでください．
・食事の習慣を改善することは，今あなたにとってどのくらい大切ですか？
・もしあなたが今すぐ食事の習慣を改善すると決心したとして，成功する自信がどれくらいありますか？
・ここからは，食べ物と食事に関連してあなたが経験してきた問題についておたずねします．それぞれの質問について，あなたの考えに最も近いものを1つ選んでください．
　目の前に食べ物があると食べてしまう．
　食事療法をきちんと続けていくのは難しすぎる．

　このソフトと解説書は2002年に希望者と希望施設に配布した．一部の施設で診療用，あるいは研究用に用いられたが，実際の臨床場面で使い続けられることはなかったようである．現在，新たに入手することはできない．

　繰り返しになるが，糖尿病治療において医学的な相談とともに，行動変化に関する相談は車の両輪であり，必須である．しかしながら，まだその効果的あるいは現実的方法論については模索が続いている．

◀文献▶
1) Grant VJ (1995) Therapy of the 'word': new goals in teaching communication skills. Health Care Analysis 3 : 71-74
2) Rollnick S, Mason P, Butler C (1999) Health behavior change ; A guide for practitioners. Churchill Livingstone, London

Part 2　糖尿病療養行動を援助する

12　糖尿病診療におけるエンパワーメント
Empowerment

最もよく知られ/語られ，最もよく誤解されている概念──エンパワーメント

　私たちは数年前に，米国の糖尿病教育スタッフに，「あなたの糖尿病教育に最も役に立った方法は何ですか？」という質問をしました．その結果，「エンパワーメント」は実に 98.2% の人々に選択され，第 1 位を獲得したのです．
　私たちは幸せに思いました．しかし，それはぬか喜びでした．後でわかったことですが，「エンパワーメント」を選択した多くの人々は，「エンパワーメント」という言葉を使っていましたが，その意味するところを正しく理解していなかったのです．
Robert Anderson，日本講演より

　エンパワーメント構想の発案者の 1 人である Robert Anderson 博士（ミシガン大学）は 2009 年から世界各地を行脚されている．目的はエンパワーメントの正しい理解を世界に広めることである．

　2009 年 12 月に日本に招聘し，いくつかの講演と座談会を行っていただいた（図 3-38）．上記のエピソードはそのなかで博士自身によって語られたものである．他のエピソードとしては，博士はこう語っていると引用された言葉が自分のものではなく，その演者のセオリーであったということを，怒りとも諦めともつかないため息まじりに語っておられた．

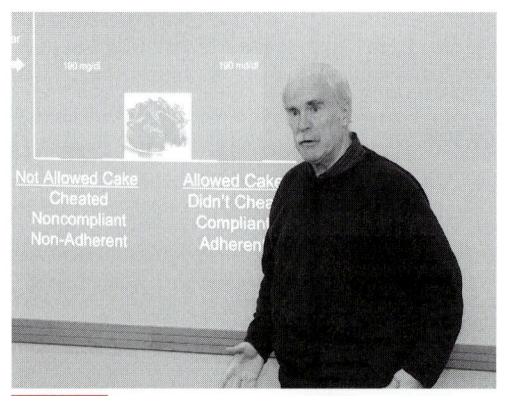

図 3-38　Robert Anderson 博士（2009 年 12 月，京都にて）

筆者らが,「エンパワーメント」という概念を初めて日本に紹介したのは,ADA (American Diabetes Association) が出版した "Practical Psychology for Diabetes Clinicians"の日本語訳「糖尿病診療のための診療心理ガイド」[1]を1997年に出版したときである.その第17章に,「エンパワーメントアプローチを用いた患者の行動変化への援助」の章があり,Robert Anderson 博士と Martha Funnell 看護師によって新しい療養指導法が紹介されている.

その後,2000年に,お2人は仕事の集大成として,"The Art of Empowerment: Stories and Strategies for Diabetes Educators(日本語訳版;「糖尿病エンパワーメント—愛すること,おそれること,成長すること」[2])"を出版された.

2001年には Robert Anderson 博士が日本糖尿病学会に招待され来日,Martha Funnell 看護師もその秋には来日され,各地での講演会を通じてエンパワーメント理念は日本でも広まりをみせていった.

およそ10年の年月が経過し,おそらく日本でも糖尿病教育に影響を与えた理論として多くの方からその名前が挙げられると思われるが,彼らが真に到達した場所に近づいているといえるかどうか,筆者には甚だ心許なく思える.

原点に戻って

筆者は,1993年にジョスリン糖尿病センターメンタルヘルスユニットへ留学し,何人もの医療スタッフと面談や議論を繰り返したが,その際,スタッフに一貫する姿勢があることに気づいた[3].それは,

1. 強制して人の行動を変えることはできない.私たちにできることは変化を援助することである.
2. 患者は自分でやることを決定し,それによって生じる問題を解決する力を持っている.
3. それができるように,必要な情報を提供し,適切な決定ができるように援助する必要がある.
4. よく聴くことによって,お互いの考え方を理解するチャンスが生まれる.

ということであった.

これらは,長年にわたるジョスリン糖尿病センターにおける患者教育(あるいは療養援助)の知恵の集積である.

かつて,糖尿病教育によって知識を提供し,そうするべきであると伝えれば(例:私たちの勧めることを守れば合併症のおそれはなくなる),人は変わると信じてきた.しかし,それが必ずしも成功しないという経験から,「強制して人の行動を変えることはできない」という知恵が生まれた.

依存や従属(dependence)よりも自由と自立(freedom)を重視するアメリカ人気質も配慮したのかもしれない.

それは，お互いの考え方を理解するために，よく聴き議論するという考え方にも通じている．また，患者の治療法決定への主体的参加が健康結果（health outcome）をよくするという医学論文の影響を受けたということもあるだろう（p.35参照）．

これらジョスリンの基本姿勢は，ほぼエンパワーメントに通じている．しかし，彼らはそれらの基本態度を「エンパワーメント」とは名づけてはいなかった．

"エンパワーメント"の登場

一方，ほぼ時を同じくして，ミシガン大学糖尿病研究訓練センターにおいても従来の糖尿病教育の方法を変えていく必要があると考えている人たちがいた．

> 従来の方法とは，一言でいえば「**医療者が糖尿病を管理する**」という考えに基づいています．「医療者は糖尿病管理に必要な知識と技術を提供し，患者をそれに従わせる/守らせる」というものです．
>
> しかし，そのやり方は医療者，患者の双方に欲求不満をもたらし，うまく働かないのです（例：なぜ守らないの⇔こんなの守れるわけがない）．そこで私たちは新しい方法を探し続けました．
>
> 私たちは糖尿病療養の現実を検討した結果，「**患者が糖尿病を管理する**」のだという結論に至りました．
>
> そして，「**患者が糖尿病を管理するために，自分の潜在的能力を見つけ出し，使用できるように援助すること**」が医療者の役割であるという構想に到達し，これにエンパワーメントという名前をつけました．
>
> Robert Anderson, Martha Funnell「糖尿病エンパワーメント」[2]より

命名されたのは1990年代初頭のことである．先ほどのジョスリン糖尿病センターの基本理念とよく似ているが，伝統的医学との対比において社会化された理念であることがわかる．従来の教育法や療養指導法は急性疾患モデルであった—すなわち医療者が決定主体であった．それは慢性疾患である糖尿病には適合しないので患者が主体となるような構想を打ち立てたということである．

「**患者が糖尿病を管理する**」ということは，患者に急性疾患にはない責任が生じるということである．

"患者に糖尿病治療の責任がある（Being responsible）"ことの真の意味

糖尿病になる，糖尿病を持つ，ということは，以下の3点における責任が患者に生じることになる．

1) **選択**：治療結果に最大の影響を行う選択は，日々患者が行う．それは，食事，運動，ストレス対処，血糖測定，薬物の定期的使用などである．

> 2) **管理**：疾患の管理は患者自身が行う．どの程度のコントロール状態にするかは患者が決定している．
> 3) **結果**：患者の選択や管理に伴うリスクや健康結果は患者自身がその責任を負う．医療者がそれを共有することはできない．
>
> **それらを含めて，糖尿病は病気を持つその人自身のものである．**

きつく聞こえるかもしれないがこれが現実であると述べられている[2]．

例えば，3)結果について責任があるというところであるが，仮に選択や管理をしていなくても—糖尿病になったことに気づいていなくても，その結果(たとえば突然の視力低下のように)は患者にもたらされるわけで，これが現実であるという．

この定義によって，患者は「糖尿病に関し，医療者の指示に従うべきである」という役割から解放された．糖尿病以外の生活全般は自らが律しているわけだから，その一部である糖尿病療養の仕方も本人の責任(別の表現をすれば"権利"か)というのも現実であろう．

しかし，一方，自分で組み立てていく責任を負っているという現実が明確化された．

"糖尿病治療における医療者の役割"についての再構築

糖尿病患者の3つの責任の定義によって，医療者は，患者の糖尿病のすべてに責任を負っているという"伝統的呪縛(責任感)"から解放された．

しかし，新しい役割が定義された．それは「患者がこの3つの責任を遂行していけるように援助する責任を持つ」ことである．患者がその役割を遂行するために必要な知識や技術や情報を提供して，彼らがその責任を全うできるように手助けすることである．

お互いがその責任と限界を認識し，それに基づく関係が成立したときに，より協力的で満足のいく医療ができると彼らは考えた．すなわち，責任を引き受けられる人間同士が協力し合うことによって最高の結果を生み出すことができる．

その理論背景は，**非指示的カウンセリング**にある．非指示的カウンセリングでは，患者が問題解決の内的能力をもっていることを前提としており，対等で，尊重し合う関係で面接を進める．

そういう関係のなかで，医療者は自分の方法と技術を磨いていく必要がある．そのために役立つプロセスは，経験，振り返り，洞察，変化である(図 3-39)[2]．

エンパワーメント理念に基づいた糖尿病自己管理教育

エンパワーメント理念に基づいた糖尿病教育プログラムの骨格を表 3-21 に示す．最も肝要な考え方は，「行動変化は内的に動機づけられる」ということであろう．医療者は，患者が自分の糖尿病を真に自分のものにしていく学習過程を見守り援助するの

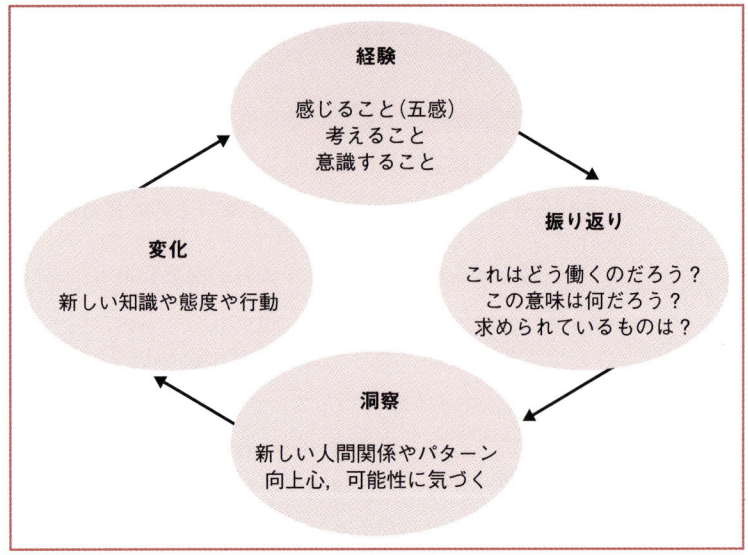

図 3-39 経験学習モデル
〔石井 均監訳(2008)糖尿病エンパワーメント—愛すること，おそれること，成長すること—第2版．医歯薬出版，p.37より改変転載〕

経験：感じること(五感)／考えること／意識すること

振り返り：これはどう働くのだろう？／この意味は何だろう？／求められているものは？

洞察：新しい人間関係やパターン／向上心，可能性に気づく

変化：新しい知識や態度や行動

表 3-21 統合型自己管理教育の概念

1. 医療者（療養指導や糖尿病教育を担当する者）は患者の一番の関心事を明らかにする
    a) 最も不満に思っている領域の特定
    b) この領域に集中して話し合うことの同意
2. 医療者は糖尿病治療における患者‒医療者関係について話し合う
    a) 糖尿病は自己管理の病気である
    b) 医療者は相談相手である
    c) 患者がインフォームドチョイスできるように援助
3. 医療者は患者の知識や自己管理実践度を評価
    a) 自己管理の問題点を特定することを援助
    b) 感情を明らかにすることを援助
4. 医療者は自己管理の責任が患者にあることを認める
    a) 糖尿病に関連する個人的価値を見出すことを援助
    b) 患者が望む結果を特定することを援助
5. 医療者は患者の「1. 関心事」と「3. 評価」に基づいて情報を提供する
    a) 糖尿病およびその治療選択肢の説明
    b) 各治療選択肢の利益と不利益を概説
    c) 個人的な利益や不利益の特定を援助
6. 患者は自己管理目標を選択し，障害，手がかりなどを特定する
7. 患者は問題解決の責任をとる
    a) 最適なサポートを得る技法を培う
    b) 障害やサポートを特定する
    c) 障害に打ち勝つ方法や技法を学ぶ
8. 患者が医療者と協力して，選択肢を特定し，計画を立てる
9. 患者が計画を実行する
10. 患者と医療者が計画の評価，見直し，修正を行う

〔石井 均監訳(2008)糖尿病エンパワーメント—愛すること，おそれること，成長すること—第2版．医歯薬出版，p.32より改変転載〕

である．

　「empowerment」を辞書で引くと「権限委譲」となっている．しかし，ここまでの内容を読んでいただければ，「糖尿病エンパワーメント」は単なる権限委譲ではないことがおわかりいただけるだろう．むしろ責任の所在の分担化である．また，「能力開化」という訳語もその後提案された．これも「糖尿病エンパワーメント」の理念の一部を表現しているが，一部でしかない．

　したがって，筆者は「empowerment」の訳語を「（糖尿病）エンパワーメント」とした．「カタカナ語は直感的にわからないので適切な日本語を」と提案される方もいた．しかし，筆者は「直感的にわからない」ことが重要と考えている．

　その人その人の直感で理解されてはいけないのである．

　Robert Anderson博士やMartha Funnell看護師は，「empowerment」という用語から始めたのではない．現実に合わなくなり，互いに欲求不満が残る従来の糖尿病教育法をどうすれば新しい教育法に変えられるか，という振り返りと洞察を繰り返してできあがった体系に，「empowerment」という用語を当てはめたのである．

　したがって，医療者に求められることは，彼らの作り出した新しい体系（理念）を学ぶことであり，「empowerment」という言葉から思い浮かぶ個人的なイメージを糖尿病教育に当てはめることではない．

　しかし，米国においても彼らの思うようにはなっていないようで，冒頭のRobert Andersonの嘆きとなっているのが現状であるようだ．

コンプライアンスからエンパワーメントへ

　従来の社会的通念では，患者は医療者の指示に従い，それを守る（コンプライアンス）ことによって病気はよくなるというのが医療者-患者関係であった．これは従来の急性疾患モデルには適合したが，療養の場が患者の日常生活のなかにあり，主体が患者自身である慢性疾患には適合しなかった．

　そこで考え出されたのがエンパワーメントであり，この構想は医療者-患者関係の社会的通念にパラダイムシフトを起こした（p.37参照）．

エンパワーメントする関係を築く

> 糖尿病治療や教育において最も基本的で重要なことは，患者と治療者の人間関係です．患者と医療者の関係の質が，治療の質に対する患者の評価の大部分を決定するのです．尊敬や信頼や純粋な思いやりに溢れた関係は，患者と治療者にオープンで正直なコミュニケーションをとりやすくするのです． Robert Anderson

　エンパワーメント教育が成立するための基本的条件は，「信頼できる人間関係である」とRobert Anderson博士は述べている．

これは，ごく当然のように聞こえるかもしれないが，糖尿病エンパワーメントが成立するためには，単に「医療者側の態度(考え方/接し方)の変化」だけでは不十分なことを意味する．「私たちは押しつけはしませんから，あなたが自主的にやってください．その力を発揮してください」という，ある種の"見放し"ではないということだ．また，「あなたに力を与えます，力を引き出します」という"おせっかい"でもない．

それは，非指示的カウンセリング精神に基づく共同作業なのだ．これを行っていくうえに必須となる関係を築くための要素が6項目挙げられている[2]．

1) パートナーになる
2) 現実の糖尿病はストーリーのなかにある
3) 傾聴が心を癒す
4) 感情に注目する
5) 愛することとおそれること
6) おそれを解き放つ

1) パートナーになる

医療者は"教科書的な糖尿病"を熟知している．また，治療法の多岐にわたる選択肢とその効果，および副作用も理解している．患者は自分の生活，好み，価値観を支配しており，治療の選択による影響を考えることができる．

この両者がお互いの考えを理解，尊重することが必要である．

2) 現実の糖尿病はストーリーのなかにある

"教科書的な糖尿病"と対比されるのは"現実の糖尿病"であり，後者は個々の患者が体験している糖尿病である．患者が糖尿病とともに生きることに関連して感じている意味が自己管理の選択決定に重要な役割を果たす．

したがって，医療者は患者のストーリーを理解する必要がある．

3) 傾聴が心を癒す

傾聴するということは，「患者のもつ恐怖，希望，不安に波長を合わせる」ことである．そして，「表情や身体言語にも注意を払い，すべてを受け入れる」ことであるとRobert Anderson博士は述べている．

そのあいだ，医療者は「次にどんなアドバイスをしようか」，「何を言ってあげようか」という考えを捨てる必要がある．

真の傾聴ができれば，患者は受け入れられている，理解されていると感じることができる．

4) 感情に注目する

感情は行動変化の大きな源である．患者の感情体験を注意深く聴くことが，思いやりの表現であるとともに，問題点の発見や掘り下げに重要な役割を果たす．

5) 愛することとおそれること

人間の行動の原点は愛することとおそれることである．愛することからは，思いやり，気遣い，優しさ，共感などが生まれる．一方，おそれることからは，不安，嫉

妬，ごまかしなどが生まれる．

患者との面接中に自分の心にどのような気持ちが生じているかに気づく必要がある．

6）おそれを解き放つ

医療者が不安を感じていると（例：成功しそうにない食事計画をみたとき），エンパワーメントアプローチしているつもりで，自分の不安が減る方向へ患者を誘導するということが起こる．

このようなときには，意識して不安をもちこたえるか，感じた不安を率直に話すことが有用である．

"エンパワーメント"という言葉に覆われ隠されてしまった深い人間的つながり

> 私たちは数年前に，米国の糖尿病教育スタッフに，「あなたの糖尿病教育に最も役に立った方法は何ですか？」という質問をしました．その結果，「エンパワーメント」は実に98.2％の人々に選択され，第1位を獲得したのです．
> 　私たちは幸せに思いました．しかし，それはぬか喜びでした．後でわかったことですが，「エンパワーメント」を選択した多くの人々は，「エンパワーメント」という言葉を使っていましたが，その意味するところを正しく理解していなかったのです．
> Robert Anderson, 日本講演より

エンパワーメントは理念であるとRobert Anderson博士らは述べている．しかし，それは空虚な構想ではない．エンパワーメントという言葉からは想像できないような人間愛—深い人間的な交わり—を基礎とした構想である．

このことの理解なくして，糖尿病エンパワーメントの真の理解はありえない．

◀文献▶
1) 中尾一和，石井　均，訳(1997)糖尿病診療のための臨床心理ガイド．メジカルビュー社，東京
2) 石井　均，監訳(2008)糖尿病エンパワーメント—愛すること，おそれること，成長すること—第2版．医歯薬出版，東京
3) 石井　均，山本壽一(2007)端緒の問題：糖尿病を持つ人とのかかわり方を求めて．糖尿病診療マスター 5：87-96

Part 2　糖尿病療養行動を援助する

13 エンパワーメントの実践①
行動変化への5つのステップ
Empowerment—Five steps to support behavior change

エンパワーメント実践手順―行動変化の秘訣とは

次に，この構想を実践に移すための方法を説明する．具体的にどのような心理学的方法を用いるかについてRobert Anderson博士らは明快に次のように答えている[1]．

【どんな方法でもよいという原則】
あなたが使いやすい方法を使えばいいのです．問題はどんな方法を使うかではなく，どのように使うかなのです．それが患者の自律を援助するような方向で使用されればいいのです．

つまり，拠って立つ理論は多理論統合モデルであろうが，動機づけインタビューであろうが，認知行動理論であろうが何でもいい，それを用いて「糖尿病を持ちながら生きる人生のストーリーを書き換える」のだと語っている．

エンパワーメントにおいてきわめて重要な作業は，「人生のストーリーを書き換える」ことだと述べているが，これは前項で述べた，

現実の糖尿病はストーリーのなかにある
"教科書的な糖尿病"と対比されるのは"現実の糖尿病"であり，後者は個々の患者が体験している糖尿病である．患者が糖尿病とともに生きることに関連して感じている意味が自己管理の選択決定に重要な役割を果たす．
したがって，医療者は患者のストーリーを理解する必要がある．

に対応している．糖尿病療養において何か問題があるとすれば，それは「患者が糖尿病とともに生きることに関連して感じている意味」に立脚している．したがって，それを書き換えることが糖尿病療養上の問題を解決していくために必須なのである．

エンパワーメントにはストーリーを書き直すという大枠がある．

患者が糖尿病とともに生きることに関連して感じている意味が変わっていくということである．「糖尿病なんて大嫌い」が「そうでもない」に変わる，「できない，無理」が「何とかなる，助けてもらえる」に変わっていくことである．

行動変化への取り組みを支える5つのステップ

「どんな方法を使ってもいい」と言ってはいるが，エンパワーメントモデルは，患者の行動変化を援助するための基本的な5つのステップを提示している（図3-40）[1,2]．

1）問題を特定する

> まず重要なのは，何が問題かを明らかにすることです．
> 「糖尿病やその治療に関して，あなたが最も難しいと感じていることは何ですか」と尋ねてみましょう[1]．

「血糖コントロールがよくならない」，「食事や運動の仕方がかわらない」などが表面的な問題として挙げられるだろうが，重要なことはその根底にある問題-原因は何かということである．それを明らかにしていく/それを発見するプロセスは，時間と好奇心を必要としている．

「あなたはなぜそうするのだろう」，「あなたはなぜそう思うのだろう」，そのような質問を繰り返すことによって，真の問題に達することができる．それは，本人が療養に対する責任を認識するプロセスでもある．

たとえば，「間食がやめられない」という問題を，単にそこに食べ物があるからというレベルか，その根底に仕事のストレスがあるというレベルに達するかで，対処や問題解決法が違ってくるし，介入ポイントが増える．より本質的な問題解決を図るためには2つの面へのアプローチが必要だろう．さらに，仕事のストレスはより深いレベルの問題を内包しているかもしれない．

問題の発見というプロセスは，医療者と患者の関わりの深さによって変わってくるものと思われる．

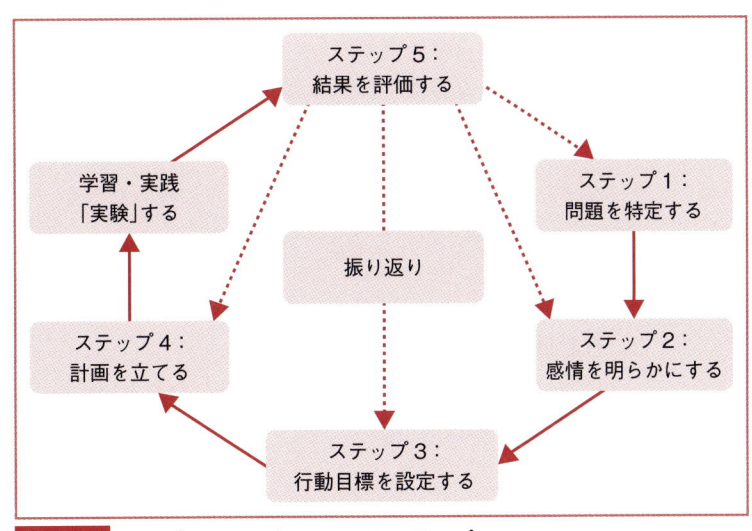

図3-40 エンパワーメントの5つのステップ

〔文献2）より〕

2）感情を明らかにする

明らかになった問題に対して，それに対する感情や考えを表現することが解決への前提となる．

> 第2ステップは糖尿病や問題（変えたい行動）について，どのように感じているかを明らかにすることを援助します．考え方や感情は重要です．なぜなら，私たちはそれを行動で表現するからです．
> 「○○について，どのように感じていますか（考えていますか）？」と尋ねてみましょう[1]．

Andersonらは，問題に対する感情がわからないとそれ以後のプロセスへと進めないし，進まないと述べている．問題をつくっているのは感情であると彼らは考えている．つくるのも感情であれば，行動変化（解決の方向へ進むこと）の妨げになっているのも感情である．「いや，嫌い，悲しい，こわい，不公平だ」のような気持ちが新しい行動へ進むことを阻止する．したがって，まずそれを語る/聴く場をつくる必要がある．

しかしながら，このような陰性感情は，私たち医療者に不快な気持ちを引き起こす．そこで私たちがやりがちなことは，無意識的にそのような気持ちを尋ねずに目標設定に走ることである．「（インスリン治療は嫌がるだろうと思いながら）インスリン治療しかありませんね」と説明するような場合である．

もう1つは，医療者自身が話題をそらすということがある．「食事療法なんて無理，できない，嫌い」と話す患者に，「食事療法は何カロリーで設定しているの」と応じるやり方である．

> 「食事療法にいい印象をもっていらっしゃらないようですが，もう少しその気持ちを話してくれませんか」

これが，考え方や感情を明らかにするために有用な対応である．この話を進めるなかで，そのような感情が行動にどのような影響を与えているか，そのような感情を抱くようになった原因は何かを明らかにしていく．

> なぜ自分はそのような感情を抱くようになったのか，それによってどのような行動をしているか，その行動がどんな健康結果をもたらしているかに気づくということである．

3）行動目標を設定する

現状をどう変えたいか，どういう状態になりたいか，そのゴールをこころに描くことである．

> 第3ステップは，患者が自分の責任で目標を設定することです．私たちの仕事は，その目標の利益や不利益を説明し，理解してもらうことです．

> 「どんなことがしたいですか，どうなりたいですか」と尋ねてみましょう[1]．

　患者が変えたいと思っている長期的目標のうち，優先項目を1つか2つ決める．目標は患者のストーリーのなかから出てくるものであり，患者にそれを解決したいという気持ちがあることが必要である．

　医療者の仕事は，患者が選んだ目標について，そのプロズ（利益）とコンス（不利益）を説明することである．「3カ月で体重を5kg落とす」ことを目標としたとき，それで得られる利益はなにか（プロズ）と，失われるもの，困難なことは何か（コンス）を明らかにしていくことを援助する．

　医療者が必要と思う目標と患者が設定した目標が異なるときが問題であるが，エンパワーメントは患者の立てた目標を尊重する．それを設定できるのは患者の特権である．

4）計画を立てる

> 　第4ステップは，患者が行動計画を立てることです．長期的目標の設定は多くの場合たやすいのですが，その目標につながる一連の具体的な方法を特定しなければ達成するのは困難でしょう．
> 　「効果がありそうな具体的方法について何かいい考えはありますか」などと尋ねてみましょう[1]．

　目標を達成するための具体的手段や方法のことである．先ほどの例でいえば，どのような方法を用いて——毎日どのようなことをして，「3カ月で体重を5kg落とす」のかというスケジュールである．

　どのような食事にするか，どのような運動をするか，それを1日の具体的なプランに仕上げる．

　その際，上記のような質問に基づいて"行動計画一覧表"をつくることが提案されている．とにかく思いつくことを全部書き出して，そのなかから，患者がやれる自信の大きいものを選択する．

　ここで心得ておくべきことがある．それは，

> 　他の人によって提案された方法によって，患者が行動変化を起こし，それが維持されるような決意に至ることはほとんどない[1]．

という経験則である．「わかりました」が行動変化にほとんど結びつかないことを臨床家はしばしば経験している．そういう場面で助言を続けると，「そのとおりです，でも私には……」という態度がみられるようになる．また，医療者との論争や対立を避けるために，やる気がなくても「わかりました」と答えられることがある．

5）結果を評価する

> 　行動変化の最後には評価を行います．自分の進歩の度合いに対する評価という

表 3-22 ミシガン・ライフスタイルワークブック

ライフスタイルを変えるための実験	開始日	終了日	結果	コメント
全乳から2%脂肪乳に変える	1999年2月2日	1999年2月13日	うまくいっている	何日かかかったが，今はおいしく飲んでいる
レストランでステーキを10オンスから6オンスに変える	1999年3月4日	1999年3月9日	だめだ	食後に，とくに高級レストランで空腹感を感じるのは嫌だ
レストランでステーキから脂肪を取り除く	1999年3月9日	1999年3月15日	すばらしい	全く問題なし

〔文献1)より改変〕

> フィードバックを得ることで，患者は効果の上がっている行動は持続させるでしょうし，効果のない行動は変更するようになるのです．
> 「この目標を達成しようとしたこと(/結果)から，何を学びましたか」と尋ねてみましょう[1]．

　成功した場合は，それを継続するか目標をアップする．うまくいかなかった場合は，目標や行動計画のどこに無理があったかを発見し，再設定を行うということである．

　Andersonらは，"ミシガン・ライフスタイルワークブック"と名づけた行動記録表（表3-22）をつけることを推奨している[1]．

医療者にとっての双方向性学習のための方法―グループディスカッションを進める

　エンパワーメントは従来の教育に代わる考え方であり，その考えに沿ったグループディスカッションの方法がいくつか提示されている．そのなかのいくつかを紹介しておく．

1. 質問をする―患者が問題を自分のこととして考えられるようになるために―
   したがって，医療者の態度として以下のことが重要である．
   A．答えを待つ
   B．開かれた質問を使う
   C．学習者の知識にあった質問をする
   D．注意を集中させる質問をする
   E．質問や議論を多くして講義を少なくする
2. 挙手で答える
   「低血糖を起こしたことのある方？」というような質問．
3. ペアで話し合う
4. 1分間で自分の問題と解決の話をしてもらう
5. ロールプレイング

6. その他

これらについては実際にできそうであり，教室の担当者にとっては，魅力的で有意義な教室にするために使ってみたい方法である．これ以外にもまだまだ，いくつもの提案がなされており，ぜひ原著を参照していただきたい．

筆者の施設においても双方向性学習を目指した糖尿病教室を行っており（p.146，図 3-13 参照）[3]，従来の講義型教室の実態を知っている筆者にとっては，患者さんが生き生きと語る場面がしばしばみられることがとても印象的である．

行動変化のヒント

患者さんに対して行動変化が少しでも進みやすくなるようなヒントが提示されている．かなり一般的なことではあるが，参考になると思われるので紹介しておく．

行動変化の4つのヒント
① 一度に一段階
② 気楽にやりましょう
③ 少しずつ前進
④ ひとりでしない

症例にみるエンパワーメント5つのステップの実際

【症例27】 70歳代女性，2型糖尿病
60歳で退職後，暴飲暴食．63歳時，初めて糖尿病を指摘され，近医にて内服加療開始．70歳時，心筋梗塞，心不全を発症し，バイパス手術を受けた．今回，心不全にて入院時 HbA1c 10.5%であり当科紹介，入院．身長148 cm，体重50.4 kg．合併症；網膜症なし，腎症なし，神経障害軽度．

● 経過

入院後，担当看護師が食事療法の実際について尋ねたところ，果物の摂取が過剰であることが判明した．患者にそのことを説明すると，患者もそれが問題だと思っており，「何とかしたい，よくなりたいと思っているのでいい方法があれば教えてほしい」と答えた．

担当看護師はこれを受けて，「分けて食べる」，「買い置きをしない」，「血糖を測定してみる」などいくつかの提案をしたが，「わかっているけどできない」，「でも我慢できない」などの反撃に出会い，援助が進められなくなってしまった．

● 考察

5つのステップの最初のステップ①問題の特定を急ぎ，②感情や考えを明らかにす

ることを避け，③目標の設定，④計画を立てるを一気にやろうとしてうまくいかなくなったものと考えられる．

> ・問題に対する感情がわからないとそれ以後のプロセスへと進めないし，進まない（第2ステップ）．
> ・他の人によって提案された方法によって，患者が行動変化を起こし，それが維持されるような決意に至ることはほとんどない（第4ステップ）．

の2つの経験則を生かせなかったのである．

その後の経過と考察

担当看護師がうまくいっていないことに気づいた後，カンファレンスがもたれ，方針が変更された．抜けていた2つのステップ—特に問題に対する感情を聴くことから始めた．

すると，果物の摂取過剰は，心不全に対する水分や食塩制限の厳しさを緩和するための行為であり，厳格な水分や食塩制限は心不全に対する恐怖に根ざしていることが明らかになった．

心不全の恐怖を語ることができてから，患者の態度に変化がみられ，果物摂取の適正化が水分と食塩制限とともに，身体機能の維持に重要であることを語られるようになった．

退院前には具体的な方法についても，「量を決めて食べる」などが決められるようになった．それらの方法はかつて看護師が提示したものであったが，それを自分で計画できるようになったことがエンパワーメント的変化であると考えられた．

◀文献▶

1) Anderson R, Funnell M：The art of empowerment：Stories and strategies for diabetes educators. 2nd Ed. American Diabetes Association, Alexandria, VA〔石井　均監訳(2008)糖尿病エンパワーメント．医歯薬出版，東京〕
2) 大橋　健(2009)「形」からはじめるエンパワーメント．糖尿病診療マスター7：441-445
3) 石井　均, 辻井　悟編(2004)ホップ・ステップ！　糖尿病教室．南江堂，東京

Part 2 　糖尿病療養行動を援助する

14　エンパワーメントの実践②
振り返りのためのツール
Empowerment—Tools for reflective practice

成功の定義

　Robert Anderson 博士らは「エンパワーメントの考え方に基づいた指導の成功」は，以下のように定義されると述べている[1]．

- 患者とのあいだに良好な関係を築くことができる
- 患者の日々の意思決定に医療者の働きかけが役に立っている
  - 患者が自分自身の目標を設定し，それを達成することができる

　行動変化が長続きする基盤を提供できたかどうか．行動を続けようとする動機が患者の心のなかから湧くようになったかどうか．外からの強制による変化になっていないかどうか—なぜならば，そのような変化は持続しない．
　そのような観点に立ってエンパワーメントが成功したかどうかを評価する．

振り返りのためのツール

　エンパワーメントに習熟する方法として，患者との会話を思い出して（あるいは録音させていただいて）書き起こし，自分の言葉に注目して採点するというやり方が推奨されている．これはとても役に立つ方法なので紹介しておく．
　"スコアの高さの基準"は，援助者の言葉によって，

患者が，
- 援助者を協力者として信頼できるようになったか
- 自分の問題として考えられるようになったか
- 自分がやっていける方法をみつけようとするようになったか
- 医学的にどのような選択肢があるか理解できたか

など，「エンパワーメントの考え方に基づいた指導の成功」に近づくようなものであったかどうかにある．

〈スコアリング法〉
+2：**感情や目標に注意を向けている**
　・患者の感情に注意を向けている
　・患者の決意を引き出す
　・選択肢や目標を導き出す
+1：**問題を掘り下げている**
　・問題を掘り下げる質問をする
　・問題の意味を明らかにする
　・患者が性格に気づく質問をする
　0：**分類不能**
　・技術的な問題に関する質問や回答
−1：**患者の代わりに問題を解決している**
　・助言をする
　・問題を解決する
−2：**患者を批評している**
　・患者を責める
　・大目に見る
　・患者の感情をそのまま受け止めない

◆**+2：感情や目標に注意を向けている**

　行動変化への5つのステップ(表3-23)のうちの第2ステップ(感情を明らかにする)，第3ステップ(目標を設定する)に関連する質問をするということである．感情に関しては，

考え方や感情は重要です．なぜなら私たちはそれを行動で表現するからです．

と述べており，行動変化の原動力としての感情を一番重要視していることがこのスコアリングでわかる．

問題に対する感情がわからないと，それ以後のプロセスへと進めないし，進まない．

だから，感情を尋ねることは最もスコアが高く設定されている．

表3-23　5つのステップ

1）問題を特定する
2）感情を明らかにする
3）行動目標を設定する
4）計画を立てる
5）結果を評価する

・患者の感情に注意を向けている
→「どのように感じていますか」,「不安がありますか」など.
・患者の決意を引き出す
→「現状を変えたいというお気持ちがありますか」など.
・選択肢や目標を導き出す
→「どんなことがしたいですか,どうなりたいですか」など.

◆+1：問題を掘り下げている

行動変化への5つのステップのうち第1ステップ（問題を特定する）に関連する質問をすることである．これに関しては前項で以下のように解説した．

> 「血糖コントロールがよくならない」,「食事や運動の仕方が変わらない」などが表面的な問題として挙げられるだろうが，重要なことはその根底にある問題−原因は何かということである．それを明らかにしていく/それを発見するプロセスは時間と好奇心を必要としている．

問題の本当の所在が明らかになることによって，最も適切な対策が立てられる．したがって，以下のような質問をする．
・問題を掘り下げる質問をする
→「そのことについてもう少し詳しく話をしてみてください」など.
・問題の意味を明らかにする
→「そのことはあなたにとってどういう意味がありますか」,「それが困るということですね」など.
・患者が自分の性格（行動の傾向）に気づく質問をする
→「あなたはどんなやり方が得意ですか」など.

◆0：分類不能

病歴，治療歴，実行度などを尋ねること，あるいは患者からの医学的質問に対する回答などがここに入る．「0点」は，イメージがよくないが，決してダメといっているわけではない．これらに関する会話は，エンパワーメントという立場からはニュートラル（中立的，よいとも悪いともいえない）ということなのだ．医学的にはきわめて重要な情報交換であり，それが適切な場面があることを理解しておく．
・病歴や技術的な問題に関する質問や回答
→「いつ糖尿病と診断されましたか」,「食事は何カロリーといわれていますか」,「栄養素によって血糖が上がる時間に…」など.

◆−1：患者の代わりに問題を解決している

この分類に属する援助は，患者が自分で問題を解決する気持ちを育てないだけではなく，その力を伸ばすことにもならない．このことは，

> 他の人によって提案された方法によって，患者が行動変化を起こし，それが維持されるような決意に至ることはほとんどない．

という経験則に基づいている．
- 助言をする
  → 「1駅分歩きましょう」など．
- 問題を解決する
  → 「上司に話しておくべきです」など．

● 注意点

これは，アドバイスがすべて無効といっているわけではない．患者から「どんな方法がありますか」と問われたとき，「1駅分歩くという方法もありますよ」と説明することはマイナスではない．「それはあなたの問題を解決することに役立ちますか」の一言を付け加えることによって，プラスの方向に変換される．

◆-2：患者を批評している

これは療養を促進するための関係を壊す行為であるとRobert Anderson博士らは考えている．このなかには，患者の行為や言葉を非難あるいは無視するような関わりが含まれており，これは理解されやすい．しかし，一見患者を褒めるような関わりも含まれており，ここが医療者にとって落とし穴になっていることに警告を発している．

- 患者を責める
  → 「やる気があるようには見えないのですが」など．
- 安易（不用意）に褒める
  → 「それだけできれば上出来です」など．

● 注意点

これは患者が自分でどう評価しているかを確かめずに褒めてしまうような場合を言う．「今回は食事がうまくできました/できませんでした」という語りに，「それだけできれば上出来です」などと先に評価してしまう場合である．患者がどう考えていくかを止めてしまう．

- 大目に見る
  → 「正月は仕方ないですね」など．
- 患者の感情をそのまま受け止めない
  → 「心配しすぎでしょう」など．

スコアリングに関する注意点

このスコアリング法をみて，エンパワーメントの深さに気づかれる読者もおられるのではないだろうか．エンパワーメントの真髄は，

- 患者と医療者の心の交流を通じた信頼関係の成立
- 糖尿病に関わる問題を解決していけるように患者の自律/自立心を育てる

にあるが，それは「褒めて育てる」のような単純な関わり方だけでは達成できないことをRobert Anderson博士らは知っている．

しかし，最初からその深さを求めると，エンパワーメント実践への一歩が踏み出せなくなってしまう方もおられるかもしれない．だから，少しずつ練習していくための振り返り法としてスコアリングを使用してほしい．

ただ，覚えておいてほしいことは，スコアリング法は"絶対ではない"ということである．この考察は，後に触れる．

エンパワーメント振り返り法の実例

【症例28】「ロールケーキを食べています．」
2型糖尿病，50歳代男性．診断後5年．HbA1cはほぼ8%台で経過．運動療法については毎日30分以上ウォーキングができている．しかし，食事療法については，必要だとは思っており，意識はしているが，勧められるカロリーではできていない．

この症例との会話を例にしてエンパワースコアリングをしてみる．

〈会話1〉
患者　ロールケーキ5 cm分をおやつで食べています．
栄養士①　5 cmは分厚いですね．せめて半分にしましょう．残りは冷蔵庫に入れておきましょう．
患者　それじゃあ欲求不満が起こりますよ．
栄養士②　でも，カロリー量としても，内容的にもいい食品とは言えないです．
患者　それを我慢するとストレスですよ．
栄養士③　糖尿病の食事療法を勉強されましたよね．なぜ，どのように治療するかおわかりですか？

● スコアリング
栄養士①…－1：患者の代わりに問題を解決している
栄養士②…－2：患者を批評している（患者の感情をそのまま受け止めない），一見，「0：分類不能」にようにも思えるが会話の流れとしては－2．
栄養士③…－2：患者を批評している（患者を責める）

● 総合評価
〔（－1）＋（－2）＋（－2）〕÷3（会話数で割る）＝－1.7
エンパワーメントできていないということになる．

それでは次の関わりはどうだろうか．

〈会話2〉
患者　ロールケーキ5 cm分をおやつで食べています．

栄養士① そのくらい食べたいですよね.
患者 そうなんですよ. 我慢なんかストレスです.
栄養士② 他にはどんないいことをしていますか.
患者 運動はしてますよ. 30分ね.
栄養士③ それはいいですね. それだけできればいいでしょう.
患者 そう言ってくれると気が楽になります.

● スコアリング

栄養士①… －2：患者を批評している（大目に見る）
栄養士②…　0：分類不能（情報収集）．しかし，「－2：患者の感情をそのまま受け止めない」という要素もある．
栄養士③… －2：患者を批評している（安易/不用意に褒める）

● 総合評価

〔（－2）＋（0）＋（－2）〕÷3＝－1.3

これでもエンパワーメントとしてはマイナスの方向ということになる．つまり"患者が自分自身の目標を設定し，それを達成することができる"という方向に向いていないということである．たしかに，この会話の後，患者さんが食事療法について新たな目標を設定するということは起こりにくいように思われる．

しかし，「〈会話1〉に比べれば関係は悪くないのでは」と思ってしまう．そこがスコアに反映されているのかもしれない（－1.7→－1.3）．

もう少し工夫をしてみる．

〈会話3〉
患者 ロールケーキ5cm分をおやつで食べています.
栄養士① どんなときに食べますか.
患者 何となく目についたときかな. 探すことも.
栄養士② どんな気持ちで食べるんでしょうね.
患者 ほっとしたいとか, 気分を変えるときかな.
栄養士③ 食べた後はどんな気分ですか.
患者 そりゃあ満足だけど. でもそれがよくないんだよね, きっと.

● スコアリング

栄養士①…　0：分類不能（情報収集）
栄養士②… ＋2：感情や目標に注意を向けている
栄養士③… ＋2：感情や目標に注意を向けている

● 総合評価

〔（0）＋（＋2）＋（＋2）〕÷3＝＋1.3

この関わりはエンパワーメントになっている．たしかに，患者は食事と自分の関

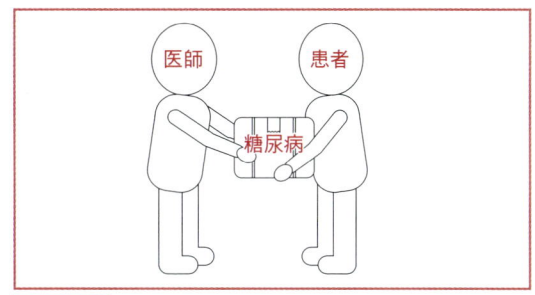

図 3-41 エンパワーメントするということ

係，食事に関わる感情に注目しだした．だからといってすぐに行動変化が起こるとは限らない．しかし，"患者が自分自身の目標を設定し，それを達成することができる"という方向を向いているということである．

スコアリングを行ってわかることは，糖尿病という問題を患者の手に委ねる方向―逆にいえば，患者がそれを引き取ろうとする方向―に導くような会話をするのがエンパワーメントだということである（図 3-41）．

振り返りのススメ

患者との会話をすべて記録して振り返ることは容易ではない．しかし，ほんの少しの部分でも十分勉強になることが実感していただけたのではないかと思う．これを繰り返すことがエンパワーメント実践者になるための訓練法である．〈会話 2〉栄養士②のように言葉は流れの中で裏のメッセージを伝えているということがある．それは患者に混乱を生む可能性がある（受け入れられているのかそうでないのか）．このようなことに気づく訓練にもなる．

最後に，Robert Anderson 博士の言葉を紹介してエンパワーメントの章を終わる．

> 選択をすること，その選択の結果に対して責任を持つということは，人生において避けられない事実です．そうやって私たちは学習し，成長しているのです．

◀文献▶
1) Anderson R, Funnell M : The art of empowerment : Stories and strategies for diabetes educators. 2nd Ed. American Diabetes Association, Alexandria, VA〔石井　均監訳（2008）糖尿病エンパワーメント．医歯薬出版，東京〕

糖尿病医療学

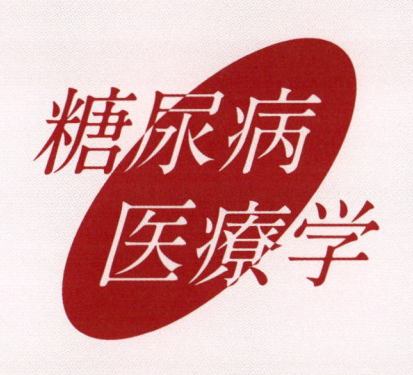

第4章

糖尿病者のこころを支える

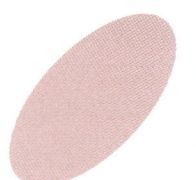

糖尿病医療学を興そう
Let's build up the academic field of diabetes medical care

なぜ私が糖尿病に

> **【症例29】 20代女性，1型糖尿病**
> 　診断後10年経過．HbA1cはほぼ8〜9％台．インスリン治療については強化療法（basal-bolus療法）がどうしてもできない（したくない）という状態が続いている．インスリン治療そのものが嫌なわけではないが，どうしても打てない．注射をするとき自分が糖尿病であることを必ず思い起こすからである．なぜ自分が糖尿病になったのか，そのことばかり考え続けていると語る．

　この問いかけに対して，医学的な答えをすることは可能である．

　「あなたの糖尿病は1型糖尿病と言います．血糖値を下げる役割を果たしているのはインスリンというホルモンです．インスリンは膵臓のβ細胞というところで作られていますが，今回，あなたのβ細胞が壊れたために，インスリンが出なくなってしまったのです．…」

　しかし，それは患者が真に求めている答えではないだろう．患者は自分の人生の流れの中で，なぜ1型糖尿病が私に降りかかったのか，なぜ私に与えられたのか，なぜ私がならねばならなかったのか，が納得できない．その意味が知りたい．
　これはこころの問題である．医学的な答はからだの問題としての回答にはなるだろうが，こころの問題への答にはなっていない．
　私のこころに届き，こころが鎮まり，こころが落ち着きを取り戻す答がほしい．
　"からだ"への問いかけの核心は，原因から，回復の可能性へと移る．「眼が覚めれば，もとのからだになっていないかしら」—そういう思いが繰り返し起こる．これもこころの問題である．

存在に関わるこころの問題

　この問題は，これまで扱ってきた糖尿病治療ができるかどうかという問題とは異な

る．「できる」かどうかでなく，「在る」かどうかが問題なのである．「行動」ではなく，「こころ」が問題である．

　私がここに居ることが，安心で安全かどうかは，それを保証してくれる他者が存在するかどうかに深く関わっている．"存在のすべて"を受け入れ，育んでくれる他者（母親・両親）が生きることの安心を生む[1]．そういう環境の下で成長してきた．ところが，そこに糖尿病が降りかかり，その安心感が大きく揺るがされた．

　繰り返しになるが，これは，糖尿病治療をする（doing）ことに関わる問題ではなく，糖尿病である（being）ことに関わる問題である．

　本書では，主に糖尿病治療を"する"という問題を扱ってきた．このテーマは，

> ・（糖尿病が）わからないから，しない．
> ・わかるけれども，できない．
> ・できるけれども，今，する必要はない．

という行動に関わる考えや気持ちの問題である．糖尿病医療の特徴は，医師の処方や指示だけで糖尿病コントロールがよくなるわけではないというところにある．それをきちんと実行しようとする患者の気持ちが必須である．ここでは，このような問題を扱ってきた．それは通常の糖尿病学では対処できないものであった．そのことを河合隼雄先生は以下のように語っておられる．

> 近代医学の場合は人体というものを対象にしていて，それを人間全部に共通なものと考えているわけです．ところが，こちらの言うことを聞くか，聞かないかというのは，人体ではないでしょう？　心です．そして心はいろいろでしょう？　しかし，そのことをいままで，ほとんど問題にせず近代医学はやってきた．それを問題にしていたら医学はできません．
>
> 　　　　　　　　　　　　河合隼雄（2005）来るべき「医療学」を求めて．糖尿病診療マスター 3：6-9

　医療者（特に医師）は医学という構築物のなかで育っている．糖尿病治療に携わるとき，その知識体系では対処できない問題に出会う．それがこころの問題である．だから，糖尿病治療に携わるプロフェッショナルとして私たちはそれらを扱う知識と技術を身につける必要がある．

　本章では，こころの問題のなかで，"糖尿病である（being）ことに伴う問題"を扱う．**私が私であることを認められるか，慈しむことができるか，そして楽しむことができるか，が問題である．**

自分なんか邪魔になるだけ

　人がよく生きていくためには，自分が在ることへの自尊感情（self-esteem）が必要であると教えていただいたのは Alan Jacobson 先生である[2]．

10年以上前の経験になるが，筆者らは以下に紹介する症例に出会った．

> **【症例30】　30代男性，1型糖尿病**
> 　3歳時糖尿病ケトアシドーシスで発症．以後，インスリン治療を継続する．20代から治療を中断しがちとなり，インスリン注射に関しても量，回数とも必要な治療はできていなかった．入院1か月前より下肢を中心に皮膚膿瘍が多発し，その治療のために入院となった．
> 　入院時には，「糖尿病については放っておいてほしい」と糖尿病治療に関する介入を拒否，「ただ傷を治してくれればいい」と話した．糖尿病に関する思いをさらに尋ねたところ，「自分が生きることの邪魔になってきた．糖尿病のためにしたいことができなかった．死んでいたほうが楽だった」，などの思いを語った．
> 　治療者側はチームとして関わり，本人の思い，気持ちを聴き続ける一方で，決して治療法を強制しないことを保証，本人がやれそうだと思うことから始めるのを支持すると約束した．
> 　経過中に，本人とチームメンバーが衝突するという出来事もあったが，その都度お互いの気持ちを確認した．私たちは，「あなたの糖尿病を持つ人生のお手伝いがしたい」というメッセージを送り続けた．サマーキャンプに参加し糖尿病の子どもたちと過ごす時間を持った頃から，本人の表情に変化がみられるようになった．
> 　退院前には，「今まで抱いてきた恨みの気持ちが消えた．自分が生きていることが（糖尿病を持つ）子どもたちの励みになるように生きていきたい」と語られた．

　自分が生きていることが他者の生きる力になる，自分が生きていることが他人の役に立つ，そう思えるようになって彼は変わった．

　この方と一緒の時間を持てたスタッフはみな成長した．人間の持つ可能性を信じられるようになった．

　われわれは，従来医学という枠組みの中で仕事をしてきた．もし，この人と少し異なる立場から付き合えていなかったら，こういう体験はできなかっただろう．この話を河合隼雄先生との対談で紹介したところ先生は次のように話された[2]．

医療学への道

> 　今のお話を聞いていて，私はたいへん感動しました．そのお話を，先生が糖尿病の学会なり研究会なりで話されたら，それだけでずいぶん勇気を持つ人が出てくると思うんですよ．同じような医師なり，看護師が，似たような人が来た場合に「あ，これはだめだ」と思わないようになるでしょう．「あの先生のときに，ああいうことが起こったじゃないか」と思うだけで，ほかの人の治療法や勇気を変えていくわけです．すごい意味があるでしょう？
>
> 　　　　　　　　　河合隼雄（2005）来るべき「医療学」を求めて．糖尿病診療マスター3：6-9

医療としての意義，意味について強く支持・強調していただいた．それと同時に，以下のようにも語られた．

> ただ，学問的にいうと，ほとんど意味がないでしょう？
> それはなぜかと言ったら，学問は近代科学に限られているからです．
> 河合隼雄(2005)来るべき「医療学」を求めて．糖尿病診療マスター3：6-9

つまり，このような症例を通じて私達が経験することは，「普遍性(いつでも，誰にでも当てはまる)」，「論理性(こうだからこうなる/一義的因果関係の成立)」，「客観性(個々の感情や思いから独立/観察者と対象は切り離されている)」が基礎になって構築されてきた近代科学の枠組みに入れないということである[2,3]．

しかし，そのような症例の経験は臨床糖尿病にとってはきわめて重要である．だから，

> 私は，「医療学」を創れ！　と言っているんです．
> 河合隼雄(2005)来るべき「医療学」を求めて．糖尿病診療マスター3：6-9

こころの問題に対処することの広さと深さ

この症例もこころの問題を持っていた．しかし，それは単に行動を修正する(例えば，インスリン注射や食事療法)という取り組みだけでは解決しなかっただろうし，何よりも本人がそれを拒否していた．

この症例で私たちのしたことは，「話を聴く」，「味わい，理解する，相手の気持ちを考える」，「安心，安全を保証する(一方向的な治療指示はしない)」，「厳しさを凌ぐ(耐える)」，「チャンスを見守る」，「求めに(可能なものを，可能な範囲で)応じる」，「こちらの思いも伝える」，などであった．

もちろん経過に応じて，インスリン治療や血糖自己測定の援助も行ったが，それをメインにした関わりができるようになったのは時間がたってからである．

つまり，通常の自己管理行動の変化を促す心理的介入法に比べて，より深い関わりが必要である．

「良好な治療関係を作る」，「話を聴く」という表現であっても，その程度には大きい違いがあり，より大きな心的エネルギーを必要とする．それは患者にとっても同様であろう．つまり，必要とされる人間関係という土台の強さに違いがある．

このようなこころの問題に関わっていくことは，患者に対して心理療法的な接近をしていることになる．従来の医学的方法で対処できないようなこころの問題に対しても，医療者は関わる必要が生じており，その方法は心理療法的な接近になるであろうと河合は述べている[4]．

心理療法あるいは臨床心理学

　心理療法は神経症の治療から始まった．精神科医であったフロイトやユングが始まりである．それを裏づける理論が，例えば精神分析理論である．それは人の心理的な問題を解決（援助）する方法であり，専門家によって行われる．

　「心理療法の根本は，クライアント（患者）がいかにして，その自己治癒力を活性化し，それによって治癒の過程を進むかにある．治療者の役割は，それを援助することにある」と河合は定義している．

　以下，心理療法についての筆者の考えを述べる．

　ここで問題は，一体，こころとはどのようなもので，それが治癒していくとはどういうことかという点である．フロイトもユングもこころを定義している．それは精神力動論（psychodynamics）と名づけられ，こころを自我，超自我，意識，無意識などに分けて考える理論である．

　これらは，もともと彼らの主観的体験を通して得られた結果である．科学的にいえば仮説である．もちろん症例の心理療法を通じて，その仮説に治療的な意味があることを証明してきたのではあるが，それはあくまでも主観的理論である．したがって，考え方の違いによっていくつもの派生的理論が生まれ，それぞれの理論を根拠とした心理療法が数多く生まれた．

　つまりこころを対象とすると，科学的な証明が困難である．そこで，こころではなく直接観察できる"行動"を指標として新しい心理学を作る試みがなされた．それが行動科学と呼ばれる体系であり，行動療法という心理療法が生まれた（p.27参照）．

　行動療法も当初は外的な刺激，環境（結果）要因のみで行動が制御されるというところから出発した．しかしヒトにおいては，刺激をどう解釈するかによって行動が変わることから，認知の仕方の重要性がいわれ，それに働きかける心理療法（認知行動療法）が生まれてきた（第2章「4．糖尿病療養行動（自己管理行動）に影響する心理社会的要因」の項，p.26参照）．

　つまり，行動そのものから，やはりこころの問題へと対象が変化しているわけであるが，それでもターゲットは行動変化であることは間違いない．

　一番わかりやすい例が変化ステージモデルである．この理論はもともと「多理論統合モデル」と名づけられたことは，p.92で紹介した．それは，元来の開発経緯がProchaskaらの，数多くある心理療法理論の中で，健康行動の獲得に有用な理論を抽出するという構想に由来するからである．それらの理論に基づく介入法は「行動変化（behavior change）」あるいは「行動変容（behavior modification）」という点においては，とても有用であった．

　しかしながら，症例29，30においては，行動変化ないしは行動変容を目指す行動療法的アプローチは通用しない．それは，こうした症例が行動変化（doing）以前の問題，つまり糖尿病であること（being）に伴う痛みをどう処理していくかを課題としているからである．ここに「存在に関わるこころの問題」がある．それは，意識的に認識

できるこころの世界よりもより深層に在るこころを問題としているといえるのである．

Rogersの来談者中心療法（Client-Centered Therapy）あるいは患者中心療法

筆者を含めて通常の医療従事者が専門的な心理療法をすることはできないだろう．また，その習得ができなければ患者に心理療法的接近が許されないということでもないと思われる．その場合に筆者らにとって指針となる"心理療法的態度"とはどんなものであろうか．この点について，河合隼雄の流れを汲む皆藤 章は以下のように述べている．

> 心理学者のなかで心理療法理論を確立・展開させた人にRogers（Rogers CR）がいる．Rogersは心理療法において以下の3つの条件をカウンセラー（治療者）が守ってクライアント（患者）の話しを聴けば，クライアントのこころは自ら治っていこうという力を発動させる（自己治癒力）と仮定した．これが「来談者中心療法（Client-Centered Therapy）」である．その3条件を以下に示す．
>
> 1) 無条件の肯定的関心（unconditioning positive regard）
> 2) 共感的理解（empathic understanding）
> 3) 純粋性（genuiness），自己一致（congruence）
>
> 1) カウンセラーは，クライアントの語りに価値判断をするのではなく，積極的に関心を寄せてその語りを傾聴すること．
> 2) カウンセラーは，クライアントの語っていることがさながら自分自身のことであるかのように感じながら，その語りを理解すること．
> 3) カウンセラーは，クライアントの語りを聴いているとき，自分自身に対して純粋であること．つまり，自分自身（自己）と経験が一致しているようにクライアントの語りを聴くこと．
>
> この3条件はいわば理想である．けれども，これらがあまりにも容易にできそうに思うところに深い落とし穴がある．なぜか．傾聴するためには専門的な訓練が必要だからであり，訓練を受けた者は傾聴の難しさを嫌というほど知っている．「話を聞いておきました」では，治療的効果がないということである．心理臨床家の基本的態度は，「徹底してクライアントの語りを聴く」ことに尽きるのではないかとわたしは思う．
>
> （皆藤 章私信）

なぜ私が？

症例29の患者は自分の人生の流れの中で，なぜ1型糖尿病が私に降りかかったのか，なぜ私に与えられたのか，なぜ私がならねばならなかったのか，が納得できな

い．その意味が知りたい．私たちはそれにどう答えられるのか．

> 私たちはその答えを教えられないんですね．人間存在は根本を尋ねていった場合には，「？？？」です．（中略）
> 人がいろいろなものを引きずって，引きずる中に糖尿病ということを入れて生きる人と，それを引きずらずに生きる人とある．しかし，その人がそれを引きずる限りは，われわれは付き合うより仕方がないのではないだろうか，私はそう思っています．（中略）
> 人は皆，自分の中に悩みをもって生きているのですね．その中で糖尿病にこだわるとそれを中心にもっていくために，思いが強くなる．そのときに，われわれが悩みをともにすると，ちょっと軽くなるのですね．そうすると生き方が変わってくる．
>
> 河合隼雄(2006)糖尿病診療における臨床心理の役割と実際．糖尿病診療マスター 4：63-77

　人はその人生の中で，何がしか納得のできない出来事に遭遇する．それは不可避であるともいえる．たどれば生まれたこと自体納得に基づくものではない．なぜに対する答えはその後の生き方の中であとからついてくるものではないだろうか．それを見つける旅が続く限り，私たちの仕事はそのひとに付き合っていくことだ．筆者は河合先生のお話をそう理解している．

糖尿病医療学を構築し発展させよう

　本項では"糖尿病である"ことに伴うこころの問題について考えてきた．筆者は「糖尿病こころのケア―糖尿病を愛することなんてできないけれど」という米国糖尿病協会の本を1999年に翻訳した[5]．愛することは難しいかもしれないが，愛づる（めづる）ことはできるようになるかもしれない．"愛づる"は対象に強い関心を持つことである．そして，知ることである．「なるほどそうなのか」と思えるようになれば，「しようがないけど，いっしょにやっていくか」という気持ちが生まれる[6]．
　そのためには，糖尿病とそのひとをつなぐ仕事をするものが必要であろう．それが医療者の役割ではないかと思う．ひとが糖尿病とともに在ること，それを持った人生を送ること，その人生が幸せなものであることを医療者は願っている．そのためには，医療者自身があること(being)の幸せを確認することが必要である[1]．
　このことが，糖尿病の医療が患者と医療者の人間的関係性の下でのみ展開していくこと，すなわち糖尿病医療学が必要であることの論拠ではないだろうか．

> これから，医療学というものを創るということを，ほんとうに考えていただけたらありがたいと思います．
>
> 河合隼雄(2005)来るべき「医療学」を求めて．糖尿病診療マスター 3：6-19

◀文献▶
1) 北山　修(2008)糖尿病患者を「抱える環境」をつくりたい．糖尿病診療マスター 6:10-24
2) 河合隼雄(2005)来るべき「医療学」を求めて．糖尿病診療マスター 3:6-19
3) 中村雄二郎(1992)臨床の知とは何か．岩波書店，東京
4) 河合隼雄(2003)臨床心理学ノート．金剛出版，東京
5) ADA(1997)Caring for the diabetic soul.〔石井　均監訳(1999)糖尿病こころのケア―糖尿病を愛することなんてできないけれど．医歯薬出版，東京〕
6) 中村桂子(2009)「糖尿病」を生きる―生命誌から読み解く物語．糖尿病診療マスター 7:394-410

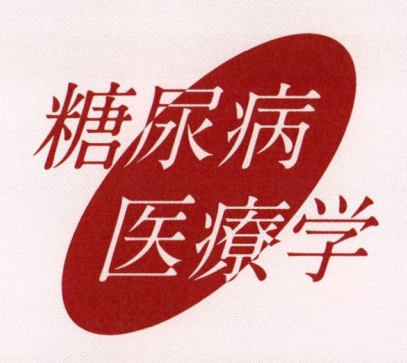

糖尿病医療学

第 5 章

エピローグ

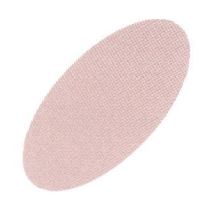

治療同盟
ともによく生きる道を
Therapeutic Alliance

糖尿病治療と医師(医療者)-患者関係：相互参加モデル

筆者が糖尿病治療に関連して医師(医療者)-患者関係について考え始めたのは，SzaszとHollenderの役割関係モデル(1956年)を知ったことがきっかけである．

糖尿病治療の成果の大部分は患者自身の行動の程度に委ねられている．もちろん治療法に関する医師(医療者)の判断や指示は重要な要素であるが，ある治療法を選択したとして，それを日々実行していくのは患者であるということがこの疾患の最大の特徴であり，したがって，その成果は患者の手に委ねられているのである．

つまり，血糖コントロールのために食事療法，運動療法，薬物療法が必要だと医師(医療者)が判断しても，実際行うのは患者であり，その患者が動かねば糖尿病治療はまさに"絵に描いた餅"となる．

では，どう働きかければ患者は動くのか，それが大きい問題であった．それを医師(医療者)-患者関係というモデルで考えようとしたのがSzaszとHollenderである[1]．彼らの役割関係モデルは以下のようになっていた．

1) activity-passivity：能動と受動
2) guidance-cooperation：指導と協力
3) mutual participation：相互参加

第1の能動と受動(activity-passivity)の関係とは，例えば意識消失状態など，患者の判断能力がない，もしくは低く，医師が治療の目標や計画について全責任を負う状態を指している．

第2の指導と協力(guidance-cooperation)関係では，患者は病気ではあるが判断力や決定力があり，痛みや不安やその他の苦痛を除去するために，治療に協力する気持ちがある状態をいう．

第3の関係は，相互参加(mutual participation)である．このモデルでは患者が治療法の決定に関与することを保証している．

糖尿病は患者自らが治療を行っていく疾患であり，従来の医学モデルであった第1，第2のような医療者の影響力が大きい関係ではうまくいかない．医療者からの情報提供と患者の自発的選択が不可欠であり，第3の相互参加が必要と考えられるようになった．

事実，1980年代には米国で相互参加モデルの糖尿病治療における有効性が証明された．患者が療養法の決定に積極的に参加するようにトレーニングをした場合，医師-患者関係に変化が起こり，それが血糖コントロールを改善するとともに，各種のQOLあるいは満足度を改善するというものである[2]．

SzaszとHollenderの役割関係モデルおよびその発展についてはp.33に詳しく解説したので参照していただきたい．

エンパワーメント(Empowerment)

糖尿病治療における医師(医療者)-患者関係としては相互参加が有効であるという時代の流れに，決定的な理念を提唱したのが，Robert AndersonとMartha Funnellを中心とするミシガン糖尿病教育センターである．彼らは1980年代後半に，糖尿病治療は従来の指示-遵守モデル(コンプライアンスモデル)ではうまくいかないことに気づいていた．そこで研究会を重ね，結論として，糖尿病療養においては「問題解決の主体は患者にある」という事実にたどり着いた．

この事実を原点として，彼らは以下のような医師(医療者)-患者役割分担モデルと相互協力システムを作ることを提唱した．

患者の役割と権利(義務)
・患者に自己管理の責任がある．
・患者が目標の設定と障壁の特定を行う．
・患者が問題解決の責任をとる．

医師(医療者)の役割と義務
・医師(医療者)は患者の関心事(心配事)を明らかにする．
・医師(医療者)は患者の知識と実践状況を評価する．
・医師(医療者)は上記に基づいた情報を提供する．

双方の役割と義務
・協力して，選択肢を特定し，計画を立てる．

すなわち，患者には問題を解決する能力があり，その力を引き出す手伝いをしていくことが医師(医療者)の役割だということである．彼らはこの理念を表す術語として「Empowerment」を選んだ[3]．

エンパワーメントの最終目標は，患者がinformed choice(説明に基づく選択)できるようになることである．行動学的方法およびその他の行動変化技法は，患者が選択した変化を手助けするために用いる．

その手順としては，
①問題を特定する
②感情を明らかにする
③行動目標を設定する

④計画を立てる

となっており，その後，⑤結果を評価するというプロセスが入る．

　エンパワーメントモデルのもたらした一番大きな意義は，従来のコンプライアンスモデルからの脱却であり，それは治療関係を逆転させた．すなわち，治療方針決定の主体が医師（医療者）から患者へと移った．

　これは，糖尿病治療におけるパラダイムシフト（paradigm shift）であるといえる．

● エンパワーメント解釈の注意点

　エンパワーメントモデルは，日本においてもかなり認知され，実行されているものと思われるが，忘れてはならないのはその目標（informed choice）であり，患者から能力を引き出すというところだけが強調されると，結局糖尿病療養の方向は医療者が決めており，それを実行する能力を高めればよいという誤った解釈になりかねない．すなわち，患者には医療者が適切だと思う治療法を"しない"という選択をする権利もあることを忘れてはならない．

　もう1つの注意点は，この方法を機械的に使ってしまうと，実に味気ないビジネスライクな問題解決手段にしかならないという点である．

　〔あなたの問題は何でしょう→それについてどう感じていますか→解決するためにどういう方法が考えられますか→では，いつからやりましょうか〕というプロセスの基礎に安心できる人間関係が必要であることを忘れてはならない．

　このことは以下のように，患者の感情に触れ合うこととして記載されている．

> 　最も基本的な人間の行動の原点は，愛することとおそれることの2つだろうと思います．（中略）患者と一緒にいて沈黙してしまう瞬間，そのどちらかが強く自覚されています．そのとき，お互いが防衛的にも支配的にもならない関係にあります．
> 　この瞬間から二人で協力していけるという感覚が芽生えます．

　すなわち，Robert Anderson と Martha Funnell はエンパワーメントを単なる権限委譲や能力開化のプロセスとはとらえていないのである．

　筆者はエンパワーメントを日本に紹介するとき，あえて日本語訳をしなかった．それはこの言葉の含む深くて広い内容をそのまま飲み込んでほしいと考えたからである．

治療同盟（Therapeutic Alliance）

　Szasz と Hollender の役割関係モデルにせよ，エンパワーメントモデルにせよ，元来それらは理念（理論）である．それを実行していくのは患者と医師（医療者）の2者関係である．であるとすれば，その両者の関わり方，態度，誠実性，などの要素が当然のことながら重要である．

　糖尿病実臨床においては，話をしたがらない方，問題を避けて通ろうとする方，不安がきわめて強い方，問題が大きすぎて混乱状態にある（どうしていいのかわからな

い)方など，"生の人間"を対象として仕事を進めねばならない．

　そのとき，医師(医療者)は理念や方法論だけでは太刀打ちできないことを知る．そこにあっては医師(医療者)の人間としての力が求められるように思う．それをジョスリン糖尿病センター精神科の Alan Jacobson 医師は"治療同盟(Therapeutic Alliance)"をキーワードとして以下のように説明してくださった[4]．

> **Keyword：強固な治療関係を築く**
>
> 　患者さんが行動を変えていくためには，強固な信頼関係を築くことが最も重要です．あなたのことを，信頼できる人，自分を傷つけない人，そして強い信念を持った人と思えたとき，患者さんは変わります．そういう関係ができたとき，よく聴く耳と，叱らないで，怒らないでケアしていくセンスとを持ちながら，あなたの考えをしっかりと話しましょう．
>
> 　米国人はお医者さんのことを少し怖がっています．たいていの医者は話を聞こうとしません．もし医者が「今日はどんなことについて話したいですか」と尋ねれば，患者はとてもびっくりするでしょう．そしてこういうのです，「次回，質問のリストを持ってきます」．
>
> 　まず最初に，「心配事は何ですか」と尋ねましょう．その答えに沿って診察時間を使いましょう．

> **Keyword：治療同盟を強くする**
>
> 　感情を解放することが癒しになります．自分の気持ちを話すだけでカタルシスが得られる人もいます．その人の糖尿病の話を聞きましょう．その話の中に感情を伴う部分があれば，それを話すことができたことを患者さんは感謝していると思います．何日か，あるいは何カ月か後に，患者さんは，「本当は糖尿病の治療がうまくできていない」ということを話してくれるでしょう．
>
> 　私は，患者さんと治療を進めていく上で，いつも目標にしているのは，「治療同盟を強くする」ということです．自分たちが何をしようとしているかを見つめ合うこと，お互いの話を聴きたいという気持ちをいつも持ち続けていること，それがポイントです．医師の多くは，気持ちなんてどうでもいい，どうするか(食事，運動，インスリンなど)だけが問題だと思うかもしれません．しかし，患者さんは医師との関係を求めています．医師がどう感じているかが大切なのです．それは診察時間の長さの問題ではありません．その時間の中での医師の態度が問題なのです．

> **Keyword：抱える環境を作る**
>
> 　抱える環境("holding environment")とは，患者がその中に包み込まれ，抱かれているような，親密さを感じるような，そういう体験を言います．このような治療環境の下でのみ，あなたは患者さんに指示的なことも言えるようになります．そのような関係があれば，患者さんはあなたの言うことに耳を傾けるでしょう．包み込

> むような環境の中にいると，患者さんは普通なら絶対したくないと拒否することに対しても取り組もうとするでしょう．つまり，感情を共有することが行動の変化をもたらすのです．

　これらのキーワードは精神分析療法で用いられてきたようだ．人は自分が安全な状態にいると感じるとき，不安を語ることができる．新しいことに挑戦することへの不安は，抱えられている安心で支えられる必要がある．
　そこにいると安心できる場所，Alan Jacobson医師は診察室がそうなるような診療を心がけておられた．

傷ついた治療者―医師(医療者)が負う役割について

　抱える環境("holding environment")について精神分析医である北山 修医師は以下のように語っている．

> 　成長で問題になる母親的対象の連続性，一貫性，安心感，頼りになること，穏やかさは(抱える環境"holding environment")，よい水や空気のような環境や自然なのであり，私たちの心はそういうものに包まれて，あるいは吸い込んで，安寧や落ち着きを得ている．　　　　　　　　　　　　　　　　「劇的な精神分析入門」みすず書房

　このような役割が医療者に求められているというわけである．
　糖尿病治療における医師(医療者)-患者関係において，患者の感情に触れること，これを共感的に理解することが重要であるということが語られてきた．
　この作業を進めていくときに，医師(医療者)が患者の置かれている状況に巻き込まれてしまうということが起こる．例えば，食事療法が難しいという患者の話を共感的に聞いているうちに，食べてしまうことを非難する役割を(押しつけられて)演じてしまい，味方でありながら敵になってしまうという混乱に陥ることがある．あるいは自分にはもう担当できないというところに追い込まれる．
　ここからの議論は北山 修医師の著書や『糖尿病診療マスター』特集記事[4]を直接読んでいただきたいが，要するに治療者(医師，医療者)はそういう状況が発生する可能性があることを知っておく必要があり，それを生き延びねばならないということである．

> 　「おまえ，なんでそんなことができないんだ」「やさしそうな顔をしていながら，できないじゃないかおまえは！」と言われる局面に，皆さん，この仕事をやっているとお立ちになると思います．医療にかかわっている人，皆がそうですよね．ほんとうは幸せを提供するはずなのに，苦痛まで提供するわけですよ．その文句を言われるのは，私たちの仕事だと納得して，これこそ医師がいちばん果たさなければならない仕事だと納得してかかわるしかないと，私は思います．

ともによく生きる道を

　患者は糖尿病を持ちながらよく生きることを考える．それは糖尿病を持って生きる自分をみつけるという課題を背負っている．私たち医療者はそのことを支援していく役割を担っている．

　糖尿病治療とその結果/成果にはまだ未確定な部分も多い．自己管理をすれば必ず望ましい健康結果が得られるかについても，すべて確実であるとは言い切れない．それは，医療者にとっても大きな矛盾を抱えていることになる．

　だからこそ，よく相談しながら時間を頼みにして付き合っていくという関係が重要ではないだろうか．

◀文献▶
1) Szasz TS, Hollender MH (1956) A contribution to the philosophy of medicine ; the basic models of the doctor-patient relationship. AMA Arch Intern Med 97 : 585-592
2) Greenfield S, Kaplan SH, Ware JE Jr, et al (1988) Patients' participation in medical care : effects on blood sugar control and quality of life in diabetes. J Gen Intern Med 3 : 448-457
3) Anderson R, Funnell M (2005) The art of empowerment : Stories and strategies for diabetes educators. American Diabetes Association, Alexandria, VA〔石井　均監訳(2008)糖尿病エンパワーメント第2版，医歯薬出版，東京〕
4) 北山　修，石井　均(2008)糖尿病患者を「抱える環境」をつくりたい．糖尿病診療マスター6：10-24

おわりに

　いつのころからか忘れたが，医師になってからずっと思い続けていた夢がある．それは，いつか自分の著書をある詩で締めくくることである．詩人吉野 弘さんの「生命は」という作品である．すべてを紹介することはできないので一部を引用させていただく．

生命は

生命は
自分自身だけでは完結できないように
つくられているらしい

・・・（中略）

生命は
その中に欠如を抱き
それを他者から満たしてもらうのだ
世界は多分
他者の総和

・・・（中略）

そのように
世界がゆるやかに構成されているのは
なぜ？

・・・（中略）

私も　あるとき
誰かのための虻だったろう

あなたも　あるとき
私のための風だったかもしれない

有島武郎の小説「一房の葡萄」も紹介しておきたい．

> 「明日はどんなことがあっても学校に来なければいけませんよ．あなたの顔を見ないと私は悲しく思ひますよ．屹度ですよ」
> さういって先生は僕のカバンの中にそっと葡萄の房を入れて下さいました．

これは，有島武郎が子どもたちのために書いた小説「一房の葡萄」の一部である．「僕」は風景画を描いていたが，本当の海の色が出したくて友達の絵の具を盗んでしまう．しかし発見され，先生のところへ引き出される．恥ずかしさのあまり泣き出し，泣き疲れてしまった「僕」に対し，先生は冒頭部分のように約束したのである．翌日少年は重い心を抱えながらも登校した．

「明日学校に来なければいけませんよ」は少年の行動を促す言葉となった．しかし，より強く彼を動かしたのは「来なければいけませんよ」という"指示の重さ"ではなく，「あなたの顔を見ないと私は悲しく思ひますよ．屹度ですよ」という，先生のこころに占める"「僕」の重さ"を知らされたことではないかと思われる．

さらに言えば，「僕」を突き動かしたものは先生の言葉だけではなく，「もう一度先生のやさしい目で見られたい」という関係性であったことを，私たちは忘れてはいけないだろう．

わたしとあなたの関係性を保証する言葉と態度こそが，糖尿病を持つ人のこころと行動を支える基礎となるのではないだろうか．

気づかないほどゆるやかに包まれて…

索引

欧文

A

A Typical Day　209
ACCORD：Action to Control Cardiovascular Risk in Diabetes　88
addiction　141,191
Alan Jacobson　35,38,42,93,237,249
ambivalence　116,192,193
ambivalent　195
autonomous 動機づけ　36

C

Client-Centered Therapy　241
collaborative management　38
commitment　123,129
controlled 動機づけ　36

D

DAWN Japan　11
DAWN Study　41,130
DCCT：Diabetes Control and Complications Trial　8,14,21,79
DFBC：Diabetes Family Behavior Checklist　45
Diabetes attitudes, wishes and needs　41
Diabetes Police (DM Police)　28,46
DM ビリーフ質問表　109
DPP：Diabetes Prevention Program　129
DQOL：Diabetes Quality of life Measure　79
dramatic relief　111
DTSQ：Diabetes Treatment Satisfaction Questionnaire　81

E

EDIC：Epidemiology of Diabetes Interventions & Complications　14
empowerment　37,217,247

H

Health Belief　29,67
Health Belief Model　48,53
Health Locus of control　30
Health Locus of control 理論　55,57
HOMA-R　17

I

ITR-QOL：Insulin Therapy related QOL　80
ITR-QOLN：Insulin Therapy related QOL at night　81

K・L

Kumamoto Study　9

lapse　141,147,164,167
Legacy effect　89
Listen reflectively　196,199
Locus of control 理論　55,170

M

Martha Funnell　37,213,247
missing link　94
motivational interviewing　191

P

PAID：Problem Areas in Diabetes Survey　63,68
patient centered approach　28,35
Prochaska　93,111,191
psychological judo　24,195

Q・R

QOL：quality of life　31,78,153

Reflective listening　196,202
relapse　141,147,154,164,167
RIC 法　203,205
Robert Anderson　37,69,212,220,227,233,247

S・U

SCT：Situational Competency Test　180,184
self-determination theory　36
self-efficacy　29,56,58,96,155,178,204
self-efficacy rating　180
self-reevaluation　100,155
SPS：severe personal stressor event　74,152

UKPDS：United Kingdom Prospective Diabetes Study　9,14,88,160,189

W・Y

William Polonsky　46,62,136

Yes but syndrome　117

索引

和文

あ

アキュチェックインタビュー　210
アドバイス　37, 200
アドヒアランス　19
アンビバレンス　116, 193
アンビバレント　198, 208
悪化型　12

い

インスリン抵抗性　17
インスリン分泌能　16
インセンティブ　56
医師(医療者)-患者関係
　　　33, 35, 217, 246, 250
依存行動　163
依存症　162, 191
維持期　149, 158, 163
逸脱　141, 147, 164, 167, 174, 176
陰性感情　168, 222
陰性的な感情状態　168

え

エンパワーメント(法)
　　　28, 37, 212, 217, 220, 227, 247
エンパワーメントモデル　221, 248
エンパワーメント理念　215

お

オープンエンドクエスチョン　108
オペラント条件づけ　27

か

改善維持型　12
改善再発型　12
外的要因　27
抱える環境　249, 250
河合隼雄　2, 5, 24, 143, 237, 242
患者-医療者関係　27
患者中心(型)アプローチ　28, 35
患者中心療法　192
感受性　49, 51
感情　30, 41, 62, 69, 108, 218, 222,
　　　228, 250
感情的体験　111, 113
感情負担度　65, 67
環境要因　27

き

季節変動　15
傷ついた治療者　250
逆戻り　161, 164
共感　193
共感的　192
共同管理　38
強化　55, 132
強化要因　31

く

クローズドクエスチョン　108
グループディスカッション
　　　183, 186, 188, 224

け

経験学習モデル　216
傾聴　218, 241
劇的救済　111
血糖コントロール
　　　8, 12, 16, 34, 43, 74, 76, 161, 187
結果
　——の価値　178
　——の期待　56, 169, 180
　——の予想　56
結果要因　31
決断バランス
　　　101, 118, 143, 155, 198
決断バランスシート　120
決断マトリックス　180
健康信念　29, 67
健康信念モデル　48, 51, 53, 59

こ

コミット　123
コミットメント　129
コンプライアンス　18, 217
こころの問題　236, 239
古典的条件づけ　27
行動科学　27
行動期　139, 158
行動期基準　140
行動計画　223
行動目標　222
行動目標設定法　134
効力予期　56
高危険度状況　148, 168, 171

さ

再発
　　　141, 147, 154, 164, 167, 174, 176
再発予防　162, 178
再発予防訓練　147
再発予防プログラム　162, 182
再発予防モデル　191
再発予防理論　162

し

刺激　55
刺激統制　182
指示的　192
嗜癖行為　141
自己管理行動
　　　18, 20, 22, 45, 57, 65, 73
自己決定モデル　37
自己決定理論　36
自己効力　204
自己効力感　29, 56, 58, 59, 96, 155,
　　　167, 169, 178, 195
自己効力評価　180
自己再評価　100
自己治癒力　241
自己動機づけ声明　198
自信　204, 207
自律的動機づけ　36
失敗　141
社会学習理論　55, 162
社会の圧力　168
受容　193
周期変動型　12
重大性　49, 51
重要性　204, 206
熟考期　115, 158
準備期　127, 158
準備状態　203, 207
助走区間　127
状況対処能力検査　180, 184
食事療法決断バランス質問表　123
心理社会的側面　92
心理社会的要因　26, 151
心理的危機　42
心理的柔道　24, 195
心理的要因　29
心理療法　93, 99, 202, 240

す

スコアリング法　228
ステージ効果　99
ストーリー　218, 220

ストレス　30,43,55,70,163,206
　――の認知的評価理論　71
ストレス対処（法）　75,152
ストレス評価　71
ストレスマネジメント（法）　76,180
スパイラルモデル　98

せ

セルフエフィカシー　29,56,167
セルフコントロール　181
セルフモニタリング　179
精神力動論　240
前熟考期　105,158

そ

相互決定論　57
相互参加　34,35
相互参加モデル　38,246
即時的満足　163
即時的満足感　180

た

多理論統合モデル　92,155,191
対人間の葛藤　168
退院後討論　186
代理強化　56
達成感　132

ち

治療同盟　38,248
治療法選択の適切さ　17
中断型　12

て

抵抗　106,195,201,204,209
典型的な1日法　209
伝統的呪縛　215

と

統合型自己管理教育　216

統制的動機づけ　36
糖尿病QOL尺度　80
糖尿病家族行動チェックリスト　45
糖尿病教育
　12,28,130,144,161,212,215,219
糖尿病教室
　　　　130,138,144,146,182,225
糖尿病警察　28,46
糖尿病自己管理教育　216
糖尿病ストレスモデル　44
糖尿病問題領域質問表　63
糖尿病予防プログラム　129
動機　192,204
動機づけ面接法　191,202

な行

内的要因　29

認知行動科学　27
認知行動モデル　169,178
認知的再構築　181
認知的不協和　170

望ましい行動　104,139,144,149

は

パートナー　218
パラダイムシフト　135,217,248
話し合いテーマ設定カード　206

ひ

非言語的コミュニケーション　108
非指示的カウンセリング　215
開かれた質問　195

ふ

フィードバック　145
フォローアップ　185
プロフェッショナル　191,237
不一致　194
不合理　135
不変型　12

振り返り（法）　227,231,233

へ・ほ

変化ステージ　94,96,123,143,155
変化ステージ分類　103
変化ステージモデル　92,155,191
変化プロセス　94,99,155

報酬　55,136

ま行

慢性疾患　43,214
慢性疾患治療モデル　34

ミシガン・ライフスタイルワーク
　ブック　224

問題解決技術　145,180

や

役割関係モデル　33,246

ら

ライフスタイル　170
らせん階段状モデル　98
らせん状　128
来談者中心療法　241

り

リラクセーション　180
療養法決定プロセス　34
臨床心理学　240

る・ろ

ルール違反効果　169,178,180

ロールプレイ　148